安全な暮らし方事典

日本消費者連盟 編

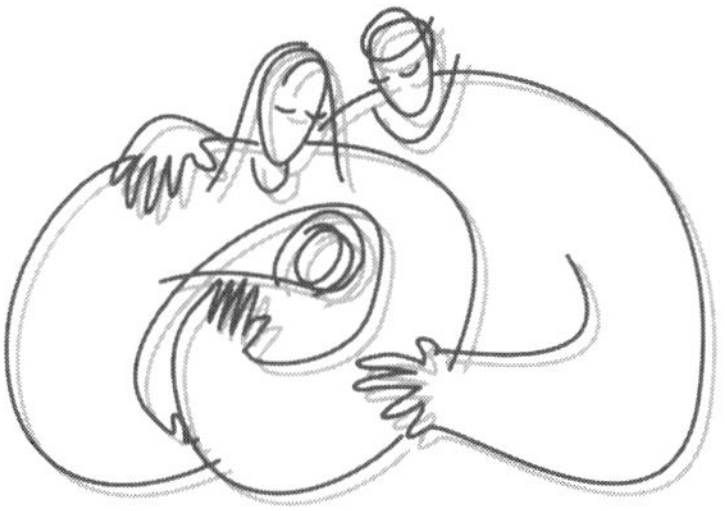

緑风出版

刊行にあたって

本書の刊行は、日本消費者連盟（以下日消連）の創立三〇周年記念事業の一環として企画され、このたび出版の運びとなった。

日消連は、一九六九年、創立委員会を設立し、一九七四年に個人会員制による組織として発足した消費者団体である。

創立三〇周年を迎えた一九九九年六月の総会では、消費者主権の確立をめざし、特別決議として「'99消費者宣言——消費者の選択が社会を変える」を採択した。少々長くなるがその全文をご紹介したい。


日本消費者連盟は、自立する市民の消費者団体として、一九六九年に創立され、「すこやかないのちを未来へつないでいく」ことを運動のもっとも大切な理念に、消費者の権利を確立するため、この間、会員をはじめとした多くの仲間と共に多様な運動に取り組んできました。

日本消費者連盟は、本年五月、創立三〇周年を迎えました。これを機に二一世紀に向けて、「消費者主権の確立」を強く打ち出します。現代の生産、消費、廃棄のシステムは、私たちのいのちを脅かし、環境を破壊しています。また人権を抑圧したり戦争を引き起こしたりする動きは、私たち消費者の存在そのものを脅かしてもいます。

これに対し、私たちは、いのちや環境を大切にするモノやシステム・文化を選択することによって、社会・経済・政治を変えていくこと、いいかえれば「消費者主権の確立」をめざします。

私たちはこの目的を実現するために、国際的な視野をもちつつ、地域に根ざしながら、自立した運動をますます力強く築いていくことを、ここに宣言します。


いのちを未来へつないでいくことは、生き物の根源的な営みであろう。しかし、生き物のひとつにすぎない人間の営為は、環境の汚染・破壊を引き起こし、生き物を危機に追いやっている、それはまた、人間そのものにも及んでいることは指摘するまでもないだろう。

私は、日消連の運動の理念である「すこやかないのちを未来へつないでいく」ことを、「障害者も健常者も、老いも若きも、他の国の人々も、そして他の生き物も、ともにいきいきと自らの生を全うできる社会・経済・政治の仕組みを築き、次の世代に手渡していく」という意味に捉えている。

消費者主権の確立とは、私たち消費者が今ある商品の中から賢い選択をするだけの消費者にとどまらず、私たちの選択が社会・経済・政治のあり方を変えていく力を持つことである。

私たちが、いのちや環境を大切にする社会・経済・政治を願うならば、自らの暮らし・社会に、生産から消費、廃棄までのそれぞれの段階で、いのちを脅かしたり、環境を汚染・破壊したりするモノ、仕組みを受け入れないという気構えを持ち、実践していく消費者になることが、大切ではないだろうか。

私たちのいのちと暮らしは、消費者一人ひとりの選択と自立した運動で守っていこうという力が結集したときに、消費者主権への道筋は確かなものになるだろう。

日消連では、消費者主権の確立をめざし、次の五点に基づいて運動を進めてきている。
①生命の安全と健康を第一に考える。②消費者の様々な権利が守られる制度をつくる。③経済的

不公正をなくして公正な社会をめざす。④消費者の要求を企業や行政に積極的に働きかけ、実現をはかる。⑤財政的には自立、政治的には超党派である。

そして具体的な取り組みは、総会で決定される。九九年度、二〇〇〇年度の方針では、「消費者の権利を守る」「食の安全と自給」「健康と安全を守る」「暮らし・平和」「交流・国際連帯」の五本の柱が据えられている。この柱の下に原発からラーメンまでといわれているように幅広い取り組みが網羅されており、憲法を活かし平和を守るという課題にも力を注いでいる。私たちが安らかに暮らしていくためには、なによりも戦争を拒否していくことが重要であるとの大前提に基づいて方針が立てられているのである。

日消連の運動の多くは、ネットワークを組んで展開されており、「環境ホルモン全国市民団体テーブル」(以下テーブル)もそのひとつである。テーブルは、外因性内分泌攪乱化学物質、いわゆる環境ホルモンを追放していく目的で九八年六月に設立され、日本子孫基金と日消連が事務局団体を引き受けた。私たちは、今、一〇億分の一(ppb)、一兆分の一(ppt)の濃度で、すべての生物の生存可能性を阻む物質、環境ホルモンが鳴らしている警鐘にようやく気づき始めた。レイチェル・カーソンが『沈黙の春』で、DDTをはじめとする有機塩素系農薬が、動物たちのいのちをつなぐ営みを阻害している事実を報告してから、すでに約四十年の歳月が過ぎ去っている。生き物が身をもって示してくれた警告を、私たちは無視してきたのである。

環境ホルモンの問題は、人間が進めてきた石油化学を中心とした大量生産・大量消費・大量廃棄の暮らし方への警鐘ともいえる。テーブルでは、当面、ダイオキシンに焦点を絞って取り組むことが合意された。九九年には、ダイオキシンの原因になる塩化ビニルを追放していくために、「ダイオキシン・ゼロ宣言　NO!塩ビキャンペーン」を立ち上げた。このキャンペーンでは、塩化ビニル・塩化ビニリデンのラップの返品運動などに取り組んだ。ラップ返品運動は、現在旭化成工業

（株）と呉羽化学工業（株）の未開封の製品に限られてはいたが、その取り組みには、返品して終わりというのではなく、代替品の開発を求め、返品したものの処分についても監視していくという意図が含まれていた。

以上の例のように、日消連では、他団体と手を携えて、身の回りから一つひとつ有害物質を追放していく取り組みを積み重ねている。

同時に、それらに頼らない暮らし・社会の創出に知恵や力を出していく構えである。

これらの取り組みや、運動の中から得られた情報は、月三回発行される「消費者リポート」により、会員や購読者に届けられている。

また、折々、ブックレットを発行し、個別に問題点を追及している。

本書に網羅されている項目は、いずれも日消連が取り組んできた課題である。便利さゆえに、あるいは美しくなる、健康によい、病気が治るなどのうたい文句で、使って（使わされて）しまっている有害物質、さらには、いのちをつなぐ食料にも有害なものが忍び込んでいる現状を、みなさまはどう受けとめられるだろうか。個人の努力のレベルで回避できるものもあるが、多くは暮らしのあり方、社会のあり方を変えていかなければ、根本的な解決につながっていかないと気付かれたに違いない。

本書が、多くの人たちのさらなる歩みの足がかりになることを願ってやまない。

ともに未来へ希望をつないでいけるような暮らし・社会を選択していこうではないか。

日本消費者連盟

代表　運営委員　富山洋子

安全な暮らし方事典●目次

安全な暮らし方事典●もくじ

安全な暮らし方事典

Ⅰ　たべもの

①輸入食品

石黒昌孝

激増する輸入食品

いま、日本は世界第一の食料輸入大国である。カロリーで計算した自給率〔＊〕は四〇パーセントで、穀物計算では、自給率はわずか二七パーセントである。日本人一億二五〇〇万人のうち七六〇〇万人が外国産のものを食べて生きていることになる（一九九八年）。こんなに自給率の低い国は世界でも珍しい（表1）。

一九六〇年には、カロリー自給率が七九パーセント、穀物自給率は八二パーセントもあり、それが、こんなに低い自給率に下がったのは、安保条約改定による輸入自由化大綱の実施以来次々と自由化されてきたためである。この約四〇年間の動向は、全体で一五倍という大幅な伸びで、とくに増加したのは野菜類、肉類、魚介類、果実などである。自由化品目やWTO協定を受諾後の最近の増加の伸びは顕著である。輸入の激増で、農業が押され、国産品が少なくなり、消費者は、ますます危険な輸入食品をたくさん食べることになり、国民の健康が蝕ばまれているのが実態である。

どんなものが輸入されているか

①野菜の輸入

生鮮野菜は、八七万トンと輸入がとくに激増している。カボチャは一五万トンと輸入が四割を占め、日本の種子を持っていき、ニュージーランド、メキシコ、トンガなどで栽培している。木枠箱で輸入され、港では腐敗品から出る液を布片で拭い、本場「えびす南瓜」のラベルを張って市場にだす。ブロッコリー〔＊〕は砕氷詰

食料自給率
　食料自給率は国産供給量を国内消費仕向量で割り、百を乗じたもの。九八年は国産米在庫取り崩し量を加算して自給率をカロリー、穀物いずれも一パーセント引き上げた。従来の方式で計算するとカロリー自給率三九パーセント、穀物自給率二六パーセントである。

表1　日本の食料自給率の推移

		1950	1955	1960	1970	1980	1990	92	93	94	95	96	97	98
主要食料の自給率	米	89	109	102	106	100	100	101	75	120	103	102	99	90
	小麦	43	41	39	9	10	15	12	10	9	7	7	9	9
	豆類	58	51	44	13	7	8	6	4	5	5	5	5	5
	うち大豆	47	41	28	4	4	5	4	2	2	2	3	3	3
	野菜	100	100	100	99	97	91	90	89	86	85	86	86	84
	果実	101	104	100	84	81	63	59	54	47	49	47	53	49
	鶏卵	100	100	101	97	98	98	97	96	96	96	96	96	96
	牛乳・乳製品	72	90	89	89	86	78	81	80	73	72	72	71	71
	肉類	93	100	91	89	81	70	65	64	60	57	56	56	55
	うち牛肉	100	99	96	90	92	51	49	44	42	39	39	36	35
	砂糖類		7	18	23	29	33	35	33	29	35	32	31	32
穀物自給率		77	88	82	49	29	29	29	22	33	30	29	28	26
カロリー自給率				79	60	53	47	46	37	46	42	42	41	39

（注）　①『食料需給表』による。1950年、55年は井野隆一『戦後農業史』。
②なお、戦後直後の1946年の穀物自給率は85％（暉峻衆三『日本農業史』）。
③98年は従前の方法による計算値。

めでくるが、五二パーセントが輸入品である。玉ネギ、ニンニク、キャベツ、椎茸、人参、ショウガ、オクラ、絹サヤ、グリーンアスパラなど〔＊〕年間輸入されている。オクラはタイで、ゴボウは中国、ベトナムで、ホウレンソウや枝豆は中国で時期を見て種子を蒔き、計画的に出荷。ゴボウや里芋、蓮根は土付きは輸入できないため洗ったものを輸入し、国内で泥を付け、国産として販売されているが、味がぐんと落ちるので、すぐ判断できる。

　冷凍野菜の輸入は、約六七万トンと激増。枝豆、ホウレンソウ、スイートコーン、インゲン、グリンピース、混合野菜など、いま売っている冷凍品はほとんどが輸入品である。これらは、給食など業務用にもよく使われている。

　塩蔵野菜の輸入は約二四万トン。キュウリ、ナス、ラッキョウ、ワラビ、シメジなどが輸入される。カビが生えたような輸入品も、漂白、塩抜き、着色、味付けされ、漬物やお好み山菜に生まれ変わり、店頭に並ぶ。野沢菜漬、鉄砲漬、甘酢漬なども輸入されている。

　かんぴょう、切り干し大根などの乾燥野菜や野菜調製品の輸入も多い。水煮竹の子は九割以

ブロッコリー

　ブロッコリーはほとんどアメリカからくる。濃い緑色を呈し、氷を除いて後、何日たっても緑色を呈している。日本産は一、二日で蕾が黄色くなる。輸入品は成長防止剤などの処理をされていると考えられる。

グリーンアスパラ

　グリーンアスパラはクレヨン状に並べられ輸入されてくるが、空港や港で四、五本ずつ新鮮本場アスパラガスなどと印刷された紫色のテープで結束して市場に出している。

上が輸入で、石油缶等に入ってきたものを一個づつパック包装し直し、国産として売っている。外食店等で販売しているフレンチフライドポテトも九二パーセントが輸入で、アメリカから二九万トンもきているが、遺伝子組み換えの心配もある。

② 果物の輸入

果物も、自給率が四九パーセントと輸入が多い。輸入の半分はバナナでほとんどはフィリッピンのミンダナオ島からくる。緑色で収穫し、殺菌剤をかけ日本に輸入するが、大部分は虫がいるので、殺すため青酸ガスでくん蒸する。エチレンガス中で追熟し、黄色になったものを市場に出す。

次に多いのは柑橘類でグレープフルーツ、オレンジ、レモンは百パーセント近く輸入で、最近はミカンまで輸入されている。パインアップル、キウイ、メロン、アボガド、イチゴ、桜桃なども輸入が増加している。冷凍果物は約五万トンでイチゴやベリー類などの輸入が増え、乾燥果物はプルーン、ブドウ、アンズなどの輸入が増え、干し柿も現在は五割が輸入となっている。果実調整品では、桃やパインアップルの缶詰が増加。みかんの缶詰の輸入も七万トンと際立っている。ジュースの輸入も、五倍に濃縮したオレンジ、リンゴ、ブドウ、グレープフルーツなどの果汁の輸入が激増し、二〇〇cc缶で計算すると一二〇億本、国民一人一〇〇本も飲んでいる勘定になる。

③ 肉類、酪農品の輸入

肉類の激増も顕著である。牛肉の輸入〔＊〕は自由化で激増し、自給率はわずか三五パーセントに低下。焼き肉や肉丼の材料となり、港近くの工場では、くず肉に沢山の添加物を加えたハンバーガーが作られ全国に配送されている。豚肉の輸入も、口蹄疫で台湾からは来ないが、全体では増加し、加工用に多く使われ、なかにはトンカツに揚げてくるものもある。鶏肉も増加。串にさした焼き鳥を五〇本ずつ並べたものや、直ぐ食べられるように焼きあげたものまでが輸入されている。北海道のジンギスカン焼き用の羊肉も、松本の馬刺し用の馬肉も輸入である。肉の加工品もハム、ソーセージは勿論、コンビーフから肉の大和煮、八宝菜、カレーまで

牛肉
　牛の屑肉の輸入量は一一万トンに達している。

表2　激増する農畜水産物の輸入（1999年1月～12月）

大蔵省通関統計より

品　　名	99年輸入量 トン	98年輸入量 トン	前年比 %	99/92輸入量比%	輸入単価 円／kg	輸入依存率%	米国の割合%
玉ネギ	223,434	204,639	117	636	33	22	73
カボチャ	153,963	128,875	119	126	64	41	
ブロッコリー	91,238	75,158	121	452	165	53	97
ゴボウ	71,715	50,000	143	1779	72		
里芋（冷凍含む）	62,182	58,242	107	319	50	29	
椎茸	31,628	31,396	101	611	335	25	
ショウガ	34,337	30,462	113	316	85	50	
アスパラガス	24,466	19,894	123	132	486	49	18
人参・カブ	50,489	34,009	148	1702	58	10	5
エンドウ	20,224	14,495	140	329	179	25	1
ニンニク	26,260	26,717	98	392	91	35	
リーキ・ネギ	29,537	17,742	166	526	111	12	90
ピーマン	11,184	8,807	127	2236倍	474	4	
冷凍ホウレン草	44,425	45,814	97	386	124	78	
冷凍枝豆	73,075	68,260	107	166	215	89	
水煮タケノコ	114,729	108,247	106	120	137	92	
調整加熱馬鈴薯	290,423	271,544	107	184	121	91	89
トマト調整品	180,147	154,699	116	172	180	69	
トマト	8,699	4,126	211	1087倍	211		
カンショ	2,850	1,869	149	436	62		
バナナ	983,204	864,853	114	126	59	99	
グレープフルーツ	262,415	229,905	114	107	110	100	78
オレンジ	89,702	150,470	60	52	105	86	94
パインアップル	89,865	84,710	106	69	57	78	
キウイ	41,248	42,537	97	79	237	45	
イチゴ冷凍	30,454	25,977	117	151	191	15	43
メロン（西瓜含む）	38,743	30,448	112	187	121	8	64
サクランボ	15,890	7,253	219	126	774	46	99
干し柿	8,433	5,090	228	113	228	55	
ミカン	7,933	8,611	97	6506	151	1	90
クリ	34,447	33,250	104	119	330	49	
パインアップル缶	57,027	47,428	120	92	106	87	
桃缶	70,009	63,995	109	130	129	96	5
かんきつ缶詰	75,625	53,274	142	263	126	63	
リンゴジュース	76,868	64,565	119	241	259	75	40
オレンジジュース	103,344	94,489	109	185	202	100	21
ブドウジュース	29,881	24,544	122	286	326	95	52
米	664,227	499,383	133	207倍	70	92	47
小麦	5973,373	5757,869	104	110	26	91	52
ライ麦	398,506	327,382	113	94	12	94	
大麦・裸麦	1624,450	1469,619	111	126	15	91	19
グレーンソルガム	2340,049	2685,776	87	74	17	99	83
トウモロコシ	16606,130	16048,909	104	104	18	99	95
ソバ	103,290	99,359	104	115	29	83	15
麦芽	763,254	767,994	99	106	53		
大豆	4884,212	4751,360	103	100	40	97	78
落花生（調整含む）	100,332	92,922	108	122	124	75	11
菜種	2201,566	2078,163	106	103	42	99	
ゴマ	135,015	140,860	96	104	97	92	
小豆	29,371	27,689	106	67	91	51	9
インゲン豆	17,459	14,287	122	105	92	37	24
エンドウ豆	20,613	20,178	102	71	61	97	9
牛肉	678,157	666,370	102	165	488	65	57
豚肉	600,050	505,609	119	126	636	39	28
鶏肉	551,356	498,505	111	139	236	33	13
チーズ	186,902	183,449	102	166	270	86	
ハチミツ	34,658	29,425	117	61	176	91	
サケ・マス	238,446	223,611	107	124	390	40	26
マグロ・カツオ	344,877	347,463	99	98	290	46	2
エビ	259,554	253,608	103	84	1395	88	
カニ	123,415	123,358	100	123	1169	70	14
ウナギ（調整）	56,717	52,002	109	134	208	60	
タラ（すり身含む）	160,286	125,921	130	97	286	52	88
緑茶	12,154	7,541	161	271	272		

輸入されている。

酪農品では、チーズの輸入が激増し、自給率はわずか一七パーセント。乳業メーカーはナチュラルチーズを輸入し、リン酸塩など溶融剤を添加し加工し直し国産として販売している。また、ハチミツも三万トンとほとんどが輸入で、ドラム缶などの大容器で輸入し、日本で加熱、濾過など精製し、小売容器に移し替え、××養蜂園などの名前で売っている。鶏卵の自給率は九六パーセントと高いようであるが、鶏の飼料はほとんど輸入であり、ひよこを大量に輸入している点を考慮すれば、実際は低い。

④ 水産物の輸入

輸入水産物も激増している。エビは世界全体の三分の一を日本が輸入している。ほとんどはブラックタイガー、大正えび、車えびなどの養殖エビで、タイ国などのマングローブを伐った池で、薬漬けで飼育したものである。スーパーなどで見られるパン粉を付けたフライ用のもの、皮をむき寿司種用にしたものまで輸入されている。タコも七割が輸入。カニも六割が輸入。マグロも鯛もサケ・マスも四割が輸入である。

子持ちシシャモ〔＊〕は、海にいるカラフトシシャモで、九八パーセントが輸入である。ウナギは台湾、中国で養殖され、約八万トンが輸入され、そのうち約六万トンはかば焼きにしてパック包装されたものが輸入されている。自給率は三割となっている。アサリ、ハマグリ、シジミ、アワビ、ウニやひじき、わかめ〔＊〕なども大部分が輸入である。また、天ぷら用に切り揃えられたアジやキス、沼津などで干物用にされるアジ、鰹節などの魚節、チリメンジャコやカレーの唐揚げ、筋子、明太子など加工品まで輸入されている。

⑤ 穀物等の輸入

米は国産で十分賄えるのに、ＷＴＯ協定でミニマムアクセス米として六一万トンも輸入され、農民には減反が押しつけられている。小麦は自給率がわずか九パーセントで、学校給食をはじめ、パン、麺類はほとんどが輸入品となっている。また、インスタントラーメンや麺類、マカロニをはじめ膨らし粉を入れた調整品までが輸入されている。ソバも黒い三角粒の玄ソバが大量に輸入され、自給率は一四パーセントで

シシャモ
北海道産のシシャモは河川で採れるもので、背びれや胸びれが黄色みを帯び、一般に売られている輸入シシャモ（海のカラフトシシャモ）とは全然違う。雌ばかりはいないので、雄のシシャモの口から卵（他の魚の）を押し込み子持ちシシャモとして売っているものもある。

わかめ
わかめは養殖わかめで塩をまぶして輸入されてくる。

ある。輸入後、長野県などに持っていき製粉し、消費地に運ばれ、輸入小麦粉と混ぜてソバを作るので、売られているソバはほとんどが輸入品である。トウモロコシは一六〇〇万トンも輸入で、自給率は一パーセントに激減。でん粉用、水飴、スナック菓子など以外は飼料用として使われている。遺伝子組み換えも問題だ。

粟《あわ》、稗《ひえ》、黍《きび》などの雑穀もほとんどが輸入である。アレルギー患者がせっかく除去食として雑穀を食べても、アレルギーがでるのは、輸入品に原因があると考えられる。大豆〔＊〕は日本人の食生活にとって大変重要な食品だが、輸入の激増で、自給率はたったの三パーセントに激減した。米国からの輸入は八割を占め、遺伝子組み換えのものが半分となっている。大部分は搾油用で、約百万トンが、豆腐、納豆、煮豆黄名粉、味噌などの製造用。国産は一五万トン程度なので大部分は輸入大豆で製造されている。国産大豆がほしいという声も多く、大豆トラストや大豆の会など大豆を作る運動も進んでいる。

いま、青森、鹿児島などごく一部しか菜の花畑がなくなり、菜種は自給率〇・〇五パーセントに激減。サラダ油に使われる菜種油はカナダからの輸入品で大豆とおなじように遺伝子組み換えの心配がある。ゴマも自給率は八パーセントと低く、ほとんどが輸入で、落花生も殻付、殻なしをあわせると四分の三が輸入である。その他エンドウ豆をはじめ豆類は自給率が低くなっているのが特徴。ビールの原料の麦芽もほとんどが輸入である。

⑥　飲料類の輸入

清涼飲料の輸入も激増した〔＊〕。ポカリスエットの原料はクエン酸塩など薬品類を混合した粉末で、コカコーラはコカとコーラナッツの抽出濃縮液とリン酸など薬品混合物を原料として輸入し、糖類や炭酸ガスを入れて製造される。はちみつレモンも原料は輸入で、カビ入りで有名になったミネラル水も世界各国からの輸入である。

ワインは三四万キロリットルも輸入。国産は二割に過ぎず、瓶で輸入するものはそのまま販売し、大容器で輸入のものは、国内で混合し瓶詰するものが多い。業界では五〇パーセント以上輸入ものを使った場合に輸入ワイン使用と表

大豆
大豆は一九六〇年には自給率が二八パーセントであったが、アメリカの要求でいち早く輸入自由化されたため自給率が激減した。

その他の飲み物
飲料そのものではないが、コーヒー、ココア、紅茶、ウーロン茶、緑茶まで輸入される。コーヒー、ココアは日本でできないのだから当然としても、かつて輸出していた緑茶まで輸入するのはどうか。緑茶の場合、輸入価格がキログラム当たり二九〇円と滅茶苦茶に安い。いまどき一〇〇グラムで三〇〇円はしている。増量剤にするとしても問題だ。

示するが輸入が五割以下のものは国産としている。ウイスキーも原酒はイギリスなどから輸入され、混合して国産で販売している。

なぜ、こんなに増えたのか

以上のように、野菜、果物、肉類、穀物いずれも輸入が増えているのが特徴である。どうしてこんなに増加したのかといえば、根本的には五九年のMSA協定による食料援助、学校給食などでのアメリカ余剰農産物の押しつけ、六〇年の大豆や飼料、生鮮野菜など一八六品目の自由化をはじめ、政府がアメリカの要求と食料戦略にそって、自動車や製品輸出と引換えに、輸入自由化を強行した結果である。

商社、大スーパーは東南アジア諸国などに進出、その低賃金を利用、日本の種子と技術を活用した開発輸入を進めたことである。焼き鳥やキンピラゴボウやウナギの蒲焼、儲かりそうなものは、みな作らせて、輸入している。また、コンテナーの開発、輸送能力の向上、輸送時間の短縮、冷蔵や冷凍の技術の進歩も、野菜、果物、鮮魚、肉類などの遠距離大量輸送を可能にし、輸入を増加させた。

輸入の激増は何をもたらしたか

激増する輸入食品によって、国民の健康と安全が脅かされているというのが特徴である。

(1) 収穫後の農薬処理

日本では、収穫後に農産物に農薬をかけることは行なわない。しかし、外国では、収穫した穀物、果物、野菜などを貯蔵する場合に、農薬をふりかけて貯蔵するのが普通である。これがポストハーベスト（収穫後）農薬処理〔＊〕といわれるものだ。密閉式の低温管理の倉庫ばかりではないので、貯蔵や輸送の間に、虫に食われたり、カビが生えないようにするためで、当然、農薬が有効に残留しているように十分に加えられる。

① 穀物の農薬処理

穀物は、バラ積みでタンクなどに貯蔵されるので、粉状または液状の農薬が貯蔵時に散布される。小麦の例では、普通有機リン系の殺虫剤

ポストハーベスト農薬
ポストハーベスト農薬は、虫除けなので食品を使用する時点まで必ず残留している。残留していなければ意味がないからだ。

表3　輸入野菜の残留農薬（1992年〜95年）

東京、大阪、神奈川衛生研究所の報告より

品　名	産地国	検出農薬名	残留濃度（ppm）
カボチャ	メキシコ	クロルピリホス	0.01
	ニュージーランド	エチオン	0.02
		T-DDT	0.01
		ディルドリン	0.01〜0.03
		エンドリン	0.02
サヤエンドウ	台湾	クロルピリホス	0.02
		ジメトエート	0.03〜0.08
		オメトメート	0.03
		ホサロン	0.25
		エチオン	0.04
枝豆	台湾	EPN	0.01〜0.03
		クロルピリホス	0.01〜0.09
		エチオン	0.01〜0.02
		パラチオン	0.01
		エンドスルファン	0.01〜0.02
		NAC	0.11
オクラ	フィリッピン	ジメトエート	0.02〜0.13
	タイ	オメトエート	0.01〜0.07
		NAC	0.01〜0.45
		EPN	0.03
		キャプタン	0.01
		シハロトリン	0.06
		シペルメトリン	0.39
グリーンピース	アメリカ	クロルプロファム	0.01
シイタケ	中国	T-BHC	0.01〜0.02
ジャガイモ	アメリカ	クロルプロファム	0.01〜4.9
ポテト加工品	アメリカ	クロルプロファム	0.01〜0.05
たかな漬け	台湾	NAC	0.03

表4　輸入穀物の残留農薬（1992年〜95年）

東京・大阪・神奈川衛生研究所報告より

品　名	産地国	残留農薬名	残留濃度（ppm）
小麦	アメリカ	クロルピリホスメチル	0.02〜0.49
	カナダ	マラチオン	0.01〜0.61
	オーストラリア	フェニトロチオン	0.04〜0.07
小麦粉	アメリカ	クロルピリホスメチル	0.03
		フェニトロチオン	0.02
		マラチオン	0.02〜0.11
トウモロコシ	アメリカ	マラチオン	0.01〜0.04
ポップコーン		ピリミホスメチル	0.01〜0.1
		メトキシクロル	0.01
大豆	アメリカ	ディルドリン	0.01
	中国	T-BHC	0.01
		NAC	0.01
ソバ粉	中国	フェニトロチオン	0.12〜0.19
落花生	中国	ジメトエート	0.02
		T-BHC	0.01〜0.07
		T-DDT	0.01

を振りかけて貯蔵され、船積み、輸出される。そのため、農民連食品分析センターで分析した結果では、小麦粉、パン、麺類、学校給食パンなどからマラチオン、フェニトロチオン、クロルピリホスメチルなどの有機リン系の殺虫剤が検出されている（表7）〔＊〕。これらの殺虫剤は、中枢神経に障害をあたえるので注意が必要である。小麦は輸入後、製粉で農薬の残留の多いふすま（表皮等）が取り除かれるが、粉の部分にも残留している。

農薬処理は米、そば、トウモロコシ、雑穀、豆類など例外なく行なわれている。農民連分析

有機リン系殺虫剤

日本体育大学の正木健雄教授のお話では「最近子どもの身体のおかしさ、ワーストでアレルギーと視力の低下が保育園から中学生まで共通している。これは輸入食品に含まれている有機リン系殺虫剤が

輸入食品を避ける方法

1　輸入食品かどうかを確かめる

輸入食品は収穫後農薬や添加物、細菌、カビ毒などがあるので、できるだけ避けたほうが良い。それには、表示をしっかり見ること。輸入品かどうかを確かめて、国産のものを食べるにこしたことはありません。

そのためにも、表示をよくチェックしよう。国産、JAS規格、一〇〇%オレンジ果汁とあるが、よくみるとフロリダ・オレンジ・ジュースと記載があり、アメリカ産だ。泥を付けた中国産ゴボウも国産、カビの生えた塩蔵野菜も漂白、着香、着色加工され、国産のふるさと山菜や漬物に早変わりする。よく確かめよう。原材料から加工品まで、すべての食品について、原産地、添加物、構成割合、遺伝子組み換えの有無などきちんと表示させよう。不明のものは売っている人にきちんと訊ね、輸入品かどうかをはっきりさせよう。

2　ポストハーベスト農薬が問題

輸入品は収穫後農薬が残留している。虫やカビを防ぐため添加される農薬は、輸入後も必ず残っている。穀物では有機リン系の殺虫剤が多く、神経系を侵し、環境ホルモンの作用もある。また、柑橘類などの防カビに使うTBZは催奇形性、OPPは発ガン性があるので危険だ。厚生省の基準値以下でも、必ずしも、安心できない。アレルギーの人が除去食となる粟、稗、黍なども、輸入品を食べるとアレルギーがでる。僅かだが、農薬の影響があるからだ。また、環境ホルモンの場合は、ピコ（一兆分の一）という微量でも影響があるので、注意が肝要である。できるならば輸入品を食べないことが一番良い。

どうしても、食べる場合には、少しでも農薬を少なくするために、野菜、果物については①流水で充分に洗う②茹でたり、水煮にし、茹でこぼす③表皮をきちんとむく④布片や紙で表面をこすり取るなど除毒に努める。

紅茶などには国産のレモンを使う。輸入品の場合は皮を取り去って使用する。マーマレードやレモンピールは輸入品を使わない。

料理に使う時は、「カボス」「すだち」「ゆず」など日本在来のものを活用しよう。

3　怖いカビ毒アフラトキシン

熱帯産の穀物、ナッツ類、香辛料などにはアスペリギルス・フラバスという青カビの産生する最強の発ガン性のカビ毒アフラトキシンがある。輸入の落花生、ピスタチオナッツ、ナッツメッグ、トウモロコシ、はと麦、外米は危険なので食べないのが一番安全である。国産ならアフラトキシンがないので、心配がなく、国産を食べるのが良い。輸入品は、原産国や輸入時期を確かめ、古い品は食べない。カビが生えているものは使わない。

4　細菌、寄生虫などに注意を

輸入牛肉はO－157の心配があるので、レバ刺しなど生食はしない。血が滴るとか不完全な調理を止め、完全に煮焼きする。とくにハンバーグは中に火が通らないので注意する。調理のまな板は肉と野菜などは別にする。アジア産のエビやスッポン、魚などには、コレラ菌がいることがあり、充分に加熱調理する。また、アニスサキスなど寄生虫がいるので、肉類、魚介類は充分な加熱調理する。

5　抗生物質、抗菌剤、ホルモンに注意を

輸入肉類、養殖魚介類には、病気を防ぐために、投与した抗生物質や合成抗菌剤が残留している。また、輸入牛肉などには、成長促進で投与した合成ホルモンが残留している。国内では使用しないとか規制しているので国産が良い。輸入品は避けよう。

6　添加物が多い。少ないものを

輸入品は変質防止のため添加物が多いので注意したい。購入の際に、添加物の種類を良くみて、少ないものを選ぶ。加工品は便利だが、添加物がどうしても多いので、減らしたい。例えば、カット野菜は、酵素を止める処理薬品が残留しており、栄養も少なく、量もすくない。できるだけ原材料を買いもとめ、調理した方が、安全で、安い。

かんぴょうや蓮根などに漂白剤が使用され残留している。無漂白のものが良い。輸入品は、水に良く浸漬《しんし》し、充分に洗う。輸入マグロの赤色を保つ一酸化炭素、肉類の色を良くするニコチン酸添加などの違反がある。肉は煮てアクをとったり、調味液に漬け、漬け汁を捨てる。脂身を使わない。

7　新鮮安全な国産を増やし産直を

旬（出盛り）のものを選び、産地のわかる農産物を買うことが一番である。そして、できれば、生産者が判り、農薬を何回使ったとか栽培方法が明らかな形で表示してある農産物を手に入れれば安心だ。

8　遺伝子組み換えしたものかどうかしっかり見分けよう

大豆、菜種（油）、トウモロコシ、ジャガイモ、綿実油、テンサイなどが心配だ。また飼料にこれらの遺伝子組み換えのものをつかっていないものを選びたい。

センターで分析した結果では、アメリカ産の認定有機無農薬大豆やその製品から殺虫剤のＥＰＮやフェニトロチオンを検出している。都衛生研究所等にも数多い報告がある。

② 果物・野菜等の収穫後農薬処理

オレンジなどの柑橘類などの場合、アメリカでも果実が実るのは年に一回なので、年間日本に輸出するには貯蔵が必要である。

実際には緑色の果実を収穫して、除草剤をかけて摂氏三度位の低温で保存し、輸出に際して、防カビ用の殺菌剤を添加し、ワックスをかける。ワックスをかけると、農薬が逃げないし、きれいに見える効果があるからである。

農民連食品分析センターで輸入品を分析した結果では、レモンからイマザリルが発見されている。衛生研究所などの報告でも、柑橘からＯＰＰ、ＴＢＺなどの殺菌剤や2、4—Ｄ（除草剤）を発見し、また、サクランボ、イチゴ、乾燥プルーン、乾燥アンズなどから農薬を発見の報告があるので、農薬処理が行なわれていることは明らかである。農民連分析センターでは乾燥プルーンから作ったプルーンエキスからクロルピリホスを発見している（表6）。

③ 野菜の農薬残留

輸入野菜にも、農薬の残留があり、農民連分析センターではブロッコリーからジクロルボス（殺虫剤）、ジャガイモから収穫後使用の発芽防止剤クロロプロファム（除草剤）などを発見している。衛生研究所等の報告では、ブロッコリー、カボチャ、チコリー、キヌサヤ、オクラ、キャベツ、ベビーコーン、冷凍枝豆、ホウレンソウ、ピーマンなどから農薬を検出している。

④ 安全基準の緩和問題

ＷＴＯ衛生植物検疫協定で残留農薬の安全基準が緩和され、従来よりも沢山の農薬が含まれている輸入食品が入ってきているのも見逃せない。日本は、日本人の食生活や身体を考えて農薬の残留は極力少なく厳しく決めるべきなのに、国際基準にそって決めているので農薬残留基準は大変緩和（改悪）されたものになっている［＊］。たとえば、ジャガイモ中のクロロプロファム（除草剤）は登録保留基準では〇・〇五ｐｐｍだったのに五〇ｐｐｍと一〇〇〇倍も

原因ではないかと思う。せめて子どもたちに農薬入りの輸入小麦でなく国産小麦が食べさせられないのだろうか」と述べている。

国際的な安全基準

国際的な安全基準を決めるのは世界保健機構（ＷＨＯ）と世界食糧農業機関（ＦＡＯ）で作ったコーデックス委員会が行なう。政府代表もいるが、農薬会社や食品多国籍企業などの代表が多く、さながら営業部長会議みたいと評されており、輸出企業の言いなりに、残留農薬基準や規格が決められている。

表5　WTO・SPS協定〔*〕による残留農薬基準の改悪の実態（1994～95年）

農薬名（商品名）	品　名	A　新食品衛生法基準 (ppm)	B　コーデックス国際基準 (ppm)	C　環境登録保留基準 (ppm)	D　比率　新衛生法基準／登録保留基準（倍）	輸入依存率96年（%）
マラチオン（マラソン）殺虫剤	小麦	8	8	0.5	16	93
	落花生	8	8	0.5	16	75
	ニンニク	8	8	2.0	4	35
	玉ネギ	8	8	2.0	4	22
	カボチャ	8	8	2.0	4	42
	ブロッコリー	5		2.0	2.5	52
	アスパラガス	8	8	2.0	4	49
	ゴボウ	0.5		2.0	0.25	
	キュウリ	0.5		2.0	0.25	
	プルーン	6	6	0.5	12	100
	チェリー	6	6	0.5	12	46
	アンズ	8		0.5	16	96
	レモン	4	4	0.5	8	96
	オレンジ	4	4	0.5	8	86
	グレープフルーツ	4	4	0.5	8	100
	ミカン	0.5		0.5	1	
フェニトロチオン（スミチオン）殺虫剤	小麦	10	10	0.5	20	93
	オレンジ	2	2	0.2	10	86
	グレープフルーツ	2	2	0.2	10	100
	レモン	2	2	0.2	10	96
	ミカン	0.2		0.2	1	
フェンバレート（スミサイジン）殺虫剤	ブロッコリー	2	2	0.5	4	52
	モモ	5	5	1	5	
	プルーン	10		1	10	96
	オレンジ	2		1	2	86
	みかん	0.2		1	0.2	
クロルプロファム（ＩＰＣ）除草剤	ジャガイモ調製品	50	50	0.05	1000	90
	サトイモ	0.05		0.05	1	
	大豆	0.2		0.05	4	97
	小松菜	0.05		0.05	1	
	みかん	0.05		0.05	1	

Ｃの環境登録保留基準が日本の1995年まで（改悪前）の農薬の残留基準。Ａの新食品衛生法基準がＢのコーデックスの国際基準にそって、新しく改悪された基準。Ｃの登録保留基準と比較するとＤの比率に見られるように大きく緩められていることが分かる。

WTO・SPS協定

ＳＰＳ協定は、ＷＴＯ協定の一つで、「衛生植物検疫措置に関する協定」のこと。

輸入品について、各国が動植物の病虫害を防ぎ、国民の健康を守るために安全基準などの措置を自主的に決めるのは当然の権利である。ところが、貿易を進めるために安全基準や規格などを国際的に統一して、緩めようというのがこの協定である。国際的に統一するというと、いいことのように見えるが、貿易が優先されるため、結局は輸出国（者）の都合に合わせた内容になる。協定には国際基準を守らせるため、各国の主権を制限する規定（第二条）、輸出国側の安全基準を輸入国に守らせる規定（第四条）などがある。ＳＰＳ協定にしたがって、日本は農薬の残留基準や添加物基準などを緩和し、国民の健康を脅かしているのである。

緩めた。千倍も緩和では決して安全とはいえない。農民連分析センターの分析結果ではクロロプロファムが一・〇五ppm、登録保留基準でいえば、危険なものだ。フレンチフライドポテトは九割以上がアメリカからの輸入であり、農薬と同時に遺伝子組み換えもあり、安全が心配なものの一つである。

また、輸入の多いものは、輸出国に配慮して小麦のマラチオンは一六倍、フェニトロチオンは二〇倍も緩和、同じ柑橘類でもみかんと比較するとオレンジなどは八倍も緩和(表5)。これでは、厚生省の基準値以下だからといって安心できない。しかも、水際での残留農薬の検査はほとんどやられていない。だから、心配だ。

(2) 細菌やカビ

輸入品には恐ろしい細菌がある。子どもたちの死亡など大問題のO—157病原性大腸菌の元凶はハンバーガー病といわれるように輸入牛肉が汚染源とみられる。一九八二年に、アメリカのオレゴン、ミシガン両州で、O—157による食中毒が集団発生。その後発生を繰り返し、最近もアメリカ第二位ハンバーガー牛肉生産者ハドソン社で一万トンも汚染牛肉を廃棄処分した。また、O—157発生で韓国は米国の牛肉の輸入を大幅削減したことや、アメリカでは牛肉の半分にO—157がいるという報道(九八年)などの経過をみれば、輸入牛肉に原因があることは推定できる。九六年一万人以上、九七年五〇〇〇人以上、九八年も数千人がO—157に罹病。それなのに、肝心の水際検査がやられていない。九七年の輸入牛肉の検査は、輸入牛肉で全件数八万五九一八件中検査件数は一〇八七件でわずか一・三パーセント。これでは侵入を抑えられないのが実態だ。

コレラ菌も毎年、外国旅行していない人に発生している。また、最近は薬品耐性の強い新型サルモネラ菌(サルモネラ・エンテラティデス腸炎菌)が日本に上陸し、九七年には一万件以上発生している。鶏卵に付着しているものだが、鶏卵の輸入は少なく、一四二万羽も輸入されるひよこから由来したものと考えられる。

同じく、鶏から由来すると考えられるカンピロバクター・イエーユーニも新しい型で、危険なものである。最後の抗生物質というバンコマイシンに耐性があるVRE菌汚染も輸入鶏肉が

抗生物質
最近は畜産動物の飼育に抗生物質を多用するため動物に耐性菌ができ、抗生物質で効かなくなる例がでている。VRE菌は他の抗生物質が効かなくても最後にはバンコマイシンで効くとされたのに、それまでダメになり菌を退治できなくなった。

原因であり、老人や病弱者にとって大きな問題だ〔＊〕。致死性の重い神経病を起こすボツリヌス菌もオイスターソースやオリーブから発見されている。リステリア菌、出血熱、真菌症、クリプトスポリジウムなど輸入食品には日本に

表6　有機大豆・大豆製品・野菜・果実の残留農薬（単位：ppm）
農民連食品分析センター（1998年）

品　　名	農　薬　名	検出量
OCIA認証大豆	EPN	0.026
米国産有機大豆使用納豆	フェニトロチオン	0.009
	EPN	0.005
米国産有機大豆使用納豆4件	フェニトロチオン	0.006 ～0.011
有機無農薬大豆使用豆腐2件	フェニトロチオン	0.01 ～0.011
米国産たまり醤油	マラチオン	0.002
有機無農薬味噌	クロルピリホスメチル	0.007
	フェニトロチオン	0.01
フライドポテト　米国産	クロロプロファム	1.05
ブロッコリー　米国産	ジクロルボス	0.06
ブロッコリー　米国産	ピラクロホス	0.052
レモン・米国産　4件	イマザリル	1.51 ～2.48
ミキ・プルーンエキス	クロルピリホス	0.689

いない細菌が存在しており問題である。

カビ毒も問題である。アスペリギルス・フラバス（青カビ）の産出する毒物アフラトキシンは熱帯産の米、トウモロコシなどの穀物、ナッツ、香辛料、豆などに存在するもので、最強の発ガン性があり、猛毒である。国産には存在しないので国産品を食べれていれば心配はない。

表7　小麦製品の残留農薬（単位：ppm）
農民連食品分析センター（1997年～98年）

製　品　名	農薬名	検出量
学校給食パン（埼玉）	クロルピリホスメチル	0.0 2
	マラチオン	0.01
	フェニトロチオン	0.01
学校給食パン（茨城）	フェニトロチオン	0.016
	クロルピリホスメチル	0.024
揖保の糸そうめん	クロルピリホスメチル	0.006
	マラチオン	0.003
上州手振りうどん	フェニトロチオン	0.001
日清カップヌードル	フェニトロチオン	0.026
東洋緑たぬき天そば	フェニトロチオン	0.059
サンヨー塩ラーメン	フェニトロチオン	0.059
	クロルピリホスメチル	0.008
昭和カナダ強力小麦粉	マラチオン	0.02
日清の小麦粉薄力粉	クロルピリホスメチル	0.02
昭和天ぷら粉	クロルピリホスメチル	0.12
日粉薄力小麦粉	ハートクロルピリホスメチル	0.043

狂牛病は蛋白プリオンの変性で起きるが、人間のクロイツフェルトヤコブ病とも関連があり、他の人畜共通感染症とともに人間に感染のおそれがあり厳重な注意が必要である。

(3) 抗生物質、抗菌剤、ホルモン等

輸入の肉類、養殖魚、蜂蜜などには抗生物質、合成抗菌剤の残留が見られる〔＊〕。これは牛、豚、鶏や魚などを飼育する際に、病気予防のために抗生物質や合成抗菌剤を飼料に混ぜて与えるために残留するものである。いままでは、抗生物質の残留は禁止されていたが、WTO協定後にオキシテトラサイクリン（抗生物質）とクロサンテールなど寄生虫駆除の三剤は基準値以下であれば残留を認めることになった。

アメリカでは牛の肥育を促進するためにホルモンを使用する〔＊〕。ホルモンを使えば四年間かかるところを二年間で成長するからである。日本では合成ホルモンの使用を禁止してきたが、WTO協定以後ゼラノールなど合成ホルモンを使用した輸入牛肉でも一定基準以下であれば容認することになった。EU諸国はアメリカのホルモン使用牛肉の輸入に反対し、ホルモン使用牛肉の輸入を禁止している。ホルモン入り肉を食べると男児の乳房が大きくなったり、女児の初潮が早くなるなど身体の変調をきたし、問題だ。

(4) 環境ホルモン、添加物、遺伝子組み換え

精子の数が少なくなったり、動物がメス化したりする原因の環境ホルモンが輸入食品中にあるのも問題である。表で示したが、前述の残留農薬も環境ホルモン作用を有するものもあり、ピコグラム単位のごく少量でも、作用するので心配である。ベルギーのダイオキシンの汚染事件もあり、将来を考えると、輸入品中の環境ホルモンをしっかりチェックすることが必要である。

添加物も問題である。輸入品は腐敗や変質防止のため多くの添加物が加えられ、加工品の輸入も増えているためである。一例として辛子明太子をあげると一六種類の添加物が加えられている。見栄えと長期間保存のためである。また、添加物違反も、ポリソルベート〔＊〕、TBHQ〔＊〕、アゾルビン〔＊〕、一酸化炭素、ヨウ素化塩などが多くなっている。また、食品大会

ホルモン
牛の肥育に使うホルモンの中にはBSTがあり大変危険である。

ポリソルベート
界面活性剤（洗剤のような乳化剤）。

TBHQ
ターシャリーブチルハイドロキノン、酸化防止剤、指定外。

アゾルビン
合成着色料、日本では不許可。

BHA
ブチルヒドロキシアニソール、酸化防止剤。

コチニール
サボテンにつくエンジ虫から抽出した色素。

社の製造原料は安く大量に調達できる輸入品であり、加工品には添加物が多量に使われる。いま、日本人は一日に一〇～一五グラム（年五キログラム）の添加物を摂取しているといい、許可添加物でも、コチニール〔＊〕、亜硝酸、サッカリン、BHA〔＊〕など危険性が指摘されており注意が必要である。

遺伝子組み換え食品はすべて輸入であり、重要な問題である〔＊〕。大豆、菜種、ポテト、トウモロコシ、綿など、自給率が低いものばかりである。許可されていないものまでチェックもされずに輸入されており、花粉で蝶が死んだとか殺虫性組み換えジャガイモで免疫性が低下など安全性が心配である。日本も、水際で組み換えをチェックし、全面表示を行なうべきである。

その他輸入食品には、寄生虫、貝毒、豆類中の青酸化合物など注意が必要なものもある。

(5) 尻抜けの輸入検査、安全チェック

食品を輸入しようとする時は、すべて厚生省の検疫所に、品名、構成材料、添加物などを届け出ることになっている。そこで、品物のチェックを行なうわけだが、厚生省が直接検査するのはわずか三・八パーセントで、指定機関の検査と外国での検査を含めても八・二パーセントにすぎず、残りの九一・八パーセントは書類だけの審査となっている。その結果、違反件数は八八一件と減少している。このように検査が少ないのは、全国で二六四人という検査官の不足にあるが、アメリカなど諸外国の「港で検査などでとめるな。早く通せ」という要求にそって、検査の簡略化（形骸化）を計っているところに問題がある。

毒フグとか、落花生のアフラトキシンとか特別に指定したもの以外は検査されることもなく電算化システムで、無検査でどんどん輸入されているのが実態である。実際、ベルギーのダイオキシン汚染や許可されていない遺伝子組み換え食品があるかなどは一切検査されていない。農薬の検査も雀の涙しか実施されず、ワインにジエチレングリコール（不凍液）が入っていたことも外国の指摘で知り、ミネラルウオーターにカビがあるとかオイスターソースにボツリヌス菌がいたなどは市販されてから、消費者の苦情で発見されているのが実状である。

遺伝子組み換えの試験

農民連食品分析センターで遺伝子組み換えの試験を行なっているが、スナック菓子から組み換えトウモロコシがゾロゾロ発見され、いかに多いかがわかる。

表8　輸入食品検査実態（97、98年）

	1997年		1998年	
全体	1,182,816件	検査の割合	1,276,994件	検査の割合
厚生省検査	41,922件	3.5％	48,439件	3.8％
指定機関検査	55,675件	4.7％	55,991件	4.4％
外国機関検査	6,395件	0.5％	6,553件	0.5％
検査総数†	98.774件	8.4％	104,918件	8.2％

†：重複を除いた数

こんな尻抜けの状況では、国民の安全は守れない。国民の健康を守るためにも、人員を増やし、厳重なチェックをすべきである。水際で安全チェックをすることが、一番やりやすいし、効率的に危険を未然に防止できる道である。

輸入食品の激増は何をもたらしたか

輸入食品の激増で、農産物の価格が低下し、日本農業は離農が進み大変な状況である。

日米諮問委員会〔＊〕で、穀物や牛などの大動物はアメリカで生産、日本は野菜や花、小動物を生産と決められ、日本農業は生産を縮小させられ輸入食品が激増した。牛肉の関税は最初の七〇パーセントから、四〇パーセントに下がり輸入が激増。輸入酪農製品におされ、畜産農家の離農が増加した。オレンジの自由化で、みかんの樹が三〇〇万本も伐られ、最高時三〇〇万トンあったみかんも約一〇〇万トンと三分の一に減少。みかん果汁やリンゴ果汁も輸入の激増に押され、自由化後、輸入増で農業が圧迫され、ものが作れなくなっている。

消費者には安全と健康に不安をもたらした。米を主食とし、旬のある食文化が失われ、外食、加工食材の利用が増え、肉類、油脂の過剰、清涼飲料の過飲、糖類の過剰摂取。米、豆、野菜、果物、魚などが不足。したがってミネラル、食物繊維が足りない。その上残留農薬、添加物、抗生物質などの摂取で、皮膚、喘息、花粉などアレルギー症状を呈する人が国民平均三五・九パーセント（幼児四二・一パーセント）など多発。がん死亡率一〇万人あたり二二〇人（九六年）と増加するなど国民の健康は深刻な事態となっている。

表示の問題

① 原産国の全面表示を

輸入品か国産品かどうかは消費者には判りにくい。例えば中国産落花生を煎って袋詰めすれば、詰めた千葉県××会社の名前で売られ、輸入品も、詰め変えれば国産品に早変わりするからである。とくに輸入品を原料とする加工品は原料の原産地を表示しないので、国産品となっている。加工品も含めてすべての食品について、原産国表示をさせるべきである。遺伝子組み替

日米諮問委員会

一九八四年九月、日米の財界人をメンバーとする日米諮問委員会が最終報告を両国の政府に提出した。中曽根首相（当時）はレーガン大統領（当時）に全面的な実行を公約した。この時から牛肉や米の自由化などの方向が打ち出された。

え食品もすべて表示するのが当然である。

② インチキ表示をなくさせる

外米と国産米を混ぜているのに、国産米で売ったり、古米が入っているのに新米で売ったり中国産の洗いゴボウや里芋に日本で泥を付けたものをバーコードＮＯ４９（日本産）で売っているというようなことを止めさせるべきである。

③ 製造年月日と輸入年月日の表示を

外国の要求にそって、賞味年月日だけの表示にし、製造年月日を輸入年月日を含めて廃止したのは問題である。鮮度を知る上でも、製造年月日を表示すべきである。

国民に安全な国産物を、自給率の向上を

総理府世論調査によっても、国民は八三・四パーセントの人が「値段が高くても国産が欲しい」と望んでいる。こうした国民の期待に応えて、日本の大地でものを作り続けること、そして消費者に届けること、多様な産直運動を全国で広げる運動もいま求められている。生産から撤退すれば、その分輸入食品が入ってくる。安全性が不安な輸入食品に対抗して、困難を乗り越えて国産品を届けたい――これが農民の願いである。

世界的にみても、八億人以上も飢餓に苦しむ人がいる中で輸入を減らし、自給率を高めることは最大の国際貢献〔＊〕になるのではないか。

それを妨げているＷＴＯ農業協定とＳＰＳ協定を改定し、みんなで力をあわせて自給率を引き上げ、国民の食糧と健康を守りぬきたい。

最大の国際貢献

いま日本政府はアメリカや多国籍企業のいいなりに輸入自由化を進め、外米を輸入しながら減反を強いている。農民は農産物の価格の低下に苦しみ、作っても割が合わない状況に置かれている。

商社や大手スーパーは指定価格で買いたたき農民を苦しめている。市場も卸も仲卸も小売も苦しめている。国民は共同して食料と健康、農業を守るべきではないか。

②遺伝子組み換え食品

安田節子

一九九六年の秋に輸入の始まった遺伝子組み換え作物が、さまざまな食品となって食卓に登場している。しかし、表示が不充分なので私たちは、知らずに食べているのが現状だ。当初から潜在的危険性が指摘されてきたが、近年次々と具体的な危険性が明らかにされてきている。

遺伝子組み換えとはなにか？

地球上の生物は微生物、菌類、植物、動物みな、細胞からできている。一部のウイルスを除いてその細胞の核の中には、デオキシリボ核酸〔*〕という物質でできた遺伝子のつながりがある。その一定領域ごとが遺伝子暗号となっていて、生物の生命維持活動に必要なさまざまな物質を合成したり分解したりする命令となる。これはすべての生物に共通の生命機構である。

遺伝子を読み解き、有用物質を作る遺伝子を見つけてこれを切り取り、別の生物の遺伝子に組み込んだり、働きを抑えたりできるようになった。

たとえば、北極ヒラメの耐冷性遺伝子を取り出して、イチゴに入れて霜に強いイチゴを作った。ホタルの発光物質を作る遺伝子を葉タバコに入れて光る葉タバコを作ったり、クラゲの遺伝子で光るネズミを作ったりもしている。遺伝子組み換え食品とは今までの作物にない特別の性質を持たせたものを遺伝子組み換え技術で作りだし、食品に応用しようというものである。

日本では二〇〇一年十一月末現在までにワタ、ナタネ、トウモロコシ、ジャガイモ、ダイズ、トマト、テンサイの七農作物の遺伝子組み換え作物が流通を認められている。

そのほとんどが欧米の企業の申請によるもの

デオキシリボ核酸

いわゆる遺伝子の本体、DNAのこと。デオキシリボースという糖とリン酸が交互につながり、糖部分それぞれに、アデニン（A）、グアニン（G）、シトシン（C）、チミン（T）の四種の塩基のどれかひとつがついている。さらに各々の鎖と、（AとT、GとCが対応している）相補的なもう一本の鎖とが、水素結合でゆるやかに二本鎖状につながり、らせん状を保ちながら複雑な立体構造をとっている。

鎖の特定の位置には特定のタンパク質を合成するための情報や、合成を開始させたり、停止させたりするための情報が蓄えられている。これが遺伝情報。

だが、トマトはキリンビール㈱が日本企業の先陣を切って申請したものだ。日本でも遺伝子組み換え作物の生産が始まってしまったら「国産だったら大丈夫」という選ぶ時の目安もなくなる。

私たちは開発・商品化に反対し、「キリン製品のボイコット」宣言をした。キリンは九九年秋、消費者の懸念がいよいよ高まりをみせる状況に、組み換えトマトの商品化と研究開発を中止し、申請を取り下げた。

大腸菌などの遺伝子を組み換え操作して作らせた食品添加物もいくつも許可されている。これを「組み換え体利用」〔＊〕という。その一つにチーズを固める凝乳酵素キモシンがある。

子牛の胃から取るキモシンは高価なことから、大腸菌や酵母に牛のキモシンを作る遺伝子を入れて工業的生産を可能にし、コストダウンでチーズ生産するために応用化された。遺伝子組み換えによって微生物が思いもよらない物質を生成し、それがキモシンに混じることはないのか、作られ方が違えばリスクも違う。しかし、できたキモシンは牛の酵素キモシンと分子構造は同じだから、作られ方の違いは表示する必要はないとされ、無表示で出回っている。

有害な遺伝子組み換え牛成長ホルモン

アメリカでは、牛の約三〇パーセントが月二回ほど遺伝子組み換えの牛成長ホルモン（ｒＢＳＴ）を打たれている。そうすると乳量が一五〜二〇パーセント多く出るようになり、仔牛も早く大きくなる。ヨーロッパでは家畜に合成はもとより天然ホルモン剤を使う事は禁止している。

私たちの身体は、体内のごく微量なホルモンで調整されている。食品からホルモン剤を摂取することになれば、私たちの身体に狂いが生じるだろうことは想像がつく。

このホルモン剤を米国のモンサント社が作っているが、カナダでも販売するためにカナダ政府に申請がされた。そこでカナダ政府の科学者たちが米国ＦＤＡにモンサント社が提出したデータを取り寄せ、詳細に調べた。するとｒＢＳＴがラットの血液中で活性をもって検出されたり、オスのラットの甲状腺に膿腫ができたり、

組み換え体利用
食品添加物や薬などの利用の目的で、生物からごく微量しか採れない酵素などを遺伝子組み換えした微生物に工業的に作らせること。
組み換え微生物の作り出した物質を利用するので、組み換え体そのものを食べるのではないから安全性は高いと説明されている。しかし組み換え体利用で生産された昭和電工のＬ—トリプトファンによって死者三八名という深刻な食品公害事件が起きている。

がんを引き起こすインシュリン様物質（ＩＧＦ—１）がミルクの中に存在することもわかったのだ。それでカナダは申請を却下し、アメリカでは市民団体や議員が「米国食品医薬品局がわざとモンサントのデータを見逃したのではないか」と非難を強めている。

日本はｒＢＳＴについては残留基準値を設定していない。ホルモン剤の規制は基準のあるもの以外フリーパスだ。ヨーロッパ、カナダは明確に禁止しているのに、日本ではなんの措置もとられないまま、ｒＢＳＴの使用された米国からの肉や乳製品を大量に輸入している。ｒＢＳＴの禁止が必要だ。

実質的同等性とは？

組み換え作物は、厚生省が食品衛生調査会で安全を確認している、安全なものに表示は不要というのが今までの日本政府の対応だった。しかし、組み換え作物の安全性は米国が生み出した「実質的同等性」〔＊〕という評価により、安全とみなされているにすぎない。十分に安全が確認されたわけでもなく、長い間食べ続けても大丈夫かどうかも調べられていない。

食品添加物の場合、安全性は、ネズミでの三代先までの影響データが必要であるし、また、慢性毒性、胎児への催奇形性や発がん性を調べて、影響がないというレベルに使用基準が定められている。

さらに全面表示義務付けとされ、避けたい人は表示を見れば買わないですむ。外から食べ物に添加する物質はこのように規制しているのに、作物の中に新規の物質を作る遺伝子組み換えの場合は、食品添加物とは比べものにならない緩い規制しかしていない。少なくとも長期摂取の影響とアレルギー性の臨床試験が必要なものだ。

しかし、応用化を急ぎたい企業の圧力を受け、米国政府が作り出した評価は「実質的同等」の確認といって、普通作物と比較して、姿、形や栄養成分がほとんど同じなら安全とみなし、お金と時間のかかる長期摂取の動物実験などは省略できるというものだ。

流通が始まって以降、これまでに安全性の懸念となる研究結果がいくつも発表されるようになり、国際機関による安全性評価の見直し作業

実質的同等性
現行の「実質的同等性」の評価では安全性評価としては不十分との批判が国際的に強まっている。
遺伝子組み換え食品の安全性評価の国際基準を策定するため世界食品規格委員会（コーデックス委員会）にバイオテクノロジー応用食品特別部会が設置され、その第一回国際会議が二〇〇〇年三月十四日から十七日まで千葉の幕張で開催された。この部会は二〇〇三年に報告書を提出する予定。部会は、「実質的同等性」などに関して六月にスイスで開催されるＦＡＯとＷＨＯ合同の専門家委員会に意見を求めることとなった。

表1　厚生省が「安全性評価指針」に適合していることを確認した遺伝子組み換え食品

（2000年4月現在）

品目	性質	申請者	開発国
（1996年8月）			
ダイズ	除草剤耐性	日本モンサント（株）	アメリカ
ナタネ	除草剤耐性	日本モンサント（株）	アメリカ
ジャガイモ	殺虫性	日本モンサント（株）	アメリカ
トウモロコシ	殺虫性	日本モンサント（株）	アメリカ
ナタネ	除草剤耐性	ヘキスト・シェーリング・アグレボ（株）	カナダ
ナタネ	除草剤耐性	ヘキスト・シェーリング・アグレボ（株）	ベルギー
トウモロコシ	殺虫性	日本チバガイギー（株）	アメリカ
（1997年5月）			
トウモロコシ	殺虫性	日本モンサント（株）	アメリカ
ジヤガイモ	殺虫性	日本モンサント（株）	アメリカ
ワタ	殺虫性	日本モンサント（株）	アメリカ
トウモロコシ	除草剤耐性	ヘキスト・シェーリング・アグレボ（株）	ドイツ
ナタネ	除草剤耐性	ヘキスト・シェーリング・アグレボ（株）	ベルギー
ナタネ	除草剤耐性	ヘキスト・シェーリング・アグレボ（株）	ベルギー
ナタネ	除草剤耐性	ヘキスト・シェーリング・アグレボ（株）	ベルギー
ナタネ	除草剤耐性	ヘキスト・シェーリング・アグレボ（株）	ドイツ
（1997年12月）			
ワタ	除草剤耐性	日本モンサント（株）	アメリカ
ワタ	除草剤耐性	日本モンサント（株）	アメリカ
ナタネ	除草剤耐性	ヘキスト・シェーリング・アグレボ（株）	ベルギー
ナタネ	除草剤耐性	ヘキスト・シェーリング・アグレボ（株）	ドイツ
トマト	日持ち向上	キリンビール（株）	アメリカ
（1998年11月）			
ナタネ	除草剤耐性	アグレボ・ジャパン（株）	ベルギー
ナタネ	除草剤耐性	アグレボ・ジャパン（株）	ベルギー
（1999年11月）			
ナタネ	除草剤耐性	ローヌ・プーラン油化アグロ（株）	カナダ
ワタ	除草剤耐性と殺虫性の組合わせ	日本モンサント（株）	アメリカ
テンサイ	除草剤耐性	アグレボ・ジャパン（株）	ドイツ
トウモロコシ	除草剤耐性	日本モンサント（株）	アメリカ
トウモロコシ	除草剤耐性	日本モンサント（株）	アメリカ
トウモロコシ	除草剤耐性	日本モンサント（株）	アメリカ
ナタネ	除草剤耐性	アグレボ・ジャパン（株）	ベルギー

が始まっている。

組み換えの種類

まず除草剤耐性がある。世界で商品化されている組み換えの七一パーセントが除草剤耐性だ。遺伝子組み換え開発企業はみな、農薬メーカーである。彼らが自社の除草剤をかけても枯れない組み換え作物を作っているのだ。

モンサント社の除草剤ラウンドアップは、作物のアミノ酸の生成を阻害するので、植物なら作物であろうと木であろうと雑草であろうと皆枯らしてしまう。だから作物の生えている畑では使いにくい。モンサント社はラウンドアップに耐性をもつようになった微生物からその遺伝子を取り出して、ダイズなどの作物に入れ、ラウンドアップをかけても枯れない性質を持たせた。

アメリカでは、見渡す限りダイズ畑という広さで、除草が一番大変な作業だ。ラウンドアップ耐性のダイズだと畑一面にラウンドアップをまいてやれば、雑草だけが枯れダイズは枯れない。生産者にとって省力化できる魅力的な作物と受け入れられ、今やアメリカのダイズの五七パーセント（九九年）がこの遺伝子組み換えになり、さらに拡大すると予想される。

開発した農薬メーカーは、特許料のかかった高い種子と自社の除草剤をセットで売るという戦略である。ヘキスト・シェーリング・アグレボ社も同様に自社の除草剤バスタにだけ耐性の組み換えナタネを開発している〔＊〕。

次は、殺虫毒素生成のものが二八パーセントほどを占めている。トウモロコシは、アワノメイガという害虫がいて、芯に入いるのでなかなか駆除できない。そこで土壌微生物のバチルスチュウリンゲンシス（ＢＴ）という種類の菌が持つ殺虫毒素（ＢＴ毒素）を作る遺伝子を、作物に入れた。その作物のすべての細胞にＢＴ毒素ができるようになり、殺虫剤をまかなくてもこのトウモロコシを食った虫は死んでしまう。開発企業はこれを「殺虫剤の散布がいらない環境に優しい作物」と宣伝している。果たしてそうだろうか？

この作物は、体のすべての場所に常時毒素を持っているので害虫は農薬散布の場合より耐性を持つのが早まる。それでメーカーは、害虫が耐性を持ちにくくするよう、生産者に「組み換

第二世代の組み換え作物
消費者には受け入れられにくい殺虫毒素生成や除草剤耐性の第一世代の組み換えに対し、企業戦略として第二世代の組み換え作物は、消費者に直接メリットをアピールできる、たとえばビタミンＡや鉄分を多く含有するとかアレルギー物質を減らしたものなどの開発に向かっている。しかし、これらも遺伝子組み換え作物がもつ不確実性や潜在的な危険性は変わりない。

えの作物の畑の周りには普通の作物を植えるように」と指導している。普通作物の畑の害虫と組み換え作物で毒素に耐性を持った害虫がつがうことで、BT耐性が子孫に伝わるのを抑制する戦略である。

ところが『ネイチャー』(九九年八月五日)に掲載されたアリゾナ大の実験では、組み換えのBT綿畑でBT耐性を持ったワタキバガは、通常より成長が一週間ほど遅いことがわかった。ワタキバガは一斉に成虫になり、三日以内に交尾してオスは一週間以内に死ぬのだそうである。BT耐性を持ったものが成虫になったとき、つがう相手は同じ耐性を持ったもの同士ということになる。その結果子孫に耐性の強いスーパー害虫を生み出す可能性があることがわかった。耐性害虫が大発生することにもなれば、もはやBT作物は役には立たず、壊滅的被害を被ることになる。そして、もっと強い農薬を大量に散布しなければならなくなるのだ。

ネズミが免疫不全

一九九八年八月、イギリスのローウェット研究所のプシュタイ教授〔＊〕が、組み換えジャガイモをラットに食べさせる短期・長期の実験を世界で初めて行ない、その結果組み換えジャガイモがラットに有害性を示したと発表した。マツユキソウの殺虫毒素は、哺乳類には無害と知られている。ところが、この毒素生成遺伝子を入れた組み換えジャガイモを作り、これを食べさせたラットの免疫力が落ち、脳の重量、肝臓、膵臓、脾臓などの重要な臓器重量が少なくなるという結果になった。この結果に驚き「遺伝子組み換え食品はもっと十分にお金と時間をかけて安全性の研究をしてからでなければ人々に食べさせてはいけない」と発表したプシュタイ教授に、大きな圧力がかかり停職処分され、実験データにもアクセスできないようにされた。が、九九年二月ヨーロッパ一三カ国の研究者達二〇名が、プシュタイ教授の論文を検証し、この論文は正当な論文で「安全性が確認されるまで少なくとも五年間は遺伝子組み換えを凍結すべきである」と署名した意見書を英国政府に提出した。この一連の動きが英国国民に組み換え食品を食べないという選択をさせるきっかけとなった。

プシュタイ教授(Dr. Arpad Pusztai)
一九三〇年ハンガリー生まれ。二八〇に及ぶ科学論文を発表している植物殺虫タンパク(レクチン)研究の世界的権威。遺伝子組み換え食品いらない！NGO国際集会(二〇〇〇年三月十三日)の基調講演のため来日。遺伝子組み換え食品の安全性について、企業の影響から独立した科学者による、栄養学的、生理学的、分子生物学的側面から調べる必要があること、また予防の原則に立つ措置が必要であると述べた。

安全性は不確実

組み換え食品の懸念の一つは、組み込んだ遺伝子が植物細胞の遺伝子のどこに入るのかわからないことだ。遺伝子を打ち込む時、染色体のどの位置に入れるか、狙い撃ちはできない。たまたまうまくはまったものが成功として用いられるだけの、いちかばちかの技術といえる。また、導入遺伝子が入れこまれたとき、もともとあった遺伝子が左右に分断され破壊されることになるが、その破壊された遺伝子がどんな働きをしていたのかもわからない。ビタミンCなど微量栄養素を作る遺伝子だったら、それらの不足する食べ物を知らずに食べることになる。また、眠っている遺伝子を起こしてしまうこともある。その結果、本来存在しない部位で、あるいは、本来と異なる成長段階で、毒素を作るようになることもある。

今から十年ほど前、昭和電工㈱が遺伝子組み換え微生物を製造工程に組み入れて作った栄養補助食品「Lートリプトファン（必須アミノ酸のひとつ）」で、三八人が死亡、障害を受けた人が一五〇〇人以上出る被害が起きた。また、米国倫理と毒性センターのマーク・ラッペ博士らはラウンドアップ耐性ダイズにはがん抑制物質として知られるダイズの有効成分イソフラボンが少ないことを発表（九九年七月二十九日）している。

遺伝子組み換えによって起こる結果は、予測できない潜在的危険性がある。

環境への影響

もう一つの懸念は、環境・生態系に取り返しのつかない影響が起こるということだ。組み換え作物の花粉にも導入遺伝子が入っているので、花粉が飛ぶと、近縁種の植物があれば取り込まれる。人間が意図した以外の生物に遺伝子が移っていく。組み換えナタネの遺伝子がダイコンやカラシナに取り込まれた事例もある。また、殺虫毒素生成作物は他の生物にも影響を与えることがわかってきた。作物につくアブラムシを食べるクサカゲロウの幼虫やテントウムシがやられる、ミツバチや野鳥にも影響があること、土壌微生物やミミズが数を減らしていたことなどが明らかになっている。九九年五月米国コーネル大が発表したチョウが死ぬという研究結果は、衝撃を与えた〔＊〕。BTトウモロコシの花粉のついたトウワタという葉っぱをオオカバマダラというチョウの幼虫に食べさせたところ、四日以内に四四パーセントが死んでしまった。トウモロコシの害虫、アワノメイガなど特定の、この毒素の受容体を持っているものにだけ有害で、他の生物には影響ないと言われていたのに、チョウまで死んでしまう有害性を示したという。EUはこれを受けてすぐに、このBTトウモロコシの流通を禁止した。

また、九九年十二月二日の『ネイチャー』には、米国ニューヨーク大の研究で、BT毒素生成トウモロコシの根からBT毒素が土壌に滲み出て、二〇〇日以上も殺虫性を維持するという、驚くべきことが発表されている。根が排泄するとはいままでは有り得ないとされてきたことなのだ。

BT毒素生成のトウモロコシやワタは、収穫後茎や葉や根は土に鋤き込まれる。土壌中のBT毒素はいずれ、水にも入っていくであろう。こうしたことが広がって悪影響があると後からわかっても、元に戻す事は不可能なのだ。今日、化学物質がもたらす深刻な問題性に人類は気づき始めた。化学物質の場合、製造、排出を止めれば、時間はかかるが、いずれ元の環境にもどすことは可能だ。しかし、遺伝子組み換えの場合は、生命体であるため、子孫を残し、増殖をする。そして水平的にも近縁種やウイルスにも遺伝子を移していく。いったん野に放った遺伝子は、後から有害であるとわかっても元の環境にもどすことは不可能だ。人間が制御や管理できないものは応用化すべきではない。

九九年六月、EU環境相理事会は強化した規制を二〇〇二年までに新たに策定することを決めた。それまで新規の組み換えは認めないと発表した。組み換え作物を生産しようとする企業は、核事故が起きた場合と同様、遺伝子汚染事故が起きた場合の対処の方法、健康被害への補償、土壌や水の浄化、元の環境への回復の手だてなどを示すことを義務付けるべきだとする考えも規制案をめぐって出されている。こうなれば、実質生産禁止と同じことになるであろう。それほど環境影響への懸念が深まっている。

日本の農水省もBTトウモロコシについて、

米国が栽培認可基準の規制強化

BTコーンの花粉でチョウが死ぬという研究報告をきっかけに、米環境保護局は組み換え農作物の栽培認可基準の見直しに着手。

バイオ企業に昆虫への影響など従来より詳細な環境影響のデータ提出を義務づける方針。メーカーにとっては必要な実験項目が増え、認可を受けづらくなるかもしれない。

当面日本での栽培は凍結すると発表したが、日本での生産はもともとまったくない。それより大量に輸入しているBTトウモロコシの流通禁止をすべきではないか。家畜飼料として大量に使用しており、それがミルク、卵、肉となっている。家畜の糞は肥料となって日本の耕地に撒かれている。日本も輸入・流通を凍結すべきだ〔＊〕。

遺伝子組み換えの国内生産を止めよう！

今日本の農業は大変厳しい状況にある。生産者が高齢化して、作り手がいなくなっている。そして海外から、安い農産物が怒濤のように入ってきており、さらにコメまでも自由化した。国際競争のなかでいかに価格を下げるか、より効率的省力化生産をめざす流れのなかで「手間いらずの遺伝子組み換えダイズ生産を」とモンサント社が生産者にアプローチしている。すでに試し植えを始めた生産者もいて、組み換え作物の国内生産が差し迫っている。しかし、そのダイズが商業流通するときは、表示が必要となる。今や食品産業は、遺伝子組み換えの表示が必要な原料は買わないであろう。

また、その産地は組み換え作物生産地とのレッテルがはられ、他の農産物も売れなくなってしまう風評被害に遭う事態も起こり得る。生産者がこうした状況を十分理解して、国内生産はしないというJA決議を出してほしいものである。国産一〇〇パーセントは非組み換えと同義であることこそ、いまや国際競争力となる情勢に変わっている。

種子の支配

ごく限られた四、五社ほどの多国籍農薬メーカーが、組み換えの基本特許をほとんど手中に収め、次のターゲットとして種子会社の買収に力を注いでいる。モンサントは、アメリカの大豆、トウモロコシ、ワタなど種子の会社をほとんど買収し、いまや全米一位の種子会社でもある。スイスのノバルティス社も同じような動きを見せ、すでに韓国に進出して業界第二位の種子会社を買収しており、ここを足掛かりに日本、東アジアの種子ビジネスに進出しようとしている。日本では農協合併が進み、種子会社が淘汰

遺伝子組み換えコーンの含有検査
九九年七月、「遺伝子組み換え食品いらない！キャンペーン」が行なった検査で、市販のスナック菓子から未承認の組み換えコーンが検出された。こうした実態への批判を受けて、厚生省は二〇〇〇年四月より安全審査を義務付け、二〇〇一年四月より未承認の流通は罰則が適用されることになった。

されている。国内最大手のサカタのタネ（株）の株式にもノバルティス関連企業の資本が入ってきている。海外の巨大多国籍企業の手が日本の種子企業にも伸びていることに警戒が必要だ。種子は食糧支配に繋がるものだ。遺伝子組み換え技術を有する多国籍企業がＷＴＯの自由貿易主義を最大限利用し、知的所有権の強化をはかり、生物に特許をかけ、種子の支配を狙っている。

植物遺伝子の発現制御

農薬メーカーは種子支配をすすめる手段として、発芽抑止技術のターミネーター技術〔＊〕を開発した。映画で「ターミネーター」というのがあった。（命を）終わらせるという意味だ。遺伝子組み換え技術によって、次世代の種子は自殺してしまうように毒素遺伝子を作物に組み込むものだ。アメリカ農務省とワタの種子企業、デルタ＆パイン・ランド社が共同開発して、九八年三月アメリカで特許を取った。日本を始め世界七八カ国で特許申請中だ。アストラ・ゼネカ社など他の企業も同様の技術を開発している。この技術の目的は農家の自家採種を不可能にすることにある。この技術をほどこした種子では、第一世代は普通に収穫できるが、生産者がこの種をとって蒔く二世代目の種は毒素ができて芽が出ないまま死んでしまう。生産者は、毎年種を買わなければ、種を手に入れることはできなくなる。遺伝子組み換え作物開発企業が種子を独占するための技術だ。農家にとって自家採種して翌年の生産を行なうことは何千年も、当たり前の行為だった。

それがいまでは、特許をかけられた高い種を、毎年買わされることになるのである。モンサント社は九九年五月、デルタ＆パイン・ランド社を買収したので、ターミネーター技術もモンサント社のものになった。しかし、世界中からこの技術の反倫理性が糾弾されるようになり、九九年になってモンサント社をはじめ、この技術の特許申請していた企業はみな、当面、応用化はしないとの発表を余儀なくされている。

しかし、油断はできない。彼らはこの植物遺伝子の発現制御技術として、さらに巧妙なトレーター技術というものを特許申請中だからだ。これは植物の遺伝子にブロックを入れて、本来

ターミネーター（植物遺伝子の発現制御）技術
デルタ＆パイン・ランド社の特許はサボン草の毒素遺伝子を組み入れ、第二世代の種子の胚芽組織を破壊する技術。ゼネカ社の特許は毒素遺伝子としてネズミの褐色脂肪組織の毒素遺伝子を用いている。遺伝子組み換え種子開発メーカーはいずれもこの植物遺伝子の発現制御技術を有している。

発揮される働きを予め止めてしまう。この種子で生産すると期待される性質は現われず、病気にかかったり、収量がなかったり、採った種は芽がでないということになる。しかし開発企業の専売薬剤を散布したりすることでブロックを外すことができ、薬剤とセットでしか正常な期待どおりの作物とならない。これを「損傷商品」と市民団体は呼んでいる。

ターミネーターにしろ、トレーターにしろ、こうした技術の応用化は禁止すべきである。遺伝子組み換えの開発会社や推進の学者らは、こぞって「人口が爆発的に増え、食料飢餓が来る。人類を救うのは遺伝子組み換え技術だ」と宣伝してきた。しかし、推進者たちが飢えの解決のために開発しているのではないことは明らかだ。遺伝子組み換えの基本的技術をことごとく特許で押さえ、生物特許という新しい論理を作り出し、生命体にも特許をかけて独占するようになった。遺伝子や細胞や生き物を作り出すことはできないのに、見つけたといって特許をかけるようになった。そして特許料を上乗せした高い種を自家採種を禁止して農家に販売している。

さらに、農家の手には自殺する種しか残らないような技術まで開発している。利益の独占ばかりを考えている彼らが、飢えている人々にこの技術をただで解放するというのであろうか。飢えるのは貧しさのゆえだ。貧困の解決がまず必要なのだ。エチオピアで大飢餓が発生し、幼い子供たちが沢山死んでいった。そのとき、最も肥沃な土地で生産されたものが輸出され続けていた。それは英国の羊の餌用作物だった。貧しい国が先進国から借りた債務のために、こうした構造を押し付けられている。

貧しい農民が翌年も生産できるのは、自家採種によって種を手に入れているからだ。芽の出ない種しか取れず、種は毎年買わなければならないものとなったら、貧しい農民はいよいよ飢えることになるであろう。多国籍企業の利益独占のために遺伝子組み換え技術と種子の支配が一体となって進められているのが現状の姿である。

日本の食料の危機

ダイズは醤油、味噌、納豆、豆腐の原料とし

遺伝子組み換え食品を見分ける——これだけは実行しよう

まずは国産原料一〇〇パーセントのものを選ぶのが一番です。この選択肢を奪われないためにも遺伝子組み換えの国内生産を許してはなりません。できれば生産者や生産地が特定できる提携産直のものや国産にこだわり、生産者の顔のみえる生協のものが安心です。また、昔ながらの製法や原料にこだわる地方のメーカーの味噌や醤油、油などを取り寄せることもできます（遺伝子組み換え食品いらない!キャンペーン編『安全を食べたい―非遺伝子組み換え食品製造・取扱元ガイド』（創森社）参照）。

九八年から始まったダイズ畑トラスト運動では消費者が生産者に先にお金を払ってダイズを生産してもらいます。できたダイズは素性確かなダイズです。これを味噌にしたり、醤油にしたり。九九年は全国五四カ所の生産地で取り組まれました。近所の生産者とそうした関係を作ってみませんか。市民の要請で学校給食に遺伝子組み換え食品を禁止する佐賀市のようなところもでてきています。ＰＴＡや地域の運動として子供たちの学校給食から遺伝子組み換えを排除させましょう。まず我が家の食卓はできるだけ国産一〇〇パーセントをめざす。そして学校給食には地場産を最優先使用にし、ここでも一〇〇パーセント国産使用で自給をめざしていきましょう。そうやって地域の食糧自給率を一〇〇パーセントにするところがたくさん生まれれば、日本の自給率回復は可能となるのではないでしょうか。なお、豆腐などに「国産原料使用」という表示のものが多く見られるようになりました。

いままでは業界自主基準で「国産原料使用」表示は国産原料五〇パーセント以上の場合となっていました。しかし、消費者は全部国産と思って買うのですから批判が上がっていました。業界団体は二〇〇〇年四月から一〇〇パーセント国産とすることを決めました。でも業界自主基準ですから守らない業者もいるかもしれません。メーカーに確認するのがいいでしょう。

あと、「遺伝子組み換え不使用」など任意表示で不使用をうたう食品がでています。不使用と表示されていれば、入っていないと消費者は考えます。しかし、実態として五パーセントくらいまでの混入は不使用の範囲とされています。混入は避けられないという米国の言い分をうのみにしての政府方針です。『不使用表示』でもけっしてゼロではないことを知っておいて下さい。買うならできるだけ、国産原料一〇〇パーセントのものが確かです。

て、日本の食卓には欠かせない作物だ。年間五〇〇万トンのダイズが消費されている。そのうち九七パーセントは輸入で、輸入ダイズの八〇パーセントがアメリカ産だ。そのアメリカで九九年のダイズは、五七パーセントが遺伝子組み換えとなっている。トウモロコシは自給率ゼロで、一五〇〇万トンという膨大な量を飼料用、加工用として輸入している。その七割がアメリカ産だ。九九年アメリカのトウモロコシの三八パーセントが遺伝子組み換えとなっている。マーガリンに使われるコーンオイルやコーンスナック菓子などの原料に、またビールに使用されるコーンスターチにもなる。ナタネの自給率は〇・〇五パーセントとわずかで、九〇パーセント以上をカナダから輸入している〔＊〕。そのカナダのナタネの四〇パーセントがいまや遺伝子組み換えである。世界一の農産物輸入国、自給率の極端に低い日本に遺伝子組み換え作物が集中している。

　農産物輸出国が、国際競争力のために、輸出換金作物に遺伝子組み換えをもっぱら導入している。ヨーロッパが厳しい規制を設けて、遺伝子組み換えを排除するようになっているので、規制の緩い日本へはさらに集中することが懸念される。

ヨーロッパは拒否

欧州連合（EU）は九八年九月から遺伝子組み換えの表示を施行。組み換え作物の生産・流通もほとんどの国で規制されている〔＊〕。スペインがわずかに一万ヘクタールほど殺虫トウモロコシを生産しているくらいだ。フランスは、アメリカに次ぐトウモロコシの輸出国。アメリカとの競争のために生産者からの要請で組み換えトウモロコシの生産がいったん認められたが、市民側の訴えで最高裁判所が生産の仮差し止めをした。その後差し止めはとかれたが、遺伝子組み換え排斥の声が欧州で高まり、現在では遺伝子組み換えでない方が競争力があるという判断で、生産者は生産していない。イタリアも禁止している。

　イギリスでは、ダイズ食品関連のアレルギーが、九八年度統計で前年より五〇パーセントも増え、この原因はアメリカのダイズに二七パーセントも遺伝子組み換えが混じっているせいで

ナタネのエルシン酸

　どこにでもあった菜の花咲く風景が消え、主にカナダからの輸入ナタネに切り替わっている（自給率〇・〇五パーセント）。日本のナタネはエルシン酸が多く、これがネズミの実験で心臓に悪影響があると発表された。それで早くから低エルシン酸の品種改良を行なっていたカナダ産に切り替わったからだ。そのカナダでいまや四〇パーセント近くが遺伝子組み換えナタネになっている。

欧州連合（EU）、表示は一パーセント以上から

　EUでは食品のどれかひとつの原料の一パーセント以上に遺伝子組み換え原料が含まれている場合、表示を義務化。日本の場合、表示は食品全体の五パーセント以上の原料で、DNAが検出できるものに限っている。ダイズの場合、五パーセント以下なら、「不使用」表示ができる。これではEUでは使用表示が必要なものが日本では「不使用」表示で売れるという情けないことになる。

はないかと消費者の懸念が高まり、ダイズ関連食品の売り上げが八〇パーセントも落ちてしまった。プシュタイ教授の組み換えジャガイモでラットに悪影響があったとの発表もあり、人々の懸念は高まった。アイスランドという業界九位のスーパーが「我が社のブランドでは一切遺伝子組み換えの入っているものは売りません」という決定を発表。この発表が売り上げ五〇パーセントアップにつながるという結果になった。他のスーパーも相次いで組み換え不使用の宣言をしていった。九九年三月地方自治体は学校給食を含む公的給食に遺伝子組み換えを禁止。政府もレストランメニューにも表示を義務付けた。欧州八カ国の大手スーパーが連合体を形成し、食品原料の生産地から流通、加工、販売まで組み換えの混じらない分離体制と検査による品質保証体制を構築。欧州では遺伝子組み換え不使用宣言をしない食品メーカーのものは売れない状況となっている。

こうしてアメリカの組み換えの混じったトウモロコシなどは、ヨーロッパの買い付けが激減した。すると今まで「分離販売は不可能」といってきた穀物商社が、非組み換えだけを分離して販売できますと言うようになった。メジャーといわれる大手穀物業者のADMやスタレーは米国生産者に組み換えを生産している人からの買い入れ拒否を発表。生産者に戦慄が走った。いままで遺伝子組み換えの表示は貿易障壁としてWTO提訴をちらつかせ脅しをかけてきていた米国農務省グリッグマン長官が、「市場のニーズをみて、任意で表示を」と生産者に言い始め、十一月のWTO閣僚会議でクリントン大統領が表示に理解を示すなど変化が起きている。米国国内からも反対の声が日増しに高くなっている。家族農業者連合やエコノミック・トレンド財団などがモンサント社を相手取って独占禁止法違反で集団訴訟を起こした。いまや世界は遺伝子組み換えはいらないという流れになり、遺伝子組み換えを混ぜて輸出することは競争力を失うようになってきている。日本でもようやく農水省が表示制度を導入することを決めた。しかし、自給率が低く、食糧安定供給のためには輸入を阻害しないようにと表示対象がごく限られたものになったこと、また「遺伝子組み換え原料不使用」表示の場合、米国の分離体制が不十分ということに配慮して、混入率の上限を設定しないことを発表している。これでは消費者の選択ができるような表示とは程遠いものだ。流通が認められたすべての食品（種子・農産物・加工食品・飼料・食品添加物）に表示を求めよう。「不使用」表示における混入率は検出限界値〇・一パーセント以下とすべきだ。二〇〇一年四月から施行になったが、まっとうな表示を求めてさらに大きく運動を展開しよう。

遺伝子組み換えをストップできるか否かは、私たち日本の消費者にかかっている。最大輸入国の日本が遺伝子組み換えは買わないとのはっきりした姿勢を打ち出すことができれば、米国もカナダもアルゼンチンもオーストラリアも輸出先がなくなり、生産は止むことになる。私たちが一〇〇パーセント国産のもの、遺伝子組み換えでないものにこだわって買い、遺伝子組み換えはイヤ！　という声を食品メーカーやスーパー、小売りに届けることだ。そして生産者と共に間近に迫った遺伝子組み換えのコメやダイズの国内生産と流通を絶対許さない運動を広げることが、焦眉の課題となっている。

③特定保健用食品（機能性食品）

渡辺雄二

特定保健用食品とは、保健の効果が期待される食品のことを指す。一時期、「機能性食品」という言葉が使われたが、ふさわしくないということで、「特定保健用食品」という言葉が使われることになった。厚生省によって特定保健用食品に認められた場合、食品のもつ健康機能の「働き」と「用途」を表示することができる。

いわゆる健康食品というものが、氾濫している。医薬品のように錠剤やカプセル、粉末の形をしたものから、お茶や菓子のように通常の食品の形のものまで、さまざまな形態のものがある。しかし、法律では、健康食品という分類はなく、すべて食品に含まれることになる。

法律上は、食品は医薬品と明確に区別されている。医薬品は、動物実験や人間への投与試験によって、その効果や安全性が確認されたものである。そうした科学的裏付けがあるため、効果や用量を表示することができる。一方、食品は、さまざまな栄養成分を含んでいるが、医薬品とは違い、病気を治療したり、予防する効果が確認されたものではない。したがって、効果や用量を食品に表示することは、薬事法〔＊〕によって禁止されている。健康食品の場合、医薬品のような形態をしていても、効果や用量を表示することはできず、「一カ月に一ビンを目安に」などあいまいな表示になっている。

特定保健用食品は、医薬品と食品の間に位置するものという見方ができる。科学的に体調調節機能が証明された成分を含む食品であり、厚生省が認定したものだからだ。特定保健用食品に認定されると、認可マーク、保健の用途、摂取量、摂取上の注意等を表示することができる。

厚生省によって、一九九三年五月に最初に許可された特定保健用食品は、サントリーの「ヨ

薬事法　国民の保健衛生の向上を期して、薬局や医薬品、医療用具などの基準・検定・取り扱いなどについて規定した法律。この法律に基づいて、中央薬事審議会が医薬品の審査を行ない、承認されたものが、製造・販売を許される。現行法は、一九六〇年に制定された。

ーグリーナ」であった。乳酸菌飲料の一種で、キシロオリゴ糖を含んでおり、その働きによって、腸内の善玉菌であるビフィズス菌〔＊〕を適正に増やし、お腹の調子を良好に保つ飲料だという。しかし、飲みすぎあるいは体質・体調によりお腹がゆるくなることがある。

この際、全部で一〇品目が許可されたが、そのうちの八品目はオリゴ糖であり、認可を受けた表示の内容と摂取をするうえでの注意事項はほとんど同じである。残りの二品目は、CCM（クエン酸リンゴ酸カルシウム）を含んだ清涼飲料水であり、宝酒造が申請したもので、商品名は、「ビタミンパーラー」と「カルシウム160」。その後、次々に特定保健用食品が認可され、二〇〇〇年三月には、全部で一八二品目に達した。

特定保健用食品の申請と認可

特定保健用食品の認可は、申請者が提出した商品サンプルに対して、学識経験からなる特定保健用食品評価検討会で一つずつ審査を行ない、適当と認められたものについて、表示が許可される。

申請者は、商品サンプルを添付して、商品名、原材料の配合割合、製造方法、成分分析表、特別用途表示の内容、その他厚生省令で定める事項を記載した申請書を、都道府県知事を経由して、厚生大臣に提出する。特定保健用食品として、認可されるための条件は、次のようなものである。

(1) 食生活の改善が図られ、健康の維持増進に寄与することが期待できる。

(2) 食品または関与する成分について、保健の用途の根拠が医学・栄養学的に明らかにされている。

(3) 食品または関与する成分についての適切な摂取量が医学・栄養学的に設定できる。

(4) 食品または関与する成分は、食経験などから見て安全なものである。

(5) 関与する成分は、次の項目が明らかにされている。
・物理化学的性状および試験方法
・定性および定量試験方法。

(6) 同種の食品が一般に含有している栄養成分の組成を著しく損なったものではない。

(7) まれに食べられているものではなく、日常

ビフィズス菌
嫌気性の細菌で、糖を発酵し乳酸を作る。乳幼児の腸に多く、加齢とともに減っていく。腸の働きを活発にして便秘や下痢を防いだり、ビタミンを作るなど、人体にとって有益な細菌とされる。

的に食べられている食品。

(8) 錠剤型、カプセル型等をしていない通常の形態をした食品。

(9) 食品または関与する成分は、専ら医薬品として使用されるものでないこと。

これらに適合した製品が認可対象となる。認可するかどうかの判断は、前述の評価検討会の意見、国立健康・栄養研究所における製品見本の試験結果、および認可要件基準などに基づき、厚生大臣が行なう。

特定保健用食品は、栄養改善法〔*〕第一二条に規定される特別用途食品のなかに位置付けられている。特別用途食品には、ほかに病者用食品、妊産婦・授乳婦用粉乳、乳児用調整粉乳、高齢者用食品がある。

特定保健用食品としては、主に次のようなものが考えられている。

・お腹の調子を整える食品
・コレステロールが高めの人の食品
・血圧が高めの人の食品
・ミネラルの吸収にかかわる食品
・虫歯になりにくい食品
・血糖値が気になりはじめた人の食品

実際には、右記のような効果があると認められた食品成分を添加した食品が、特定保健用食品ということになる。そうした食品成分としては、主に次のようなものが知られている。

(1) オリゴ糖

「オリゴ」とは、「少ない」という意味で、ブトウ糖や果糖などの単糖類が小数個結びついたものをまとめて、こう呼んでいる。その種類は多く、フラクトオリゴ糖、ガラクトオリゴ糖、イソマルオリゴ糖、大豆オリゴ糖などが、よく知られている。

オリゴ糖は、腸内のビフィズス菌を増やす糖として、最近とくに脚光を浴び、清涼飲料、パン、ジャム、ヨーグルトなど、多くの食品に添加されている。

オリゴ糖は、一般に、消化・吸収されにくい。そのため大腸にまで達して、善玉菌であるビフィズス菌の栄養分となる。その結果、ビフィズス菌が増えて、腸内の状態をよくするとされている。また、オリゴ糖は、消化・吸収されにくいために、急に血糖値をあげることがない。そこで、糖尿病患者の甘味料として適当とされる。

栄養改善法
国民の栄養を改善し、健康と体力の維持向上を図るために、一九五二年に制定された法律。国民栄養調査は、この法律のなかに位置づけられている。

これまで許可された特定保健用食品では、オリゴ糖を添加した製品がもっとも多い。

(2) 食物繊維(ダイエタリーファイバー)

食物繊維とは、「植物に含まれるセルロースやペクチンなど、人間の消化器では消化されないもの」のことである。その数は全部で何百種類もあるといわれるが、代表的なものは、セルロース、ヘミセルロース、リグニン、ペクチン、マンナン、ポリデキストロース、海藻多糖類等である。ブドウ糖などの単糖類がいくつも結合した多糖類が多い。

食物繊維は、小麦のフスマなど穀類の外皮や胚芽、野菜、果物、豆類、いも類などに多く含まれる。以前は、不要なものとされていたが、最近は、コレステロールを排泄して動脈硬化を防ぎ、また腸内の掃除役を果たして大腸ガンを防ぐことが分かってきた。そのため、今では第六の栄養素と言われるまでになった。

(3) CPP(カゼインフォスフォペプチド)

CPPは、牛乳のなかに含まれているタンパク質であるカゼインが、小腸である酵素によって変化してできる。小魚にはカルシウムが豊富に含まれているが、その吸収率は、三五パーセントと悪い。一方、牛乳やチーズは、八〇~九〇パーセントとよい。これは、CPPがカルシウムの吸収を高めるからであることが分かっている。

カルシウムは、現代人が不足している栄養素である。その解消には、カルシウムを多く含む食品を食べることが、大切だ。しかし、カルシウムは吸収が悪いため、たくさんとっても栄養として利用されない場合がある。そこで、カルシウムを効率よく利用できるようにと食品に添加されるのが、CPPである。

このほか、体調調節機能のある成分として、動脈硬化を防ぐとされるEPA(エイコサペンタエン酸)やDHA(ドコサヘキサエン酸)、抗コレステロール効果があるとされるキチンやタウリンなどが知られている。EPAとDHAは、アジやサバなど青身の魚に多く含まれる不飽和脂肪酸で、グリーンランドに暮らすイヌイットの人々たちが、動脈硬化になることが少ない原因を調べたら、EPAやDHAを豊富に含む魚やアザラシを多く食べていたことから、その効果が注目された。キチンは甲殻類や軟体動物に多く含まれる多糖類の一種。タウリンは、タコ、イカ、エビ、貝類などに含まれるアミノ酸の一種である。

　これまで認可された特定保健用食品でよく知られたものとしては、サントリー「鉄骨飲料」（ＣＰＰ配合）、大塚製薬「ファイブミニ」（食物繊維配合）、森永乳業「ビヒダスプレーンヨーグルト」（ビフィズス菌入り）、明治乳業「明治ブルガリアヨーグルトＬＢ81」（乳酸菌入り）などがある。

特定保健用食品の問題点

　さまざまな特定保健用食品が、スーパーマーケットやコンビニエンスストアなどで売られている。企業は、健康維持効果という付加価値を食品に付けることで、他の食品との差別化を図り、売り上げを伸ばすことを狙っている。こうした食品が売れるということは、それだけ、健康に不安を感じている人が多いということなのだろう。

　しかし、特定保健用食品に安易に頼るのは、問題がある。まず、特定保健用食品が、実際にどの程度健康維持に役立つかは、はっきりとは分からない。特定保健用食品には、体の働きを調節する働きがあるとされる成分が含まれているが、それを食べて効果が実際に人間に発揮されるかというと、必ずしもそうとはいえない。

　医薬品の場合、その効果と安全性については、ネズミやウサギ、さらにサルなどによって確認され、次に臨床試験と称して、病気に罹っている人間にも投与され、調べられる。そして、効果と安全性が確認されたもののみ、医薬品としての製造と販売が認められる。それでも、人間には個人差があるため、人によってはまったく効かなかったり、副作用が現われるということもある。

　特定保健用食品の場合、その食品を実際に人間に食べてもらって、その効果を確認するということは行なわれていない。人によっては、まったく効果が現われないということもあるだろうし、また人によっては逆に体調不良を起こすこともあるだろう。つまり、実際の効果が、非常に不確かなものなのである。

　そもそも、食物繊維やＣＰＰといった成分が、単独でどれだけの効果を発揮するのかということが、不明確である。たとえば、野菜や海藻などに含まれる食物繊維は、疫学調査などから、前に述べたような効果がある程度確認されているが、それは、野菜や海藻として摂取した場合であって、食物繊維を単独で摂取した場合に、同様な効果が得られるかというと、疑問が残るのである。野菜や海藻などには、さまざまな栄養成分が含まれており、それらと食物繊維が関係し合いながら働いて、効果を発揮していることも考えられる。ポリデキストロースやペクチンなどが、単独で野菜や海藻と同様な効果があるかは、はなはだ疑問である。

基本的には、食物繊維も含めた栄養成分はできるかぎり通常の食品からとるべきであろう。体を養い、健康を維持するためには、栄養成分を過不足なくとらなければならない。そのためには、野菜や果物、海藻、穀類、肉、魚などをバランスよく食べるのがもっともよい。野菜や果物を食べずに、その代わりを食物繊維入りの特定保健用食品ですませようとすると、他の栄養成分が不足することになりかねない。

野菜や果物には、亜鉛や銅などのミネラルが微量含まれている。これらは、微量栄養素といわれ、体の発達や健康維持にはなくてはならないものである。亜鉛は、核酸やタンパク質の合成に必須の細胞内ミネラルで、糖代謝やインシュリンの合成・作用にも必須であり、また精子の形成にも不可欠である。

ところが、加工食品には、ほとんど亜鉛は含まれない。製造の過程で失われてしまうのである。最近、若い男性の精子が減っているといわれているが、環境ホルモン（内分泌攪乱化学物質）の影響に加えて、亜鉛不足も関係していると考えられる。

銅も、健康維持には不可欠である。銅は、生体内では多くの銅結合タンパク質の構成成分の一部であり、とくに銅を含む酵素は重要な役割をはたしている。また、銅は、体内の鉄をヘモグロビンに転換するのに必要である。欠乏すると、貧血症、浮腫、骨格欠損などを起こす。銅も、加工食品にはほとんど含まれていない。

ほかにも、微量栄養素としては、鉄、カリウム、マグネシウム、マンガン、ヨウ素、セレン（セレニウム）などがあり、野菜や果物で食物繊維を摂るということは、こうした微量栄養素も同時に摂取するということであり、健康を維持するためにはこうした栄養の摂り方がベターなのである。

体を養い、健康を維持するには、農薬の残留していない野菜やくだもの、また抗生物質の含まれない肉や魚、そして食品添加物の少ない加工食品など、質のよい食物を食べることが重要である。それを心がけずに、安易に特定保健用食品を利用していると、逆に必要な栄養素が不足し、不健康になる恐れがあるといえよう。

④ 放射線照射食品

里見宏

米国は一九九九年十二月、米国食品医薬品局（ＦＤＡ）の照射許可を農務省も正式に認め、牛肉および肉製品への放射線照射を許可した。これは一九九四年、ニュージャージー州に本社を置くアイソメディティック社が肉への照射を申請したことに始まる。しかし、なかなか許可がおりないのでＦＤＡがこの申請を故意に遅らせていると非難し、議会へのロビー活動を通じ猛烈な圧力をかけたのである。そうした動きの中で、申請されてから決定を下すまでの日程を義務付ける法律が議会で可決され、大統領もこれにサインした。

こうした一連の動きに米国で照射食品に反対する市民グループ、「フード　アンド　ウオーター」は「ＦＤＡは議会から頭に銃口を突きつけられ、人の胸部放射線の三〇〇〇万倍もの放射線を浴びせた牛肉を安全かどうか立証するための調査もしないで許可した。ＦＤＡはまたもや国民の健康を運にまかせた」とその無責任な許可の仕方を皮肉っている。

こうした推進派の圧力とは別に、米国内でもＯ―１５７による食中毒や汚染ハンバーガーの大量回収事件などが報道されている。こうした中で、市民はＯ―１５７に汚染された肉への不安を広げていると判断した政府は、肉の処理工程で起きる汚染防止のための抜本的解決に手をつけずに、汚染された肉を放射線で一括処理するという最も安易な解決方法を選択した。覚えている方は少ないと思うが、クリントン大統領は日本でＯ―１５７食中毒が起きた一九九六年、輸出する肉の細菌検査をし、その対策をすると発表した。しかし、実施には莫大な金と時間がかかる。こうした問題を照射でいっきに解決できると判断したに違いない。

ユーゴスラビア

フランス（パンフレットより）
（コンサルバトムの例）

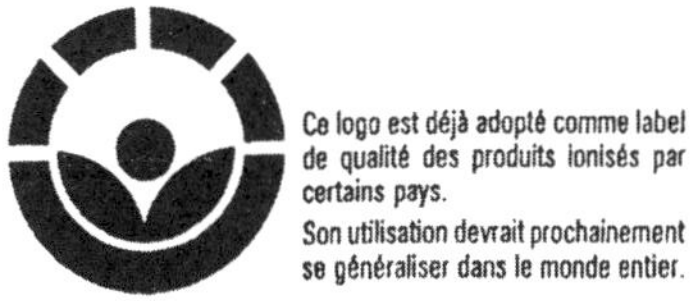
Ce logo est déjà adopté comme label de qualité des produits ionisés par certains pays.
Son utilisation devrait prochainement se généraliser dans le monde entier.

イスラエル

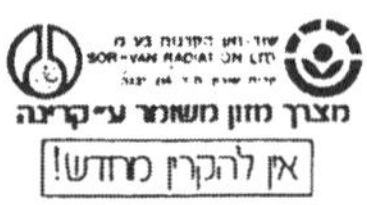

日本

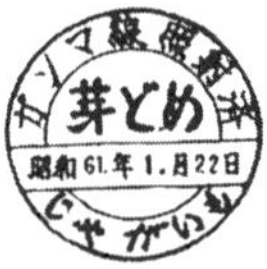

ベルギー

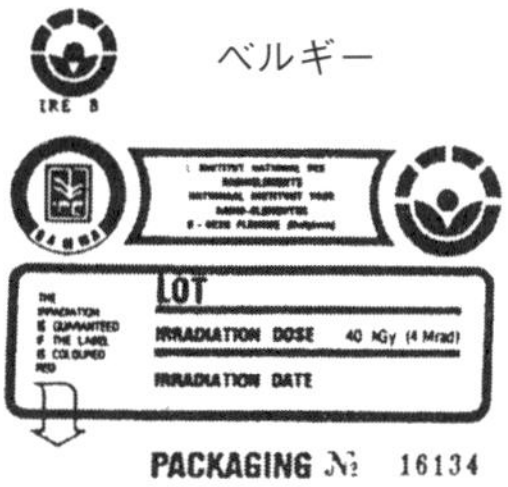

米国（マークと文字）

これに「放射線で処理し、再照射しないこと」か「放射線照射処理し、再照射しないこと」というどちらかの記載を添える。

タイ

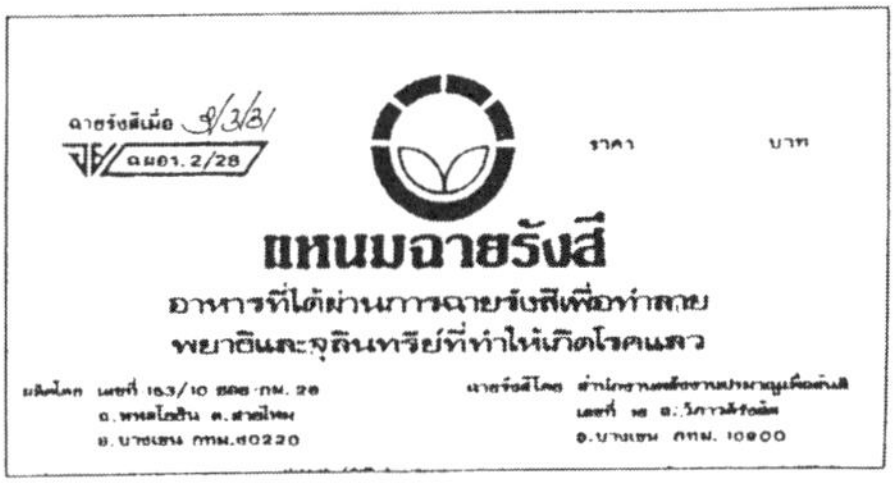

照射食品にはラドラ（前頁図）と呼ばれるマークと放射線照射した旨の表示を付けることになっている。そのため、表示がネックとなって思ったように売れなかったのである。そこで、一九九二年二月にラドラマークの表示をしなくてもよいという法律改正を行なうべく国民から意見を集めている。寄せられた意見は二万件を超えまだ五〇〇〇ほどの意見しか公表されていないが、その意見のほとんどが知る権利を奪うものであるとして、強く表示を求めるものであることは言うまでもない。しかし、この意見聴取で照射そのものに反対する運動が大きな打撃を受けた可能性がある。なぜなら、意見の多くが照射食品には表示があればよいということになってしまっているからである。食品に放射線を照射することが危険であることは議論されないまま表示の問題として照射食品が扱われてしまう危険がある。

もし、米国の消費者が照射食品を受入れる可能性があれば米国全土に五〇〇を超える放射線照射施設が建設されることになる。この施設にコバルト六〇やセシウム一三七などの放射性物質が格納される。これはまさに市民の生活の場に核物質が置かれることである。これがまさに核の拡散を意味していることに米国市民は気がついていない。

こうした施設の危機管理はほとんどないに等しい。万が一テロの対象となり爆薬でも仕掛けられたらどうなるか。これを否定しえないのである。

鹿児島大学の獣医公衆衛生学教室の岡本嘉六助教授は一九九七年六月、トリひき肉の菌を調べたところ、ほとんどが無菌状態だったと報告している。菌がいなくていいじゃないかと思われるかもしれないが、殺菌剤を使わないとこんなに菌が少なくなることはない。この異常な理由を確かめたところ米国など諸外国ではリン酸三ナトリウムや二酸化塩素およびそれらの複合剤が肉の抗菌処理剤として使われている実態が浮び上がった。これらの薬剤は日本国内で抗菌目的の使用は許可されていない。九七年は〇―157食中毒が起き、魚や肉やレタスにカイワレなど疑わしいといわれただけで急激に需要が落ち込んでいた。こうした中で輸入物はきれいで安いと使用が伸びたそうである。なかでも中国産のチルド鶏肉は日本産の二倍の品質保持期間があり重宝がられていた。しかし、日本の生産者は日持ちを良くするために殺菌剤などを使用している疑いがあるとして国会議員を通じて輸入抑制の申し入れを行なっている。こうした、薬剤による殺菌に敏感に反応する日本に対し国外の生産者や政府には放射線照射は切り札的な方法に見えるらしい。それも無理ないかもしれない。日本は世界に先駆けて照射ジャガイモを許可し一般市場に流した照射食品推進国だったからである。

米国企業の動き

米国の食料雑貨の業界団体は「未来の安全テクノロジー」として照射食品を推進している。彼らは安全の証明に「宇宙飛行士も照射食品を食べていた」というキャンペーンを行なっている。この話は一般市民に意外と説得力がある。しかし、NASA（米国航空宇宙局）は宇宙飛行士が「照射した肉を食べたくなくなるようだ」と報告している。これは照射した肉は味が落ち、髪の毛がこげるような特有な臭いがすることから、飛行士たちは照射肉に食が進まないとしている。放射線を照射すると食品中の成分が変化し、特有な臭いを出すようになる。これを照射臭と呼んでいる。

放射線照射が一部の商品に限られている間は全国規模での流通はむずかしい。そこで、米国内の食品工業流通団体、健康関連団体、学識者、消費者団体など二八団体で食品照射連合が構成されている。一九九九年八月二十三日、肉類加工食品や野菜や果物などほとんどの食品への照射を認めるようにという請願書が米国食品医薬品局（FDA）に提出されている。照射が求められている食品を具体的にあげると、そのまま食べることができる肉類加工品（ハムやソーセージやビーフジャーキーなど）、果物および野菜加工品である。中でも、芽野菜、種子、ジュース、冷凍果物、それにブロッコリー、豆、イチゴなどの冷凍野菜、カットし包装が終わったサラダ、ハンバーグなど調理済みですぐに食べられる冷蔵加工食品、ホットドッグ、ビーフジャーキーや七面鳥ジャーキーなどの乾燥肉、ビーフ・パテや冷凍鶏肉など調理前の生肉および肉加工品が照射許可対象食品として挙げられている。

請願では「食品照射の安全性およびその効果

は科学的に研究・立証されており、食品中の食中毒原因菌の排除に有効である」、「食品照射は安全な食料を供給していく上で有効な手法である」としている。請願を受け取ったFDAは一八〇日以内に検討結果を出さなければならないことになっており、今後の動きが注目されている。これに連動したかのように日本の厚生省も輸入肉についての菌の基準作りをすることを一九九九年八月三十一日に発表している。

一方、アーカンソウ大学のレッドハーンらは健康管理施設などで働く六〇〇人の栄養士に食中毒防止にどのような方法を採用するかというアンケートを行なっている。その結果、彼らは食中毒防止方法として放射線照射や化学薬品による洗浄よりも、HACCPシステムを一番好ましい方法として選んでいる。こうした、食事のプロや一般人が放射線照射に対して警戒を示していることが救いといえる。

米国の市民団体の動き

もちろん米国の市民団体も照射食品には強い抵抗を示し反対運動をしている。牛肉への照射に対し、フンにまみれた肉（毛皮にフンがついていて解体時に肉を汚染する）、不潔な処理プラント、非人道的な家畜の扱い。こうしたやり方を改善しないで放射線照射することに問題があるとしてマスコミに意見広告を出し運動を展開している。また、フロリダに建設された第一号の商業用照射施設は反対運動で営業開始以来ズーッと赤字を続けている。こうした中で第二、第三の施設が作られようとしている。アラスカでの魚介類への照射施設は計画の段階で市民団体やアラスカ州政府の反対に会い断念している。しかし、最新の動きはハワイでの照射施設の建設である。パパイヤやマンゴーにつく害虫を照射して殺し、米国本土に果物を持ち込むための実験的販売が行なわれている。これに伴って、ハワイに商業用照射施設を作ることになり住民投票や裁判が行なわれた。しかし、生産者および関連した産業で働く人の多いハワイでは照射反対派は少数派であり数で負けてしまっている。こうしたハワイでの反対運動に日本からも多くの消費者団体が照射反対の申し入れや、新聞への投書が行なわれている。しかし、照射施設の建設が力づくで進められている。

食品照射のために高速増殖炉を再稼動か？

米国エネルギー省内に、ワシントン州ハンフォード核貯留施設にある現在休止中の高速増殖炉を再稼動させようという動きが出ている。これに対し、米国内の市民団体、パブリック・シティズン〔*〕は、再稼動しないよう求める証言を米国エネルギー省で行なっている（一九九九年十月二十七日）。

この高速増殖炉施設は一九八〇年に完成し、核燃料試験や物質への照射試験（研究）等を行なう目的で一九八二年から一九九二年まで稼動していた。四〇〇メガワットのナトリウム冷却高速増殖炉である。しかし、研究目的のみの稼動では採算が合わないこと、一般の商業利用価値や見通しがはっきりしないこと、などを理由に一九九三年から休止している。建設にあたっては国家予算から約十億ドルが投資されている。同様の施設を現在の一般産業核安全基準や環境保護基準等に沿って建設した場合二五億ドル以上かかるとみられている。

今回エネルギー省内で持ち上がっている案は、この増殖炉を食品照射や医療用の放射線源となるセシウム一三七やコバルト六〇の生産などのために再度稼動しようというものである。これに対し、市民側は複数のアンケート調査から照射食品の需要がほとんどないこと、照射食品の購買拒否が消費者の意志であると証言を展開している。また、照射の表示を強く求める多数の意見（今年FDAへ約二万通）などが示すように、自らの健康と食品の安全性に敏感になっている最近の消費者と、そうした現状を考慮せずに照射食品の認可を進めている業界や政府機関との価値観のズレなどを指摘している。

高速増殖炉は、周辺環境および在住者への影響（健康・安全性）という面で大きな危険性を抱えた施設であり、これまで既に日本の「もんじゅ」事故（一九九五）の他に、フランス（一九八七／Superphenix）や米国内（一九五五／EBR-1、一九六六／Fermi）でも事故が起きている。英国、ドイツでは高速増殖炉の検討プログラムを既に取り止めている。

一九九三年に行なわれた調査では、ハンフォードの原子炉の再稼動は採算的に見合わないとの結論が出されている。再稼動にかかる費用は

パブリック・シティズン
PublicCitizen：一九七一年にラルフ・ネーダーによって設立された米国の非営利団体。エネルギー問題、食品照射、食料問題等についての研究、ロビー活動などを積極的に続ける市民団体。

二億八四〇〇万ドルであり、さらにその後年間一億ドルずつの管理費（最大出力で）が毎年かかる。一方、炉の解体（廃炉）にかかる費用は七〇〇〇万ドルですむという。また最近では、食品照射を推進する立場の食品業界でも、セシウム一三七やコバルト六〇などの放射性アイソトープを放射線源として使用することが必ずしも最良の方法ではないの認識が出てきている。最近、業界の多くは食品照射に電子線（electron beam/e-beam）を採用しようとしている。なぜなら、電子線の照射は放射線の照射と同じ危険な物質を生じさせるが、少なくとも放射性物質の輸送と使用という危険は伴わず、米国内では使用に当たっての原子力委員会等による許可も不要である。電子線照射では、電子加速装置により高速の電子ビームを作り出す。このビームが微生物の遺伝子構造を変え増殖機能を止めるという。しかし同時に、ホルムアルデヒドやベンジンなどの化学物質も生成する。

米国のタイソン・フード（Tyson Food）は二〇〇〇年春から照射鶏肉を販売を始めることを発表しているが、照射方法としてタイタン社（Titan）製の電子線照射器を採用している。現在、照射食品自体が大きな議論の的となっており、放射線を使用した場合、過敏になっている消費者の理解がより得られ難くなるとの判断からである。

一九九九年五月五日付の『ウォールストリート・ジャーナル』紙によると、タイタン社は米国内の二つの巨大食肉加工処理企業と牛挽肉照射に関する独占契約を結んでいる。同社ではこの他にも多数の企業と同様の契約を結んでおり、実質、米国内で加工販売される牛挽肉の約七五パーセントを同社が電子線照射処理することになる。

こうした現状からも、エネルギー省が主張しているような食品照射線源としてのセシウム一三七やコバルト六〇などの需要がないことは明らかである。食品照射分野での放射性物質の必要性は、高速増殖炉の再稼動の正当な理由にはならないと主張している。

日本でも準備が進む

放射線照射という異常な殺菌方法を一般の食品にまで拡大するにはそれなりの状況を作りだ

す必要がある。米国ではO―157食中毒が大きな理由にされた。世界中の照射推進派は食中毒と感染症を予防できるかもしれないという論文を発表している。医学関係のデータベースで、この二年間の照射食品関係の論文を探すと四九本あり、そのうち三〇本が中毒や菌と関係したものである。

一九九八年の夏から、各マスコミが「輸入鶏肉にバンコマイシン耐性腸球菌発見」と報道している。これが問題なのは、「メシチリン耐性黄色ブドウ球菌（MRSA）」という耐性菌に唯一効く抗生物質がバンコマイシンでそれに耐性を示す菌だからである。二つの菌の間に直接関係があるわけではない。しかし、もしかしたらMRSAがバンコマイシンにも耐性を持つかもしれないという可能性を示している。そして、現実に順天堂大学でバンコマイシンが効かないで患者が亡くなったと報道がなされている。こうした現実の前に放射線照射が最後の切り札であるかのような錯覚が生まれる危険がある。

だいたいこの問題はバンコマイシンによく似た構造のアボバルシンを家畜の飼料に添加したから起きた問題である。この球菌が検出された鳥肉の輸出国タイは照射施設があり、輸出用の食品に放射線を当てたい国の一つである。

腸球菌は熱に弱いので普通に調理すれば高度に汚染された鶏肉でも心配ない。ほかにも、チーズからリステリア菌、低温殺菌牛乳からQ熱、台湾のブタは口蹄疫、鶏に新型インフルエンザ、人喰いバクテリアなど移る病気で毎日といっていいほど脅かされている状況にある。実はこうした状況が放射線照射の突破口になる。

九九年、東海村で起きたJCOのウランの臨界事故は照射食品推進派には打撃であったに違いない。日本人の多くが放射線処理した食品を拒絶することは間違いないと考える。しかし、米国で照射食品を推進する企業はそんなことは百も承知で日本政府に照射食品の解禁を迫ってくるに違いないと考えられる。このとき政府は照射食品の解禁にノーといえるか。最大の障害であり弱点が北海道の士幌農協が所有する照射施設であり、照射ジャガイモである。

世界的な包囲網が作られる

AGS（Alliance for Global Sustainability：人間地

球圏の存続を求める国際的な学術協力）という米国の支援でマサチューセッツ工科大学、東京大学、スイス連邦工科大学の共同研究のなかで照射食品が取り上げられている。

東京大学の寄付講座「原子力エネルギー社会工学」教室のグループは世界原子力機関（ＩＡＥＡ）や世界保健機関（ＷＨＯ）が安全だといっているのに日本は照射ジャガイモ以外なぜ許可されないのかという問題をテーマにしている。彼らは照射食品を推進している研究者からの聞き取りを行ないレポートをまとめている。しかし、米国のマサチューセッツ工科大学の教授から反対派の意見も聞くようにという指示で私たちにコンタクトしてきた。その作成段階のレポートを見せてもらったのだが、研究レポートというにはあまりにも一方的なまとめ方であり、このレポートが科学的中立性を装って発表されるとあまりにも問題が大きいのでこの七月に話し合いを持った。照射食品の問題点を説明した。しかし、その後送られてきたレポートも彼らの視点は公の機関が安全だといっているという枠から一歩も出ないで報告書をまとめている。

ＩＡＥＡやＷＨＯという組織が会議を重ねる毎に問題を薄めてきた経過にふれることなくその結論を鵜のみにしていることが問題なのである。国際機関では推進する側の研究者がいかに自分たちの研究してきた照射食品を実用化するかに苦心惨憺し、出てきた問題を解決しないまま照射食品を推進してきた歴史でもある。こうした問題にふれることなく彼等は国連機関が安全といっているという権威の上にのったものである。

彼らのレポートの結論部分を簡単にまとめると、「日本の消費者は照射食品のことを知らないし、核や放射線にアレルギーを持っている。日本政府は原子炉の多目的利用法の開発として、この照射食品を推進する科学技術庁だけが積極的で、ほかの省庁は非協力的である。このために照射食品が推進されない」と、役所が怠慢であるという推進派の意見を代弁している。しかし、言外に推進派が推し進める照射食品は日本もいずれは解禁せざるを得なくなるだろうと結んでいる。

しかし、国連機関などの安全という論理の導き方が如何に非科学的なテクニックで行なわれたか知ればその問題が明確になろう。

照射食品の危険性を示した研究を切り捨てる方法として一番簡単なのは時間の中で埋没させてしまう方法である。日本で行なわれた実験は照射食品の危険性を判断するためにきちんと計画されたものである。こうした総合的に実験が行なわれた報告は他の国にはないといえる。IAEAなどの会議では報告され問題点も記載されたがそれでもはや忘れさられてしまった。あれは昔のデータで検討は終わった。最近のデータでは問題ない。動物の数が足りない。こうしたまやかしのなかで照射食品は流通業者のロスを少しでも少なくするために推進されようとしている。

照射食品の問題点

もともとこの照射食品は、戦場で戦う兵士の食料を腐らせないために考えられたものである。しかし、放射線の強いエネルギーで、食品成分に変化が起き、動物実験で繁殖能力の低下、死亡率の増加、がんの増加が疑われることから一九六八年七月、米国政府は軍に許可した照射食品を改めて禁止した経緯がある。

日本は一九六五年十二月、日本原子力委員会は「原子炉の多目的利用法の開発」を目的に研究を開始した。米、小麦、ジャガイモ、タマネギ、みかん、ウインナーソーセージ、水産練り製品の七品目が研究品目として選定された。一九七二年、照射ジャガイモの安全が確認されたとして照射が許可になった。北海道の士幌農協に照射施設が作られ、一九七四年一月に最初の照射ジャガイモが市場へ出荷された。しかし、続いて照射タマネギが許可される予定であったが、動物実験で死亡率の増加、睾丸と卵巣の重量減少、照射タマネギを食べたネズミが子どもを産むと生殖器異常や頸肋といわれる奇形（首の骨にも肋骨がついている）が現われることがわかった。こうした実験結果から、食品ジャガイモにも安全性に問題があるのではないかという危惧が起き消費者から照射食品の販売禁止を求める運動が起きた。この反対は自治体を動かすに至り東京都など数自治体が照射食品の自治体での販売の自粛を士幌農協に申し入れることとなった。こうした中で一九七八年三月、原子力委員会はすでに市場に出ている照射ジャガイモを除いた六品目について「遺伝的安全性」の実験を追加するとして研究延長を決定し、その後許可になった品目はない。照射ジャガイモの実験データを分析すると、栄養成分の破壊、食品成分の一部が変化し毒性を示す。動物実験（ラット）で体重の減少、卵巣重量の減少などが認められている。国はラットで許可線量の二倍、四倍の照射で異常が認められたが、マウスの実験では異常がないことから放射線照射は安全であるとしていた。しかし、その後マウスの実験結果のデータがないことがわかり国会でも追及され、また食べた雄ネズミが子どもをつくると二割をこえる胎児に異常がおきることが報告されている。また、照射食品かどうか調べる方法がないなど多くの問題が浮き彫りになっている。照射食品かどうか見極める方法がなぜ重要かというとまず、照射食品かどうかを見極められないと世界中の食品に放射線が照射されていてもチェックがきかない。また、一回放射線をあてた食品にもう一回照射するという二重照射をチェックできない。すでに日本では中国やブラジルから放射線照射した旨の表示のある食品が港の検査で引っ掛かっている。世界で許可されている食品から考えると日本人の食卓にはもうすでに照射食品は上っているかもしれない。しかし、照射の有無をチェックする方法がないということが彼等にとっては好都合なのかもしれない。

放射線照射によりできるフリーラジカルの危険

照射食品に使われるガンマー線は電離放射線ともよばれる。ガンマー線の持つエネルギーは原子や分子の一番外側をまわっている電子を跳ねとばすことができる。電子が足りなくなった原子や分子は不安定な状態になる。これがフリーラジカルである。もちろん照射食品中にもこのフリーラジカルができる。フリーラジカルとなった原子や分子が安定した形になるまでに時間が速いものもあるが冷凍食品や乾燥度の高い食品は数カ月から数年たっても存在すると報告されている。

推進派は基準通りにすれば問題ないだろうと根拠も明確にせず安全だと決めつけている。しかし、放射線照射により食品のなかにフリーラジカルができそれを恒常的に食べることがどのくらい危険なのか知っておく必要がある。なぜなら、医学の世界で、今このフリーラジカルが老化やがんなどいろいろな病気に関係していることが判ってきているからである。

フリーラジカルが関係している病気として、アルツハイマー病、パーキンソン病、白内障、クローン病、自己免疫疾患、糖尿病、ポルフィリン尿、虚血性疾患、肺気腫、急性膵炎、動脈硬化、放射線障害、化学物質によるがん、老化などまだまだあるが割愛する。こうした一連の病気と関係していることが病気のメカニズムを調べているうちに分かってきたのである。

物質はいろいろな原子がくっつき合って分子になっている。核のまわりを電子が回っているということは聞いた覚えがあると思う。この核の回りを回っている電子は対になっているが、ガンマー線などがあたると電子が飛ばされるということが起きる。電子が足りなくなると不安定で、反応性に富み、身体の中に入れば身体をつくっている分子を攻撃する。これをラジカル（過激な）またはフリーラジカルという。

代表的なフリーラジカルとして活性酸素がある。酸素は生き物が生きていくのに必要不可欠なものである。酸素吸入で患者の顔がみるまに赤みが増していくのを見れば、その危険を考えるものは少ない。しかし、ちょっと酸素を多くした中で動物を飼うとケイレンや呼吸不全を起こす。未熟児は肺の機能がうまく働いていないので保育器に入れ酸素を供給してやる。ところが未熟児たちはその酸素のために失明するのである（未熟児網膜症と呼ばれ日本でもたくさん患者がでた）。

活性酸素というのは大気にある酸素よりもっと活性化（反応性に富んでいる）された酸素であり、その酸素を持った関連分子の総称と定義されている。できるだけ簡単にいうと、核のまわりを回っている電子の数が一個足りない状態の分子といえばよい。こうしてできたフリーラジカルがいろいろな反応を起こすのである。初期の照射食品の毒性実験は照射した食品をすぐに食べさせていたが、動物に異常が現れることから照射した食品は半年ほど放置してから動物に与えるとよいといわれるようになった。まさにこれがフリーラジカルの問題なのである。日本の照射ジャガイモのように半年おいたら次の新ジャガイモがとれて商品価値が無くなってしまうものはより危険度が高いといえる。

【参考文献】

・ブックレット『これでも食べる？　放射線照射食品』里見宏著、ジャパンマシニスト社、二〇〇〇年三月
・増補版『放射線照射と輸入食品』里見宏著、北斗出版、二〇〇一年三月
・「食品照射アラート」、食品照射ネットワーク発行のニュース（連絡先・〒一六一—〇〇三三　新宿区下落合一—三—六—一三六、☎〇三—五三八六—一〇〇九 FAX〇三—三三六四—二九三七　ホームページ hppt//www.aruke.com/sih/ eメール：sih@mxm.mesh.ne.jp）

⑤食品添加物

渡辺雄二

食品添加物は、食品衛生法〔＊〕によって、「食品の製造の過程において、または食品の加工もしくは保存の目的で、食品に添加、混和、浸潤その他の方法によって使用するもの」（第二条）と定義されている。つまり、食品添加物は、食品と明確に区別されているのである。食品ではない食品添加物を多く含む加工食品は、質の悪い食品といえる。

食品添加物とは

食品添加物には、石油製品などを原料として化学合成された合成添加物と、天然に存在する植物、海藻、昆虫、細菌、鉱物などから特定の成分を抽出した天然添加物とがある。一九四七年に食品衛生法が制定されて以来、長らく天然添加物は食品として扱われ、添加物としての規制を受けなかったが、九五年に食品衛生法が改正され、合成添加物と同様に規制されるようになった。したがって、法律上は合成と天然の区別はなくなった。

二〇〇一年三月現在で、合成添加物が三三八品目指定され、天然添加物が四八九品目名簿化（九六年四月に作成。天然香料は含まれない）されている。これ以外の食品添加物を使った場合、食品衛生法違反となる。ただし、天然香料は、規制外となっており、これは、なんら規制を受けることなく使用できるということである。

食品添加物は、指定制である。厚生省が、これまでの毒性試験のデータや独自に行なった毒性試験などに基づいて、責任をもって安全性について検討し、「安全」と判断したものを指定して、使用を認めるという方法だ。指定されていないものを使用することはできない。

食品衛生法
　食品によって発生する危害を防ぐことを目的に作られた法律。食品表示、食品添加物、容器・包装などを規定している。食品行政の要となる法律である。一九四七年に制定された。

合成添加物

食品メーカーは、合成添加物に代わって、天然添加物を使う傾向にあるが、主流はやはり合成添加物である。合成添加物を大別すると、次のようになる。

1　自然界には存在しない合成化学物質。

2　自然界に存在する成分を真似て人工的に合成した化学物質。

1に分類されるものは、たとえば、合成甘味料のサッカリンナトリウムやアスパルテーム、防カビ剤として使われるOPP（オルトフェニルフェノール）やTBZ（チアベンダゾール）、赤色2号、赤色102号、黄色4号、青色1号などのタール色素〔＊〕、酸化防止剤のBHA（ブチルヒドロキシアニソール）、BHT（ジブチルヒドロキシトルエン）などがある。

自然界にもともと存在しない化学物質は、人間の体に取り込まれた場合、消化されないものが多く、また蓄積されるものもある。そして、細胞や遺伝子に影響し、発がん性や催奇形性（胎児に障害をもたらす毒性）、慢性毒性、繁殖への影響などを示すものが多い。また、環境ホルモン（内分泌攪乱化学物質）の疑いのあるものもある。

合成添加物の中で、とくに危険性が高いのは、防カビ剤、保存料、殺菌料、漂白剤、着色料、酸化防止剤、甘味料などであるが、それらの多くは、1に分類されるものである。

2に分類される合成添加物は、「食品にもともと含まれるもの」と「食品に含まれないもの」とに分けられる。

「含まれるもの」は、ビタミンA、B_2、C、E、乳酸、クエン酸、リンゴ酸など数多い。これらは通常の食品と一緒に摂取しているものであり、その点では安全性は高いといえる。しかし、一度に大量に摂取した場合、過剰症や下痢などをおこすことがある。酸味料、調味料、pH調製剤、栄養強化剤の多くは、これに当たる。

「食品に含まれない」ものは、たとえば、ミョウバンなどだ。自然界に存在する成分なので、1に分類されるものよりは安全性は高いといえるが、「食品に含まれるもの」よりは、危険性が高い。

タール色素

コールタールを原料に合成された色素であるため、この名前がつけられた。現在は、石油製品を原料に作られている。非常に数多くのものがあるが、いずれも、その化学構造から発がん性や催奇形性（胎児に障害をもたらす毒性）の疑いがもたれている。厚生省は、赤色二号や黄色四号など一二品目のタール色素を食品添加物として認めている。

天然添加物

天然添加物の場合、次の二つに大別される。

1　食品として利用されているものから抽出した成分。

2　食品以外から抽出した成分。

1に分類されるものとしては、タマネギ色素、カキ色素、カニ色素、トウモロコシ色素、カカオ色素、エビ色素、トウガラシ色素、ビートレッドなどがある。野菜、果物、海藻、魚介類などから抽出したもので、通常食品とともに摂取しているので、一度に大量に摂取しない限り、まず問題はないと考えられる。

2に分類されるものは、自然界に存在するとはいえ、人間が食品として利用してこなかったものから抽出した成分なので、害をおよぼす可能性がある。2に分類される天然添加物は数多い。コチニール色素（カルミン酸）、クチナシ色素、アカネ色素、ササ色素、アナトー色素、銀、アルミニウム、アラビアガム、グァーガム、キサンタンガムなどなど。さらに各種の細菌から抽出したさまざまな酵素など。これらの多くは、花、樹木、昆虫、細菌、鉱物などから抽出されたものである。

厚生省が名簿化した四八九品目の天然添加物のなかで、安全性が確認されているものはまだ少ない。自然界に存在するものだから安全だろうという判断で、これまで野放しにされ、それらがそのまま食品添加物として認められてしまったからだ。すみやかに毒性試験を行ない、安全性の疑わしいものは、使用を禁止していかなくてはならない。

使用基準

食品衛生法に基づいて、食品添加物の規格基準が定められており、その中に使用基準がある。これは、毒性の強い添加物に対して、その使用を制限したものである。食品添加物ごとに「対象食品」を定め、さらに対象食品ごとの「使用限度」を定めている。これらを定めることによって、それぞれの食品添加物の摂取量がＡＤＩ（一日摂取許容量）を越えないようにしている。対象食品が定められた食品添加物は、対象以外の食品に使用することはできない。

ＡＤＩは、人間が特定の物質を一生涯摂取し続けても、安全とされる量である。慢性毒性実験によって、動物に一生涯投与しても、何ら害が現われない投与量を求める。それに、一〇分の一から一〇〇分の一の安全係数（一〇〇分の一が使われることが多い）をかけたものを、人間に対するＡＤＩとし、人間の体重一キログラム当たりの一日の摂取許容量で示される。単位は、グラム／キログラム体重／日。国連食糧農業機関（ＦＡＯ）と世界保健機関（ＷＨＯ）の合同委員会は、毒性が懸念される食品添加物について、ＡＤＩを設定している。

食品添加物の中で、発がん性が認められたり、急性毒性のとくに強いものなどは、「最終食品の完成前に分解または除去する」などの「使用制限」が定められている。使用制限は、各食品添加物ごとに、それぞれ内容が違っており、上記のほかに、「着香の目的以外に使用してはならない」「ごま、豆類及び野菜に使用してはならない」など、様々である。

食品加工業者は、それぞれの添加物ごとに定められた「対象食品」「使用限度」「使用制限」を守らなければならない。守ってない場合、食品衛生法違反となる。しかし、これらの使用基準が定められていない添加物も非常に多く、それらはどんな食品にでも、好きなだけ使えるということになる。

物質名表示と一括名表示

一九四七年に食品衛生法が制定されて以来、食品添加物の表示は、「合成保存料」「合成着色料」などの用途名でよいとされてきた。そのため、消費者は、具体的に何が使われているのか分からなかった。しかし、一九九一年七月から、食品添加物の物質名表示が義務付けられた。すなわち、ソルビン酸、赤色102号、サッカリンナトリウムなどの物質名が表示されることになったのだ。しかも、これらは、物質名と用途名の両方を表示しなければならない。保存料のソルビン酸の場合、「保存料（ソルビン酸）」、着色料の赤色102号なら、「着色料（赤102）」という具合だ。

物質名表示が義務付けられたものの多くは、合成添加物の場合、前の分類の1に入るものである。つまり、厚生省もこれらの添加物が危険

表1　合成添加物の用途別分類

用途別の種類	品目数	内　容
保存料	13	細菌やカビなどの微生物が増殖するのを抑えて、食品が腐るのを防ぐ。すべて毒性物質といえる。
防カビ剤	4	かんきつ類やバナナなどがカビたり、腐敗するのを防ぐ。発がん性や催奇形性のあるものがある。
殺菌料	2	微生物を殺して、食品が腐るのを防ぐ。保存料よりも毒性が強い。
漂白剤	6	野菜や果物、原料などを漂白する。毒性の強いものが多い。
発色剤	5	食肉が黒ずむのを防ぐ。毒性の強い亜硝酸ナトリウムが含まれる。
着色料	20	食品を着色するためのもの。最も数の多いタール色素は構造的にすべて発がん性が疑われている。
酸化防止剤	10	食品が酸化して変質するのを防ぐ。最近はビタミンE、Cが多く使われている。
甘味料	5	食品に甘味を加える。サッカリンナトリウム、ソルビットなどが多く使われる。
増粘剤（糊料、ゲル化剤）	9	食品にとろみや粘りけをもたせる。
調味料	26	うま味をつける。アミノ酸系、核酸系、有機酸系、無機塩の4タイプがある。
乳化剤	4	混じりにくい2つ以上の液体を混じりやすくする。いずれも毒性は低い。
酸味料	12	食品に酸味を与える。乳酸、クエン酸などがよく使われる。
膨張剤	10	カステラやケーキなどにふくらみをもたせる。
pH調整剤	30	食品の酸性度またはアルカリ度を調整する。
香料	95	食品に香りを与える。添加物の中で最も多い。添加量は通常0.01％以下と少ない。
強化剤	61	食品の栄養を強化する。表示免除になっている。

性が高いと考えており、その選択を消費者に委ねるべきという判断で、物質名を表示することになったのだ。なお、物質名を表示する場合、簡略名（類別名）や別名でもよいとされる。たとえば、ソルビン酸カリウムは「ソルビン酸K」、ビタミンEは「V．E」と表示すればよいことになっている。

物質名が表示されているのは、次のようなものである。

防カビ剤、保存料、発色剤、漂白剤、着色料、酸化防止剤、甘味料、糊料（増粘剤、ゲル化剤）。

しかし、一括名表示や表示免除という抜け穴があり、実際には多くの添加物が以前のように用途名表示だけでよいのである。たとえば、酸味料として清涼飲料水やキャンディ、ジャム、ゼリーなどに使われているクエン酸は、物質名ではなく、一括名である「酸味料」とだけ表示すればよい。ケーキやクッキーなどに使われる膨張剤の炭酸水素ナトリウムは、「膨張剤」。また、チョコレートやアイスクリームなどに使われている、ショ糖脂肪酸エステルやソルビタン脂肪酸エステル（油分と水を混じりやすくする乳化剤として添加される）はどちらを使っても、あるいは両方使っても、「乳化剤」とだけ表示すればよいのだ。これは、従来の用途名とほぼ同じである。こうした一括名が認められているものとしては、次のものがある。

酸味料、膨張剤、乳化剤、調味料、pH調整剤、香料、イーストフード、かんすい、豆腐用凝固剤、ガムベース、チューインガム軟化剤、苦味料、光沢剤、酵素

なお、苦味料、光沢剤、酵素は、天然添加物のみである。

表示が免除される添加物

さらに、食品添加物のなかには、表示が免除されているものがある。それは、栄養強化剤(強化剤)と加工助剤である。

1　栄養強化剤(強化剤)

ビタミンAやC、β―カロチン、塩化カルシウム、炭酸カルシウム、グリシンなど、栄養を強化するためのもの。

2　加工助剤

食品の製造過程で使われるが、最終食品に残らないもの、あるいは残っても微量で食品の成分に影響を与えないもの。殺菌料と製造用剤の多くがこれに当たる。

殺菌料は、微生物を殺して食品が腐るのを防ぐもので、保存料よりもむしろ毒性が強い。高度サラシ粉と次亜塩素酸ナトリウムが指定されている。

これらは、最終食品には残らないという理由で、表示免除になっているが、実際には、残っているケースが少なくないと考えられる。なぜなら、しなちく、海藻サラダ、回転寿司のネタなどで、次亜塩素酸ナトリウムの臭いがすることがあるからだ。次亜塩素酸ナトリウムは、急性毒性が強いので、残留していた場合、危険である。

製造用剤は、原料の品質を改良したり、あるいは濾過や中和など、食品の製造の際に使われる。塩酸、硫酸、水酸化ナトリウム、アンモニアなど、その数は多い。これらは、「使用制限」として、最終食品の完成前に中和または除去することが定められているものが多く、そうしたものは、表示免除となる。食品中に残留するものは、物質名を表示しなければならない。

もうひとつ、表示が免除されるケースがある。

それは、「キャリーオーバー」の場合である。キャリーオーバーとは、原料にもともと含まれていた添加物で、そのまま最終食品に移行し、残っているもののことである。

たとえば、せんべいを製造する際に、しょうゆを使ったとする。この場合、しょうゆに使われている調味料などはキャリーオーバーという事で、表示が免除される。ケーキを製造する際のバターに含まれる酸化防止剤もキャリーオーバーである。

以上のように、一括名表示や表示免除という抜け穴によって、物質名が表示される合成添加物はわずか約七〇品目、天然添加物は約二〇〇品目にすぎないのである。キャリーオーバーも含めて、使用した食品添加物は、すべて物質名で表示させるべきである。

食品添加物の毒性

食品添加物は、食品と違い、食の長い歴史の中で安全性が確認されたものではない。日本で食品添加物が本格的に使われるようになったのは、第二次世界大戦後のことであり、その安全性については、まだ十分には確認されていない。

食品添加物を減らす工夫

ハムやウインナーソーセージなどに使われている発色剤や保存料などは、水で煮沸するとある程度溶け出すとされる。切れ目をいれれば、それだけ溶け出す量も多くなる。フライパンでハムやウインナーソーセージと野菜などを炒めたときには、汁に添加物が溶け出しているので、汁は捨てたほうがよい。

漬け物の場合、使用されているタール色素や保存料などが汁に溶け出しているので、汁を捨てれば、それだけ添加物の摂取を減らすことができる。

バナナには、防かび剤のＴＢＺが使われていることがあるが、軸の方に浸透していることが多い。したがって、軸に近い方の実の部分を捨てれば、ＴＢＺの摂取量を減らすことができる。

インスタントラーメンの場合、茹でこぼし、すなわち麺を煮たお湯を捨てることで、それに溶けだした添加物の摂取を減らすことができる。カップ麺の場合も、麺の入ったカップにお湯をいれ、それをいったん捨てて、再びお湯を入れるという方法によって茹でこぼしは可能である。

多少面倒くさい面はあるが、こうした工夫も必要なのかもしれない。

とくに人間に対してどのような影響をもたらすかは、実際にはほとんど分かっていない。なぜなら、人間で調べられていないからだ。

食品添加物の毒性としては、急性毒性、慢性毒性、発がん性、催奇形性などがある。とくに、心配されるのは、発がん性である。

がんは戦後増え続けており、いまや三人に一人はがんで亡くなっている。がんの原因は、放射線、ウイルス、化学物質とされているが、化学物質はおびただしい数にのぼっており、発がん性が証明されたものが数百種類もある。したがって、化学物質が発がんの最大の原因であると考えられる。食品添加物の中にも、過酸化水素や臭素酸カリウムなど発がん性が明らかになったり、亜硝酸ナトリウムのように体の中で発がん物質に変化するものがある。それらが、がん増加の一因になっている可能性が高い。

化学物質が、人間の受精卵や胎児に作用すれば、その影響で、胎児の体に障害が発生する。臓器や組織がきちんと形作られずに死亡したり、先天性障害を起こすことがある。化学物質が原因の先天性障害としては、サリドマイドによるアザラシ肢症がよく知られているが、食品添加物の中にも防カビ剤のＴＢＺ（チアベンダゾール）のように動物実験で催奇形性を示すことが明らかなものがある。

さらに、食品添加物の新たな害として、アレルギー誘発、化学物質過敏症、ホルモン攪乱などが問題になっている。これまでに赤色１０２号や黄色4号などのタール色素や安息香酸などの保存料が、じんましんを起こすことが分かっている。このほか、漂白剤、酸化防止剤、発色剤なども、じんましんや喘息、アトピー性皮膚炎を起こすと指摘されている。

アレルギーは、免疫反応の一種であり、本来体を守るための反応といえる。じんましんは、その人の体に合わない、すなわち処理できない物質が摂取された場合に起こる警告反応、拒否反応といえる。自然界にもともと存在しない合成添加物のなかに、アレルギーを起こすものが多いと考えられる。

さらに、食品添加物が、アジュバント（補助役）として働き、免疫を刺激することによって、アレルギーの発症を促したり、症状を悪化させる可能性がある。ディーゼル車の排気ガス中に含まれる微粒子（ＤＥＰ）が、花粉症や卵アレルギーの発生を起こしやすくすることが確認されている。また、動物実験で、農薬のスミチオンやパラコートが、目の花粉症を悪化させることが確認されている。合成添加物のなかにも、アジュバンドとして作用するものがあると考えられる。

このほか、食品添加物が、化学物質過敏症を起こす可能性もある。かつて、アメリカのボストン近郊でこんな事件が発生した。ある中華料理店で食事をしていたお客が、その後首の後ろに灼熱感を感じ、それが腕や胸にまで広がり、また目が圧迫され、全身が縛り付けられるような不快感を感じた。その原因を調べたところ、ワンタンスープに大量に入れられていた調味料のL―グルタミン酸ナトリウムが疑われた。二〇〇ミリリットルのワンタンスープに、L―グルタミン酸ナトリウムが三グラムも使われていたという。空腹時にL―グルタミン酸ナトリウムを三～五グラム摂取すると、過敏な人の場合、灼熱感、顔面圧迫感、胸痛などを起こすとされる。化学物質に体が適応できず、拒否反応としてこうした症状が現われると考えられる。

市販のカップ麺には数多くの添加物が使われているが、私はこれを食べると、必ず胃部不快感に襲われ、時には下痢を起こす。おそらく、余りにも多くの食品添加物に、体が適応できず、そうした症状が現われるのだろう。

食品添加物が、環境ホルモン（内分泌撹乱化学物質）として作用することも心配される。いまのところ、具体的に環境ホルモンとしてあげられている食品添加物はない。しかし、その化学構造から環境ホルモンである疑いのあるものも少なくない。防カビ剤のＯＰＰ、酸化防止剤のＢＨＡ、各種のタール色素などが疑わしい。もし、それらが実際に環境ホルモンであるとすると、ごくごく微量でも、胎児の生殖器などに影響を及ぼすことになる。

冒頭でも述べたように食品添加物は、食品ではない。したがって、企業は、食品添加物をできるだけ使用しないようにすべきである。とくに、自然界に本来存在しない合成添加物の使用は止めるべきである。また、それ以外の食品添加物についても、使用はできるだけ避けるべきである。企業がそれを行なわず、また厚生省も規制を強化しないのであれば、消費者がそれを実現させていかなければならないだろう。

Ⅱ　暮らしと健康

⑥ カゼの治療

別府宏圀

Ⅰ カゼという病気

カゼはきわめて一般的な病気である。しかしその割には、分かっていないことが多く、誤解もまた少なくない。たとえば、広辞苑で「感冒（風邪）」の項を調べてみると、「身体を突然寒気にさらしたり、濡れたままに放置したりしたときに起こる呼吸器系の炎症性疾患の総称である」という説明が記されている。カゼが雑多な病気の集合（症候群）であるという点は確かによく説明されているが、「寒気にさらしたり、濡れたままに放置する」という物理的な条件だけが強調されていて、カゼの大部分が感染症であるという点が十分に伝えられていない。

カゼ症候群は、主として上気道（鼻、咽頭、喉頭）を冒す一過性炎症〔＊〕であるが、病気の進展によっては病変が下気道（気管、気管支、気管支枝、肺胞）におよぶこともある。その病型と病原体の関係をまとめると概略表1のようになる。

Ⅱ 普通カゼ

一般にいうカゼ、英語でいうcommon coldの定義は鼻、副鼻腔、咽頭、喉頭（以上は上気道）、そしてときには気管・気管支までも含む気道の炎症を伴う急性感染であり、通常は大した発熱を伴わない。カゼ症候群の中の二分の一から三分の一を占め、ライノウイルス、コロナウイルス、アデノウイルス、コクサッキーウイルス、エコーウイルスなどが原因となって起こる。鼻や喉《のど》がおかしいなと思うまもなく、くしゃみや鼻水が現われ、同時に身体中のだるさを感じる。

炎症

ヒトあるいは動物の臓器・組織に、その機能や構造を障害するような侵襲（外傷、感染など）が加わると、充血、腫脹、発熱、疼痛などの症状が出現する。局所の組織には循環障害、白血球や壊れた組織を除去するための貪食細胞などの集積、浸出液などがみられる。炎症反応は大きな目でみると被害を限局し、身体を修復するための反応であるが、反応が強すぎれば生体にとっては苦痛となる。

鼻水ははじめサラサラの水のような分泌液だが、少したつと粘液様あるいは膿のような濃いものになる。病変が下気道にもおよぶと咳や痰が加わるが、普通はあまり重症にならず一〜二週間で治ってしまう。中には、こじれて発熱したり、細菌の二次感染を招いて本格的な肺炎にまで進展する例もある。ウイルスが原因だから、抗生剤・抗菌剤は無効だが、細菌の混合感染が起これればペニシリン系を中心とした抗生剤が必要になる場合もある。しかし、そうした例は実は普通カゼの一部であり、一般には必要もないのに抗生剤・抗菌剤が乱用されているのが実状である。このような状況を作り出した第一の責任は医師にあるが、最近ではむしろ患者の方から抗生剤の処方を希望することも少なくない。抗生剤・抗菌剤の乱用が、耐性菌の出現を招き、MRSA〔＊〕などによる院内感染〔＊〕を引き起こしてきたことに対して、日本の医療界は十分に反省する必要がある。

表1　カゼ症候群の病型とその病原体

病型	主な病原体
普通カゼ	ライノウイルス
	コロナウイルス
	アデノウイルス
	コクサッキーウイルス
	エコーウイルス
インフルエンザ	インフルエンザウイルス
	パラインフルエンザウイルス
咽頭炎	アデノウイルス
	溶血性連鎖球菌
咽頭結膜炎	アデノウイルス
気管支炎・肺炎	マイコプラズマ
	クラミジア
	RSウイルス
	インフルエンザウイルス
	アデノウイルス

III　インフルエンザ

(A)　疫学

毎年晩秋から冬にかけて、温帯性気候地域に広く散発性に蔓延するウイルス性呼吸器感染症である。カゼ症候群の中の一五〜二〇パーセントを占める。病原体は八〇〜一二〇ナノメートル（nm、一〇億分の一メートル）の大きさをもつウイルスであり（図1）、螺旋状のRNAの核と可溶性の核タンパク（NP）抗原を持ち、後者のタイプによりインフルエンザA、B、C型の三型に分類される。臨床的に問題となるのはもっぱらA型とB型の二種類であり、とりわけA型による流行が重要である。ウイルスを包む膜

MRSA

メチシリン耐性黄色ブドウ球菌の略。各種の抗生剤に抵抗性をもった菌で、手術後や抵抗力の弱い人、免疫力の低下している人の体内に入ると、ときに命取りになることがあり、院内感染の元凶として恐れられている。黄色ブドウ球菌はどこにでもある菌であり、それ自体はけっして強い菌ではない。一般の健康な体内に入ったとしても、他の常在菌が健在であるかぎりはこの黄色ブドウ球菌が他を押しのけて増殖することは少ない。MRSAが病気の原因になっている「MRSA患者」と、単にMRSAを体内にもっているだけで症状のない「MRSA保菌者」とは区別して考える必要がある。MRSA保菌者は当人自身は心配ないが、他の抵抗力の少ない術後患者や免疫力の低下している患者に病気をうつす感染源になる危険性がある。家族や知人がMRSA保菌者を見舞う場合には、面会の前後に特別の予防衣に着替えたり、手洗

にはヘマグルチニン（ＨＡ）とノイラミニダーゼ（ＮＡ）と呼ばれる二種類の糖タンパクがあり、ＨＡはウイルスがヒトの細胞表面の特異的受容体にとりついて細胞内に侵入するのに関係し、ＮＡはウイルス粒子が細胞から発芽し放出される過程に関係する。

現在、インフルエンザウイルスのＨＡには一五種類、ＮＡには九種類があり、ヒトではH1、H2、H3、H5の四種類とN1、N2の二種類が知られているが、トリやブタが感染するインフルエンザウイルスもあり、その抗原型は表2に示すように動物によって異なる。通常はヒトのインフルエンザウイルスはヒトの集団で、トリのインフルエンザはトリの群の中で流行するだけだが、ブタはヒトのウイルスにもトリのウイルスにも感染することができるため、ヒト・トリ両方のウイルスがブタの体内で混ざり合って新型のインフルエンザウイルスが誕生する可能性が懸念されている。

数年前には香港でH5N1というトリにみられる型の新しいインフルエンザに感染した患者が一八人出現し、六人が死亡するというできごとがあったが、幸いなことにそれ以上の蔓延をみないまま終息した。このように年ごと、地域ごとに流行するインフルエンザの抗原型が変化するため、前シーズンの流行や他の地域での流行を参考に、その次の冬季にどの型のインフルエンザが流行するかを予測してワクチンが準備される。ウイルス表面の糖タンパクが小さく変化する場合には、過去のワクチンの影響が残っているため小さな流行で終わるが、遺伝子変異により大きな変化を起こすと、ほとんどの人がこれに対する免疫を持たないことになるため大流行を引き起こす可能性が高まる。

(B) 症状

症状はウイルスに感染してから二十四〜四十八時間で始まり、悪寒・発熱が現われる。三九℃を越える高熱で、虚脱感、頭痛や全身の痛みを伴う。呼吸器症状は、最初はあまり目立たないが、やがて喉の痛みや空咳、鼻水が出現、痰を伴った咳、結膜炎などもみられる。小児では吐き気や嘔吐が現われ、食欲も低下することが多い。これらの症状は数日で急速に治まるが、脱力感や疲労はさらにしばらく続くこともある。重症になると出血性気管支炎や肺炎を起こ

いを十分に行なう必要がある。患者に触れた手指や着衣を経て、他の虚弱な患者に病気をうつしてしまう病気の媒介者になる危険があるからである。

院内感染
入院患者や外来患者が、もともと持っていた病気以外に病院内で細菌やウイルスに感染してしまうこと。他の患者から直接、あるいは医療従事者の手、着衣、器具などを経て感染する。免疫力や体力の衰えた虚弱な病人が感染してしまうと、生命に関わる重大な結果を招くこともある。こうした院内感染を防ぐため、手術室や病室の管理、職員の医療・看護の基本操作や抗生物質の使い方を見直す作業が行なわれている。

して急激な経過で死亡する例がある。きわめてまれだが、合併症として脳炎、心筋炎、筋炎などを引き起こすこともある。

(C) 一般的な予防法

インフルエンザは、咳やくしゃみで空中に飛び散った飛沫を介してヒトからヒトへと伝染するので、流行期は人混みに出るのをさけることがまず重要である。鼻水などの分泌物が手指を介して運ばれることもあるから、外出後の手洗いも大事だ。十分な休養をとり、疲労を避けることも抵抗性を高める意味で重要である。ビタミンCや果物の摂取を勧める説もあったが、証拠はない。室内の温度や湿度の管理も重要なポイントである。最近は室内の湿度を保つために一般家庭でも加湿器が普及しているが、貯水槽の管理が悪いとレジオネラ感染〔＊〕などを引き起こす危険も指摘されている。

表2　A型インフルエンザウイルスのHAおよびNAの分布

動物種	HA	NA
ヒト	H1,H2,H3,H5	N1,N2
ブタ	H1,H3	N2,N3
ウマ	H3,H7	N7,N8
アザラシ	H4,H7	N6,N8
トリ	H1～H15	N1～N9

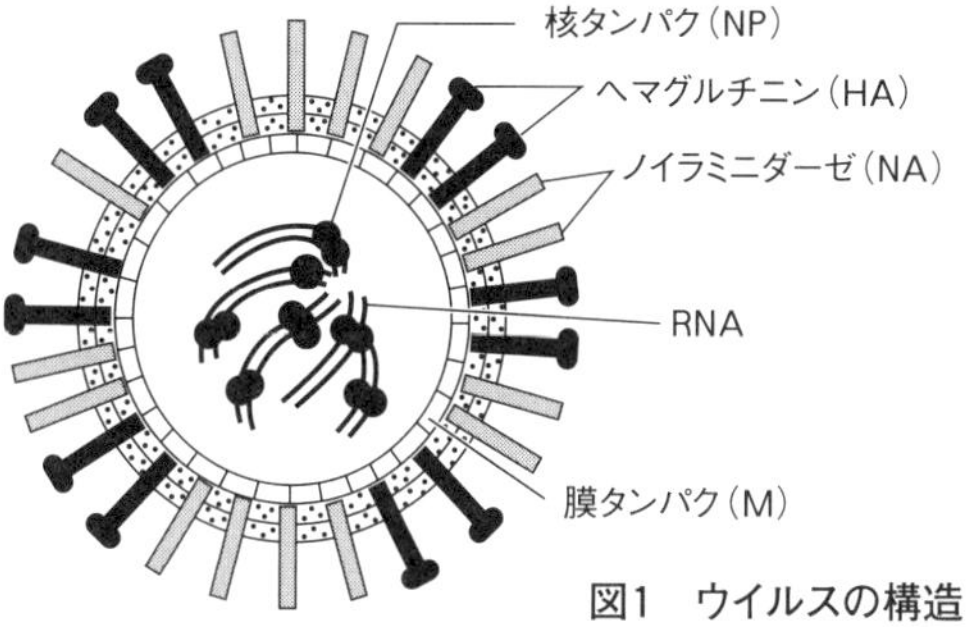

図1　ウイルスの構造

(D) ワクチンは有効か

予防に関して論議の的となっているインフルエンザワクチンの有効性について考えてみよう。

日本でインフルエンザの集団予防接種が学童を対象に始められたのは一九六二年であった。しかしその後、前橋市医師会の調査をはじめとして、インフルエンザワクチンの予防効果に対していくつかの疑問がだされ、一九八七年には予防接種法の枠内で実質的に任意接種に切り替えられた(参考文献1、2)。そして一九九四年には、「流行するウイルスの型が捉えがたく、

レジオネラ
一九七六年、米国フィラデルフィアで原因不明重症肺炎が集団発生したことから発見・命名された細菌。自然界の水、土壌にも存在するが、医療上問題となるのはビルや病院の冷却塔水、給水系、二十四時間保温の浴槽水などに生息する菌からの感染である。感冒様症状から重症肺炎までさまざまな症状を引き起こす。マクロライド系、テトラサイクリン系の抗生剤が有効。

このためワクチンの構成成分の決定が困難であるという特殊性を有すること等にかんがみ、予防接種制度の対象から除外することが適当である」との公衆衛生審議会の答申にもとづき、ついに予防接種対象ワクチンからもはずされてしまったのである。

この決定以後は個人の判断により主治医との相談で実施するという完全な任意接種に切り替わった。その結果、ちょうど同じ時期に進行していたワクチン被害に関する国を被告とした訴訟の影響もあって、八七年以来低下し続けていた接種率は、九三年にはついに二〇パーセント以下に落ちてしまった。かねてからこうした状況を憂慮していたインフルエンザ関係専門家たちは九七年十月、新型インフルエンザ対策委員会の名で報告書を提出し、新型インフルエンザの出現予測を行なうとともに、出現した場合の影響とそれに対する対策を打ち出し、汎流行時の総合的な予防体制、医療供給体制などについて提言を行なった（参考文献3）。しかし、この報告書は五〇〇〇字にもおよぶ詳細な内容にもかかわらず、問題となっているインフルエンザワクチンの有効性に関しては「国内外の報告について慎重な検討を行なった」というだけで、ほとんど具体的な検討の中味を示していない。「欧米においては、インフルエンザワクチンは有効であるとの評価が確立されており、疫学的評価〔＊〕に耐える数多くの報告がなされている」とか、「国内においては、三つの論文が海外においても一定の疫学的評価が認められている」という記載だけで、肝心のデータの中味に立ち入った議論はすべて省略されている。そして紙数の大部分を占めているのは、新型インフルエンザが大流行すればどんなに重大な結果を招くかという危機感をあおる記述であり、それに対して日本で現在実施しているインフルエンザワクチンが本当に有効な対策となりうるかどうかという検討はまったくなされていない。

(E) 何が問題か

インフルエンザワクチンの有効性を議論するにあたって、検討しておかなければならないいくつかの問題がある。

(1) 前橋医師会のデータのもつ意味は依然大きい

先に述べた「新型インフルエンザ対策委員会」

疫学
病気の原因を対象となる集団、病原体、環境などの面から包括的に分析・調査し、病気の診断、予防法、治療法などに関する検討を行なう学問。もともとは伝染病や中毒などが主要な課題だったが、現在では成人病をはじめ健康に関するあらゆる問題が集団的な解析の対象となる。

は従来の我が国の研究には「研究の背景環境、調査手法、結果を評価するための指標等の疫学研究上の技術的な問題があった」と指摘し、「研究が実施された年のインフルエンザ流行規模とその期間、ワクチン株と流行株の合致度、調査対象集団のインフルエンザへの曝露と事前の抗体保有率との関連性といった点が明確にされず議論されてきた」と批判している。そして「ワクチンの有効性の評価について科学的には意味をなさない研究報告についても、完全に否定されることなく、一般国民に誤解を与え続けてきた」と結論づけている。

ここでいう〝科学的に意味をなさない研究報告〟が何を指しているのかは不明だが、文脈の流れからいけば前橋医師会論文等のインフルエンザワクチンの有効性に疑問を投げかけたいくつかの論文が「対策委員会」の念頭にあるように見受けられる。しかしそれならば、同委員会がワクチン有効の論拠として挙げている国内論文、とくに〝海外においても一定の疫学的評価が認められている〟と高く評価している三論文についても同じ検討を行なってみるべきではないだろうか。

前橋医師会論文が発表されてからすでに十五年が経過している。あとから振り返ってみれば、疫学調査として多少の難点があっても当然と思うのだが、むしろその手法はインフルエンザワクチンに関する最近の論文と比べても見劣りする内容ではない。

(2) インフルエンザワクチンの有効性は欧米で本当に確立しているといえるか

最近、大阪赤十字病院小児科の山本英彦はインフルエンザワクチンに関するランダム化比較臨床試験（ＲＣＴ）論文のシステマティック・レビューを行ない、その有効性について批判的吟味を展開している（参考文献４）。海外論文の受け売りで、ワクチン接種は高齢者や抵抗力の弱い対象に有効であるとか、重症化を防ぐ意味があるなどといった紹介がなされているが、高齢者の死亡に関するＲＣＴはゴバート（Govaert）論文以外に存在せず、他はすべて背景因子の異なる集団での限定された範囲での比較論文にすぎない。

最近は、高齢者施設での接種率が上昇してきているが、そうした好条件下で改めてその有効性を検討してみると、むしろワクチンの有効性に疑問を抱かせる結果であったり、スタッフへの接種が必要であると指摘する論文もある。いま日本のインフルエンザ専門家が早急に取り組まなければならない課題は、新型インフルエンザ大流行の危機感をあおったり、過去の論文を机上で論議することではなく、有効・無効の先入観にとらわれず、後世の批判に耐えるようなきちんとしたRCTを計画し実施することではないだろうか。ワクチン実施体制の整備や危機管理の心配は、むしろその後で行なってほしいものである。

(3) 国内外のワクチンの違い

山本の総説で指摘されている、もう一つの問題は日本のワクチンと欧米のワクチンとの違いである。使われているワクチンそのものに違いがあるのであれば、よその国のデータを流用して「有効性は確立している」などという回答は通用しない。その有効性はあくまでも臨床的に使用する国内のワクチンで証明してもらわなければならない。医療・生活習慣や住環境の構造差、接種率の違いなども、予防効果に大いに影響するはずである。日本国民を対象にして、日本国内で厳密に計画されたRCTを実施する必要があるのは、この点からも明らかである。

(F) 薬物療法

解熱剤や抗ヒスタミン剤など、一般的なカゼ薬に関しては、別項で触れることにして、ここでは最近抗インフルエンザ薬として認可された、アマンタジン（参考文献5）やザナミビル（参考文献6）について紹介する。

(1) アマンタジン

アマンタジンはもともと抗ウイルス剤として開発されたが、途中からパーキンソン病の治療に有効なことがわかり、日本ではパーキンソン病の治療薬としてずっと以前から市販されていたものである。たまたま始まった大々的なインフルエンザ・キャンペーンの中で、インフルエンザの薬としての承認も求める声が高まり、最近になってようやくカゼに対する適応も承認されたのである。アマンタジンは、先にインフルエンザウイルスの陽イオンチャンネルM2タンパクを標的とし、NAの開裂を阻止することによってウイルスの増殖を抑えると考えられており、A型インフルエンザに罹るのを防ぐ働きがある。しかし、この薬は投与一週間を過ぎると耐性を生じるため、A型インフルエンザが流行しているのにまだワクチン接種を受けていない人や、A型インフルエンザ感染者と身近に接する機会が多くて、インフルエンザに罹るリスクの高い人を対象として短期間使用される。

欧米でのデータによると、アマンタジンはA型インフルエンザに罹る危険度を一三〜四五パーセント減少する（絶対リスク減少）と言われている。これを治療必要数（NNT：number needed to treat）という別の尺度で表現をすれば、アマンタジンを二・二〜七・七人に投与するごとに一人だけインフルエンザ罹患者を減らすことができるという計算になる。ただし、このデータはあくまでも臨床試験という理想的な状態で治療が行なわれ、A型インフルエンザと特定された患者のみを対象に選んでアマンタジンを使用した場合のことである。

しかし、実際の日常臨床場面ではA型インフルエンザとB型インフルエンザの区別はなかなかつきにくいし、インフルエンザによらない普通カゼの患者も紛れ込む可能性がある。アマンタジンの有効なのはA型インフルエンザ患者だけだから、投与対象にそれ以外の患者が含まれれば治療成績は当然低下する。したがって、日常診療の中でみた場合の実際のNNTは三〇〜五〇人程度になってしまい、けっして有効性の高い治療薬だとは言えない。アマンタジンは高齢者や脳、腎臓などの病気を抱えた患者の場合は副作用として不眠、不穏などの精神症状を伴うことも多い。アマンタジンと同系のリマンタジンは、こうした副作用がアマンタジンよりは少ないと言われている。

(2) ザナミビル

ザナミビルはインフルエンザウイルスの増殖に関与するNA（ノイラミニダーゼ）を選択的に阻害することでウイルス感染が気道粘膜の細胞から細胞へと広がっていくのを防ぐ薬である。通常、成人の場合は、一回一〇ミリグラム（mg）を一日二回、専用の吸入器を用いて喉の粘膜に向けて噴霧する。ウイルスの増殖を抑える薬なので、感冒様症状が現われてから四十八時間以内に使用を開始し、五日間ほど続けるのが標準的な使い方である。アマンタジンとは異なり、A、Bどちらの型のインフルエンザにも効くといわれている。

ただし、その効果はかならずしも顕著なものではなく、対照群に比べて罹病日数が一〜一・五日短縮するにすぎない。老人などのハイリスク患者だけを対象に検討した治験では対照群（プラシーボ）との間に有意差はなかった。これらの結果を総合して、英国の医療技術諮問機関は次のような勧告を行なった。「現時点では、ザナミビルがいわゆるハイリスク患者におけるインフルエンザの重症化を防ぐという証拠は不十分である。また健常者がインフルエンザに罹患した場合も、この薬を使用することで期待される利益はあまり大きくない。むしろ、これが広く使用された場合に医療経済に与える影響を考えると、新しいデータが追加されるまでは、この薬は処方すべきではない」。

また、この薬は吸入剤であるという点で使用に習熟が必要であり、投与にあたっては十分な指導を行なうことが重要である。これまでのところ重大な副作用はないと言われているが、喘息をもつ患者や、些細な刺激で気管支痙攣《けいれん》を引き起こす患者に使用する場合は吸入によって呼吸困難を起こす危険性があるので、慎重な対応が望ましい。

この他に、現在開発中のＮＡ阻害剤としては米国の製薬会社とスイスの製薬会社が共同で治験を行なっているＧＳ４１０４があるが、その臨床的価値は未知数である。

(3) 解熱剤

ここに記す内容は、かならずしもインフルエンザにかぎらず、普通カゼなどカゼ症候群全般にあてはまるものだが、ここで一括して述べることにする。

解熱剤というとカゼ薬の代名詞のように用いられるが、カゼにおける発熱の意味はいったい何だろうか。確かに四〇℃を越えるような高熱は身体を消耗させるし、これに随伴してしばしば見られる全身の痛みもつらいものである。解熱剤や水枕で体温を下げれば身体は楽になる。しかし、発熱は体外から侵入してくる病原体に備えるために人間の身体が備えている自然の防御機構であることを考えれば、必ずしも熱を下げることが、身体にとって好ましいことにはならない（参考文献7）。体温が高いことは細菌やウイルスの増殖にとっては都合の悪いことであり、熱がでることによって他の免疫機構の働きも促進される。寒気がして体中が細かくふるえることを「悪寒戦慄」と呼ぶが、これは脳の深部にある視床下部の体温調節中枢をリセットして、わざわざ体温を高めるための反応にほかならない。「ふるえ」は全身の筋肉を細かく収縮させて熱の産生を増やす仕組みになっており、ふるえることによって必要な高体温を維持しているのである。だから一旦必要な高体温に達したら、高温の血液が視床下部に送り込まれ、「必要十分な体温に達した」という報告が届いて「ふるえ」は止まる。そして体温があるレベル以下に下がると再び「ふるえ」が始まり、高体温を維持する。解熱剤で人為的に熱を下げることは、生体のもつこうした自然の防御作用を邪魔していることになる。

とはいっても、解熱剤の効用を全面的に否定しているわけではない。自然の防御反応も行き過ぎればかえって生体に不利に働くこともありうるからである。たとえば、発熱すると痙攣《けいれん》を起こしやすい体質（熱性痙攣）の小児や、心臓や肺に問題があって、発熱のために酸素消費の必要量が増えてしまうことが負担になるような患者もいる。このように、あまり高熱になってほしくない場面では、解熱剤をうまく利用することも悪くはない。

(4) その他の総合感冒薬

一般に薬局の店頭で売られている総合感冒薬は解熱・鎮痛剤の他に、抗ヒスタミン剤、抗コリン剤、咳止め、うっ血除去薬、消炎酵素剤などを組み合わせた合剤である。

咳のない患者に咳止めは不要であるし、鼻づまりをあまり苦にしていない患者にわざわざうっ血除去薬を飲んでもらう必要はない。うっ血除去薬には交感神経の働きを促す作用があるから、興奮、動悸、不眠、血圧上昇をもたらすというおまけまでついてくる。アレルギー性の反応が強く関与している場合でなければ、抗ヒスタミン剤はかえって眠気やだるさを増すだけである。風邪ですぐに就床するつもりなら眠気も悪くはないが、これから風邪を押してもう一仕事しなければならないというときに、眠気は禁物である。車の運転や危険な作業に従事する場合はとくに避けたい。抗コリン剤は緑内障や前立腺肥大のある患者には禁忌である。このように、町の薬局で売られている総合感冒薬の多くは、個々の患者の特性を無視して、不必要な成分までも含めてセットで売っているのだということを忘れてはならない。

(5) 解熱剤とライ症候群

解熱剤と関連して、ライ症候群のことにも触れておく必要がある（参考文献8）。ライ症候群という特異な病態の存在に気づかれたのは一九六三年のことである。けっして新しい病気ではない。はじめは原因不明の重篤な病気として一部の臨床医や病理学者だけに知られている病気だったが、一九八〇年に米国疾病対策センター（CDC：Center for Disease Control）のスタルコ（Starko）という研究者が、この病気の発生にアスピリンが関与している可能性を指摘し、これに基づいて実施された大規模な疫学調査がこの説を支持する結論を出すにいたって、新しい薬害として注目されるようになった。

ライ症候群の特徴は、小児がカゼ、水疱瘡、インフルエンザなどの軽い感染症にかかり、それが軽快した頃に突然嘔吐や興奮状態をきたし、昏睡、痙攣《けいれん》などの脳障害や重篤な肝障害を引き起こして死亡してしまうか、重い後遺症を残す病気である。

スタルコ（Starko）の指摘を受けて、米国各地で実施された疫学調査では表3のような結果が発表された。その結果、一九八二年二月米国保健省は国民に対して「アスピリン系の解熱剤を水疱瘡やインフルエンザに使用すると、ライ症候群になりやすい」という警告を出した。これ以後の展開はよく知られている通りで、米国のライ症候群患者発生は激減したのである（図2）。

こうした米国での動向を受けて、日本でもライ症候群の研究班が設けられ、アンケート方式による調査が行なわれたが、きちんとした症例対照研究はまだ実施されなかった。厚生省は、米国の疫学データをもとに、行政指導の形でサリチル酸製剤（アスピリン系）の使用上の注意を改訂するよう製薬メーカーに指示し、医師・薬剤師にもその情報を伝えた。しかし、小児へのアスピリン製剤の使用が行なわれなくなった現在でも、日本ではライ症候群の発生が続いてお

表3　ライ症候群患者およびその対照群におけるサリチル酸製剤の服用率(%)

調査地域	報告年度	ライ症候群	対照群
Michigan	1980	96	65
Ohio	1980	97	71
Arizona	1980	100	50

り、その原因がどこにあるかが問題視されてきた。浜らはかねてから、日本ではアスピリンが中止された後も、アセトアミノフェン以外に、各種非ステロイド抗炎症剤（ＮＳＡＩＤｓ）〔＊〕がカゼや発熱にしばしば処方されていることを重視し、解熱剤の乱用（とくに小児で）が原因であると主張してきた。

一九九九年末、厚生省の「インフルエンザ脳炎・脳症の臨床疫学的研究班（班長：森島恒雄）」が公表したデータは、ジクロフェナクやメフェナム酸の使用と脳症死亡との間に関連があることを示唆する結果であった。森島班の報告は、相変わらずアンケート調査という不徹底なものではあったが、日本におけるライ症候群の謎にＮＳＡＩＤｓ使用が関係していることを強く疑わせるものであり、浜らの仮説に符合している（参考文献10）。

図2　米国でのライ症発生数の年次推移と防止キャンペーン

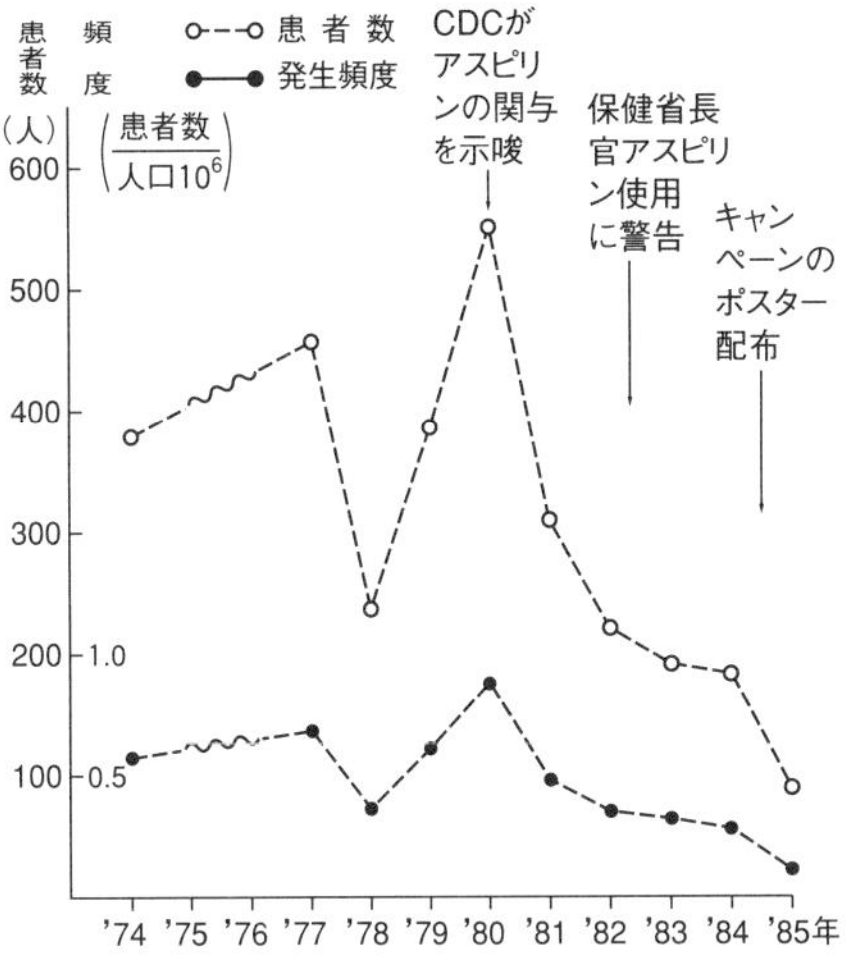

（MMWR1986年2月7日より作成）

(6)　アセトアミノフェン

上に述べたような理由から、小児の発熱に対してどうしても解熱が必要な場合は、アセトアミノフェンを使用することが望ましい。

最近アセトアミノフェンを用いた保険金殺人事件が巷で話題になり、アセトアミノフェンの安全性を危惧する質問を受けることが多くなった。アセトアミノフェンを自殺目的で使用した例はこれまでにも少なからずあり、大量に使用すると重篤な肝障害を引き起こすが、常用量を使用しているかぎりは安全な薬である。長期連用すれば腎障害などの副作用もあるが、本来鎮痛剤・解熱剤の類は期間を限定して使用するものであり、使用法さえ誤らなければ安心して使える良い薬なのである。

非ステロイド抗炎症剤

ステロイド骨格をもたない抗炎症剤。炎症に関係するプロスタグランジンという物質の合成を阻害することで、炎症をおさえるとともに鎮痛・解熱などの作用も持つ。古典的なサリチル酸製剤（アスピリン）の他にインドメタシン、メフェナム酸、ジクロフェナク、イブプロフェンなどさまざまな種類の薬が市販されている。痛みを抑えたり、炎症をしずめるのには優れた効果を発揮するが、胃腸障害などの副作用を起こしやすい点が問題である。

【参考文献】

1 由上修三『ワクチン非接種地域におけるインフルエンザ流行状況』前橋市インフルエンザ研究班発行

2 高橋晄正『薬のひろば』No.87:2-44,1986.

3 http:// www.mhw. go. jp/ search/ docj/ shingi/ s1024-3. html

4 山本英彦「インフルエンザワクチン効果にエビデンスはあるか?」『ＴＩＰ正しい治療と薬の情報』14(5):49-54, 1999.

5 谷田憲俊、浜六郎「インフルエンザの予防と治療―アマンタジン（シンメトレル）を中心に―」『ＴＩＰ正しい治療と薬の情報』14(3):25-30, 1999

6 「ザナミビル（リレンザ）のエビデンス」『ＴＩＰ正しい治療と薬の情報』15(1): 1-3,2000

7 「インフルエンザと解熱剤」『ＴＩＰ正しい治療と薬の情報』14(3): 31, 1999

8 「サリチル酸製剤〝アスピリン〟とライ症候群」『ＴＩＰ正しい治療と薬の情報』1(5):31-33,1986

9 「ライ症候群と解熱剤―ＮＳＡＩＤｓとの関連につき疫学調査を―」『ＴＩＰ正しい治療と薬の情報』14(1):1-4,1999.

10 浜六郎「ＮＳＡＩＤｓは解熱剤として使用中止を」『ＴＩＰ正しい治療と薬の情報』15(3):23-31, 2000

⑦抗がん剤

近藤 誠

がんは現在、国民死亡原因の第一位であり、死亡数の三〇パーセントをも占めている。他方、抗がん剤治療は、手術、放射線治療と並び、がん治療三本の柱の一つとされている。それゆえ、読者やその家族がいつかがんにかかる可能性と、そのとき医師から抗がん剤治療を勧められる可能性が非常に高いといえる。本稿では、まず抗がん剤治療の一般論について述べ、医師から抗がん剤治療を勧められた場合に、読者がどのように考え行動したらよいか検討してみよう。

抗がん剤とは、がん細胞を死滅させるか分裂させないようにする効果がある化学物質をいう。広い意味では、前立腺がんに使われる抗男性ホルモンや乳がんに使われる抗女性ホルモンなども抗がん剤に含まれるが、ここでは狭い意味の抗がん剤〔＊〕を使った治療について検討する。

抗がん剤は普通、注射・点滴して用いるが、ものによっては飲み薬の形で使用される場合もある〔＊〕。注射の場合にはもちろん、飲んだ場合にも（消化管から吸収され）血流に乗って身体のすみずみに到達できるので、抗がん剤治療は「全身療法」である。これに対し、手術はメスを入れた場所だけ、放射線治療が放射線を照射した場所だけでしか効果が期待できないので、「局所療法」〔＊〕と呼ぶ。

さて、がんが人の命を奪うのは多くの場合、がん細胞が肺や肝臓など諸臓器に転移しており、そこでがん病巣が育って臓器の機能不全を引き起こすからである。手術や放射線など局所療法は、転移しているがん細胞に働きかけることはできないから、抗がん剤を併用してはどうかというアイデアが生まれた。また全身諸臓器

抗がん剤
狭義の抗がん剤にはシクロフォスファミド（別名・エンドキサン）、アドリアマイシン、シスプラチン、5FU（ファイブ・エフユーと読む）、メトトレキサート、タキソールなどがある。細胞の遺伝子に傷をつける（変異させる）という作用機序のものが多い。抗がん剤治療は化学物質を用いるので、化学療法とも呼ぶ。

抗がん剤の使用形態
たとえばエンドキサンは、注射薬と経口薬との二種類があり、どちらも世界中で用いられている。ただ日本では、ユーエフティやフルツロンなど、経口専用の抗がん剤が広

に再発した（つまり転移病巣が育ってきた）場合には、手術や放射線で追いかけ回すことは不可能だから、もっぱら抗がん剤治療に期待がかけられることになる。

抗がん剤で治るがん、治らないがん

実際にも抗がん剤は、一定の種類のがんを治してきた。たとえば小児の急性リンパ性白血病は、以前は必ず死にいたる病だったが、現在では六割から七割が治る。しかし問題は、そのように抗がん剤治療に意味があるものは、がん全体のなかで極めてわずかしかないことである。それゆえ、がんと診断されて抗がん剤治療を勧められた場合には、自分のがんに対して抗がん剤に意味があるかどうかを知ることが肝要である。

この点、抗がん剤で治るものとしては、急性骨髄性白血病、急性リンパ性白血病、悪性リンパ腫（中、高度悪性度）、睾丸腫瘍、子宮の絨毛がん、小児のがん（の多く）がある。が、いいかえればこれしかない。なお抗がん剤で治るといっても、すべてが治るわけではなく、抗がん剤を使わない場合に比べ治る率が上がる、という意味である。

次に、抗がん剤で治すことはできないけれども延命効果［＊］があると言われているものに、乳がん、卵巣がん、多発性骨髄腫、肺がんのなかの小細胞型のもの、慢性骨髄性白血病、悪性リンパ腫（低悪性度）がある。これらでは抗がん剤を使うと、数カ月かそれ以上の延命効果があるとされている。患者さんにとって、延命効果があれば大きな意味があるといえるが、問題は抗がん剤の副作用で、それについては後述する。

上記以外の種類のがんは、抗がん剤で治すことができないうえ、延命効果もない。脳腫瘍、喉頭がんや舌がんなど頭頸部のがん、食道がん、非小細胞型の肺がん、胃がん、大腸がん、肝臓がん、腎臓がん、膵臓がん、子宮頸がん、子宮体がん、前立腺がん、悪性黒色腫などがそれに当たる。

抗がん剤治療を勧められたときに考慮すべき第二のファクターは、副作用である。抗生物質や心臓病の薬など、どんな薬にも副作用があるが、抗がん剤の副作用はとくに強烈で、ときに

く使われているという特殊性がある。経口専用の抗がん剤は高価であり、当座の副作用は注射薬に比べ弱いから長く飲ますことができ、医師と製薬会社にとってうまみのある薬となっている。しかし、抗がん剤に延命効果があるといわれるグループでも、経口専用薬は効果のほどが疑わしい反面、長期間続ければ副作用が蓄積するという問題もある。

局所療法
厳密にいうと、特定の臓器に分布する動脈に抗がん剤を注入する、いわゆる「動注」のような局所療法もある。が、話が複雑化するので、本稿では全身療法としての抗がん剤治療について述べる。

延命効果
延命効果は、個人と集団について考えねばならない。抗がん剤治療を受けた一人ひとりについてみると、延命効果を得る人もいるはずである。反面、副作用で命を縮める人もおり、それらの総和で、集団全体の平均寿命がのびるか

は命を縮めることさえある。

どのような副作用が、どのくらいの強さで生じるかは、用いた抗がん剤の種類と量によって異なる。吐き気、脱毛、白血球減少、だるさ、などが有名だが、これらは程度の差こそあれ、各種の抗がん剤にほぼ共通してみられる。ただ吐き気は、シスプラチンで非常に強く、白血球減少作用はエンドキサンよりタキソールの方が強い、といった違いがある。また抗がん剤によって特徴的な、もしくは発生頻度が高い副作用があり、アドリアマイシンによる心筋障害とそれに起因する心不全、ブレオマイシンによる肺線維症とそれによる呼吸困難、シスプラチンで好発する腎不全や聴力障害などが有名である。

副作用はまた、一時的なものと、一度生じたら治らず永続するものとに分かれる。吐き気、脱毛、白血球減少などは生じても一時的であり、抗がん剤治療が終われば元に戻る。これに対し前述の心不全、肺線維症、腎不全などは一度生じると治らないし、悪くすると死亡する。ただし、回復するはずの白血球減少も、程度がひどくて治療が功を奏しないと、死亡にいたることがある〔＊〕。

さて、実際にがんの治療を受ける場合には、このような一般論を頭に入れたうえで、各自がかかったがんについて、抗がん剤の効果のほどと副作用とを天秤にかけて、抗がん剤治療を受けるかどうか決める必要がある。

まず、急性白血病や絨毛がんのように治る率がはっきり上がるグループでは、抗がん剤治療を受ける方が得をする可能性が高い。ただ、副作用で数カ月のうちに死亡する危険や回復不能の副作用をこうむる可能性がなくはないから、あくまでも患者本人が熟慮して受けるかどうか決めるべきである。

また治るというグループのがんでも、治る率は高齢になるほど低下する。その反面、高齢になるほど副作用が強くなるので、抗がん剤治療の意味はだんだん希薄になっていく。たとえば急性骨髄性白血病は、六十歳以上では抗がん剤治療をしても、必ずといっていいほど再発し死亡する。したがって、副作用による苦しみに、再発したことによる落胆が加わるわけだから、六十歳以上には抗がん剤治療をしないという医師もいる。

判断が難しいのは小細胞型肺がんのように、

どうか決まるわけである。本文中で延命効果があるとかないとかいうのは、集団についてみた場合の話である。

抗がん剤治療
抗がん剤治療は普通、数種類の抗がん剤を用いて行なわれ、これを多剤併用療法という。一種類の抗がん剤だけを使うと、その抗がん剤特有の副作用が強く出るので、十分な量を用いることができない。それで、副作用の出方が異なる抗がん剤を組み合わせ、副作用をなるべく抑えて、がん細胞に対する効果を相対的に高めようとするわけである。

治らないけれども延命効果があると言われているグループである。切羽つまった患者心理もあって、抗がん剤治療を受ける人が多いが、問題なのは、延命効果を患者本人が自覚しえないことである。左図は小細胞型肺がんを手術や放射線だけで治療していた時代の成績と、抗がん剤治療を導入したあとの成績を比較したもので、数カ月ほど延命効果があるように見えるが、結局生存率は同じになってしまう。そのうえ、そのグラフを構成する一人ひとりは、自分が延命したかどうか分からない。本来の寿命が医師にも分からないからである。そして抗がん剤治療は数カ月続き、そのあいだ副作用で苦しむから、患者さんは延命した実感は得られない。患者さんの実感としては、副作用で辛かった、苦しかったということしかないのではないだろうか。他の種類のがんでもこれと似たりよったりの話になるから、このグループでは抗がん剤治療を受けるかどうか、よほど慎重に考える必要がある。

そして食道がんや胃がんなど、残りのがんが属するグループは、抗がん剤によっては治らないし延命効果もないのだから、抗がん剤治療を受けると、副作用をこうむるだけ損だということになる。もっとも、抗がん剤を放射線治療と併用することに関しては別の考慮が必要である。頭頸部がん、食道がん、子宮頸がんなどで放射線単独で治療するより、抗がん剤を併用する方が生存率が少し高くなるらしい、というデータがあるからである。手術に抗がん剤を併用する場合には、臓器転移をたたくことを目的としているのに対し、放射線と併用する場合には、放射線の効果を高めることを目的としているので、これまでの話と矛盾するものではない。ただ日本人で本当に生存率が高くなるかどうか、今しばらくの研究が必要だろう〔＊〕。

抗がん剤が効かない理由

では、どうして抗がん剤で治らないがんが多いのか。その理由を考えてみると第一に、がん細胞の構造や機能が正常細胞のそれとほぼ同一だからである。したがって、がん細胞を死滅させる力がある薬は、かならず正常細胞もやっつけてしまい、その影響が副作用として現われる。副作用があるために、がん細胞を死滅させるほ

日本人の生存率
放射線治療に抗がん剤を併用して生存率が上がるという報告は外国のものしかない。その場合、①成績が変わらないか悪くなった場合には医学雑誌に報告されず、良くなった場合だけ報告されている可能性はないか、②外国で差が出たとしても、日本人の場合にはどれほどの差になるのか、などの点に気を付けねばならない。またこの場合の抗がん剤でも、死亡を含む副作用が発生する。

どの薬量を使用できない。そのうえ、骨髄や消化管の正常細胞の方が、ほとんどのがん細胞より分裂速度が早く、そのため抗がん剤の影響も正常細胞の方がこうむりやすい。それゆえ、がん細胞より先に正常細胞が死んでしまうことになりかねないわけで、重要臓器の正常細胞の多数が死ねば人も死ぬことになる。

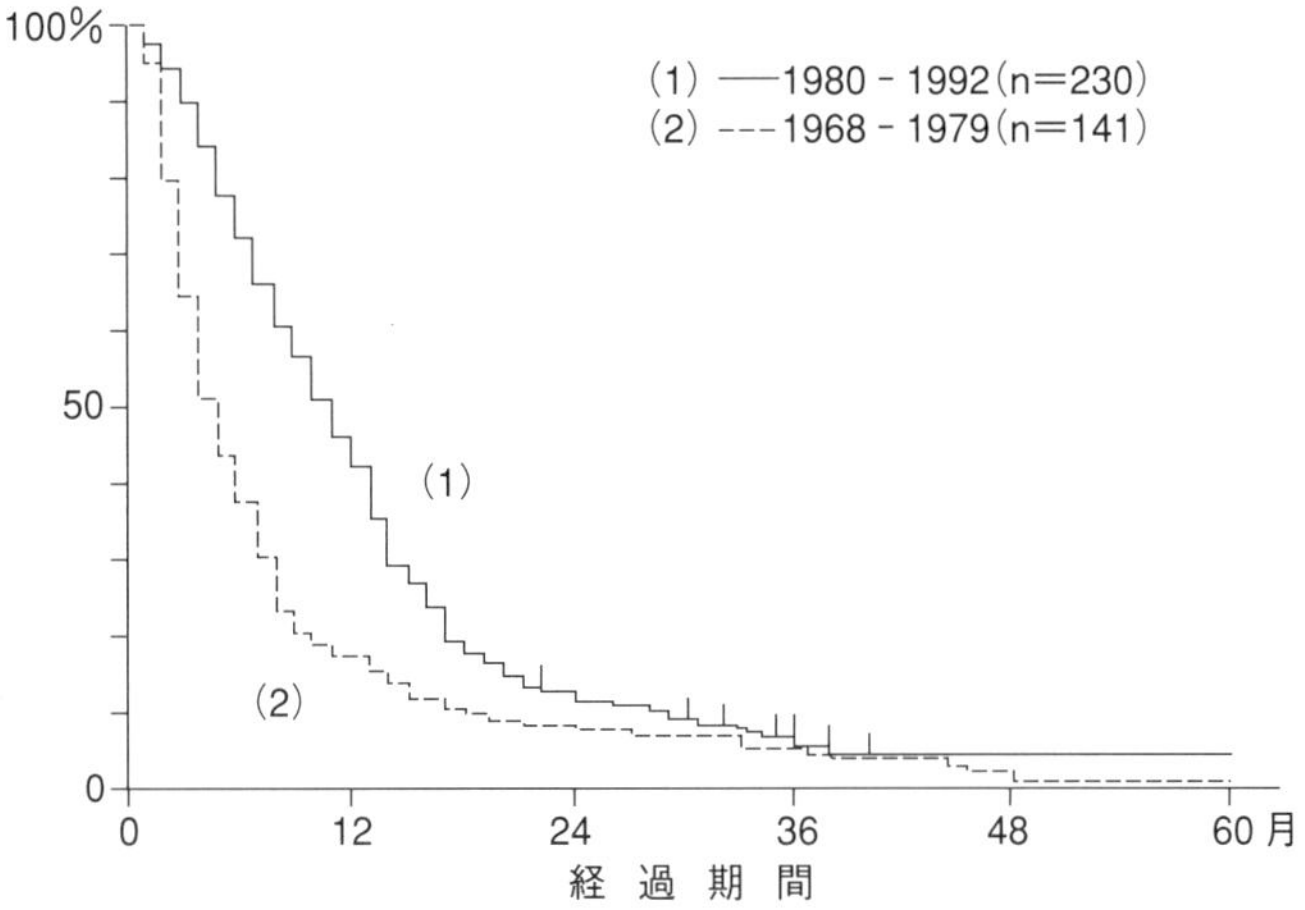

図1　経過期間　小細胞型肺がんの国立札幌病院・北海道地方がんセンターでの治療成績の変遷

1979年までの抗がん剤を使用していない時代の成績と、抗がん剤が導入された以降の成績を比べている。『肺癌に対する集学的治療は進歩したか』中山書店刊より。

　抗がん剤で治せない第二の理由として、抗がん剤に耐性をもったがん細胞がすぐに出現してくることが挙げられる。第三には、抗がん剤は遺伝子に傷をつける。がん細胞の遺伝子に傷をつけて、さらに悪性化させることもありえるわけである〔＊〕。そして四番目の理由として、抗がん剤だけでがん細胞をゼロにするのは本来無理なのではないか。がんは免疫力ないし自然の治癒力が働らかないと治らない可能性がある一方、抗がん剤は免疫力や自然治癒力を低下ないし破綻させるから、逆効果になっている可能性がある。

　ところで、こういった一般論が読者の頭に入っていたとしても、もし将来がんと診断され告げられた場合、不安や焦りなどの患者心理とあいまって、合理的な判断ができるとはかぎらない。実際、治らないし延命効果もないがんの場合でも、抗がん剤治療を受けている患者さんが多いのが現状である。しかし、本稿に記してき

抗がん剤は遺伝子に傷をつける

　抗がん剤の多くは、発がん物質としても知られている。正常細胞の遺伝子に傷がつき、傷がついた遺伝子（変異遺伝子）が蓄積すると、がん細胞に変わるのである。これも一種の副作用だが、本文で述べているのは、がん細胞がさらに悪性化するという話。

たような事実を知ったとすれば、抗がん剤を希望する人はそうはいないはずだから、医師が勧めているか、きちんと説明していない可能性が高い。

勘違いしやすい医者の説明

なぜ医師が延命効果もない場合にも抗がん剤治療を行なうのか。人の内心に属することなので真の理由は不明というしかないが、抗がん剤治療によって苦しむのは患者であって医師でないことは確かだし、研究心が旺盛な医師も大勢いる。それゆえ、医師から抗がん剤治療の話を持ち出された場合には、自分の頭でよく考えてみる必要がある。ここでは、医師からの説明で勘違いしやすい点や、注意すべき点について述べてみたい。

医師の説明のなかで一番勘違いしやすいのは、おそらく「効く」という言葉だろう。医師はしばしば、胃がんや肝臓がんなどでも、「抗がん剤が効きます」「有効性が証明されています」と語るものである。それを聞いた患者さんは、治るかもしれない、延命効果ぐらいあるのだろう、と受け取るはずで、抗がん剤治療に突入するのはこの言葉の影響が大きい。

もっともこの発言は、必ずしも間違いとはいえない。ある意味で抗がん剤は、どんながんにも「有効」だし「効く」のである。しかしそれは、「有効」や「効く」の意味が一般常識とかけ離れているからである。つまり、がんの学会が定めた定義〔*〕によれば、がん病巣の直径が三分の二になれば、抗がん剤が「効いた」と判定してよい。したがって、三センチの病巣が二センチになれば「有効」といえるが、その程度縮小するものは、どんながんにも一定程度含まれているから、どんながんにも「抗がん剤が有効だ」ということになってしまう。

その定義には、副作用に関する事柄が含まれていないことも問題である。どんなに副作用が強烈でも、がん病巣が小さくなりさえすれば「有効」と評価されるから、「抗がん剤は有効でした。残念ですが患者さんは副作用で亡くなりました」ということにもなる。

このことと関連するが、「抗がん剤でがんが完全に消えることがある」「完全に消えればおそらく延命できる」という言葉も要注意である。

がんの学会が定めた定義
日本癌治療学会が定めた定義で、完全に消えたものを「著効」、直径が三分の二以下になったものを「有効」とし、両者をあわせて「奏効」、奏効した割合を「奏効率」としている。「奏効率」と聞くと、いかにも治った割合のような気がするだろう。しかし「ソウコウ」はふつう「奏功」と書いて「奏効」とは書かない。調べてみると、一九七八年発行の『広辞苑』に「奏効」はないが、最近では小さな辞書にも載っている。「奏効」はどうやら、抗がん剤治療にあたる医師たちが作った言葉のようだ。

この点、抗がん剤に延命効果もないグループのがんでも、抗がん剤によってがん病巣が完全に消えることがあるのは確かである。しかし、それでも必ずといっていいほど再発してくる。その理由は、がん細胞が一個残らず消失したわけではなく、診察や検査で検出できない程度まで縮小したに過ぎないからである。かりにがん病巣が一ミリまで縮小すると、検出することはまず無理であり、「完全に消えた」と表現することになる。しかし一ミリの病巣には、なお一〇〇万個のがん細胞が存在しているので、いずれ再び育って「再発」するわけである。

もっとも、がん病巣が一ミリ程度まで縮小すれば、延命効果を期待していい、とはいえる。ただ、抗がん剤に延命効果もないとされているグループでは、①そこまで縮小することはごくわずかで（数％程度）、②抗がん剤を使ってみるまで誰のが縮小するか分からず、③副作用は全員に生じるので、がん病巣が縮小した場合にも副作用で命を縮めることがありうる、という問題が残る。

ところで、今やほとんどのがんにおいて、抗がん剤治療に延命効果すらないことを医師たちは認識してきている。その場合に、抗がん剤治療を断念するのが一つの道であるはずなのだが、多くの医師たちは、「抗がん剤に症状を和らげる効果がある」と強調するようになってきた。しかしこの言葉も疑ってかからなければならない。というのも、転移による痛みや胸水などの症状が抗がん剤治療によって軽減する場合があることは確かだけれども、①がんによる諸症状を軽減させる方法は別にあることが多く、②かりに目的とする症状が取れても、抗がん剤の副作用でかえって苦しむこともあるし、③症状が取れなければ、副作用を被った分、丸損したことになるからである。

抗がん剤に関しては、治験〔＊〕の問題も大きい。患者さんはときに主治医から、「新薬を試してみませんか」と言われる。しかしこれは多くの場合、認可された新薬を使うのではなく、新薬開発のための「試験物」を調べる実験の被験者になってほしいという趣旨である。このような治験は他の分野でも行なわれているが、それらと比べ抗がん剤の治験にはひどい点が多々ある。たとえば毒性を調べる第一相試験は他分野では、健常人を対象として行なわれるが、抗

治験

新薬の開発・認可のために行なわれる人を対象とした臨床試験。ふつう第一相、第二相、第三相の三段階に分かれている。第一相試験では試験物の毒性を、第二相は試験物にがん病巣を縮小させる力があるかどうかを調べる。第三相は他の分野（降圧剤や血糖降下剤など）で行なわれており、従来の薬に比べて優れているかを見る。しかし抗がん剤開発のための治験では、延命効果の有無を調べるための第三相試験は行なわれず、第二相が終わると抗がん剤として認可されてしまう。認可を受けた抗がん剤といっても、延命効果の保証がないまま使われている所以である。

がん剤の分野では患者たちを対象にする。試験物の毒性が強くて、人が死亡する可能性があり、健常人が死亡しては困るからである。では患者ならいいのか、という話になるが、実際に行なわれている以上、治験にたずさわる医師たちはそう考えているとしか解釈できないのではないか。また第一相試験は毒性を見るだけなので、治せる可能性がある患者さんは対象としない。それゆえ被験者候補として声がかかったことは、治らないというお墨付きが出たのと一緒である。それらのことを知ったうえで、毒性試験に参加する患者さんがどれほどいるのだろうか。

まとめ

本稿に記したことは、ほんのさわりであり、実際に抗がん剤治療を受けるかどうかを決めるためには、これしきの内容ではとても足りない。それゆえ、がんと診断された場合には、本を読んだり、体験者の話を聞いたりして、できるだけ情報を集めていただきたい。心構えとしては第一に、焦らないということが大切で、焦ると思考能力が落ちて選択を誤る率が高くなる。第二には、ある程度腹をくくることである。最初から諦める必要はないけれども、世の中にはどうにもならないことがあることも確かだろう。客観的にみて治らない場合に、それでも何とかと願うと、苦しい（しかし望みのない）抗がん剤治療に突入しがちになる。難しいことではあるけれども、生への過度の執着を断ったときに、より充実した余生を送れるようになることが多いと思う。

【参考文献】

がん治療に関する書籍は多々出版されているが、内容に責任が持てないので、自著を数点掲げる。

・『抗がん剤の副作用がわかる本』三省堂、一九九四年
・『患者よ、がんと闘うな』文藝春秋、一九九六年
・『ぼくがすすめるがん治療』文藝春秋、一九九九年

⑧予防接種

藤井俊介

日和見感染症

みなさんは「日和見感染症」という言葉を聞いたことがあるだろうか。天気がよい（健康）ときは無害な菌が、雨（不健康）になると突然牙を向けてきて、症状が出てくる病気である。私たちの体内には、さまざまな場所に、自分の体ではない「もの」を排除する働きがある。この力を「免疫力」と言う。であるから、免疫力と病原菌の力関係で病気になったり、ならなかったりする。つまり、体内に病原体が入る、すなわち感染しても、病気の症状が現われる人、軽く現われる人、現われない人と様々なのである。個人の免疫力と、病原体に感染する頻度などによって、こういった個人差が現われる。個人の免疫力は、栄養状態、精神的安定などによって支配され、感染する頻度は、社会の衛生状態などによって支配されている。であるから、感染する恐ろしい病気の種類も、時代によって変化するのである。

明治時代に東京の衛生管理者だった永井久一郎は、当時の衛生状態を、次のように書いている。

「泥と砂ぼこりで名高い東京の道路は、いたるところチリやゴミがあちこちに山と積まれ、悪臭で耐えられない。下水は構造が不完全で不潔な液がにじみ出ている。市民は、自分がたれ流した糞尿、自分が使い散らした水の始末もできない小児のようだ」（立川昭二著『病気の社会史』NHKブックスより）。

このような状態では、コレラ、赤痢、チフス等の消化器系の病気が流行し、恐れられる。また大正、昭和初期の女工さんのような、埃っぽい、日光も入らない仕事場で、栄養価値のない粗末な食事をしながら、十時間も働かされている状態では、結核が流行し恐れられたのである〔＊〕。

感染症対策

感染症になぜかかるのか？　の答えがわかると、それを防ぐのにはどうしたら良いか？　もわかる。

①　感染源対策：病原体をまき散らす病人を入院させて、人との接触を絶つなど。

②　感染経路対策：ペスト菌の媒介をするノミやネズミ、ポリオ菌の媒介をするハエやゴキブリを殺す。人ごみの中でマスクをするなど。

③　感受者対策：病気にかかりやすい人は、睡眠、食事などに気を付けて、免疫力が低下しないようにする。予防接種をする。

以上は大学の医学部の教科書に書いてある内容である。

こうして、③の最後に予防接種が出てくるのである。感染症を防ぐ基本は、社会の問題であり、個人の生活態度の問題であることが、わかっていただけると思う。

予防接種

予防接種とは何だろうか。これは毒性を弱めた病原体（ワクチン）を、注射などで体内に入れて、その病原体に対する免疫力をつける医療である。ワクチンが体内に入ると免疫機構が働いて排除しようとすると共に、その異物の特徴を記憶して、次に同じ物が入ってきたときには、すばやく排除する態勢が取れるようにする機能がある。しかし、ワクチンは病原体そのものではないので、本物の免疫力はつかない。たとえばはしかに感染すると、まずはしかウイルスがノドの粘膜に付着する。すると粘膜はこれを粘液でおおったり、ノドの免疫を総動員してウイルスの増殖を押さえ、排除しようとする。不幸にしてウイルスの力が強いと、さらに奥に進入する。ここでもさまざまな抵抗が行なわれる。こうして何段階もの抵抗を押し切って血管に達すると、ウイルスは体内に運ばれて、さまざまなはしか特有の症状が現われる。身体は高い熱を出して、ウイルスを焼殺しにかかる。こうし

伝染病の流行

伝染病が流行するかどうかは、社会の衛生状態、住民の栄養状態、抵抗力などの環境によって決まる、という考え方を「病原環境説」という。それに対して、病原菌が体内に入ると病気にかかる、という考え方を「病原病原体説」という。「病原環境説」では、発熱などの症状が表われる「発症」と、病原体が体内に入る「感染」とは別の問題と考える。「病原病原体説」では感染すると発症するので、感染する前にワクチンで免疫力をつける必要があると考える。それに対して「病原環境説」では、感染しても栄養状態の良い、抵抗力の強い子どもは、発症しないか、発症しても重い症状にはならない。むしろ、自然に感染した方が、感染経路の様々な部位での免疫ができて、しかも終生免疫ができる。またワクチンによる免疫系の混乱などのマイナスを背負い込まなくてよいと考える。

ヨーロッパ諸国には百年以上前から、病原環境説の学者

てウイルスは皮膚の表面に追いつめられて死滅し、皮膚と共にはがれ落ちる。こうして本物の免疫ができるので、再度同じ病原体に感染すると、免疫記憶が働いて発病しない。

　しかし、ワクチンは直接体内に入るので、ノドその他の場所での免疫はできないし、免疫は不完全であるので、記憶は二、三年で消えてしまう。ただし町中に病原体がウヨウヨしていれば、ワクチンで弱い免疫をつけてあるので、本物に感染したときに、発病はしないでも本物の免疫記憶がつくことになる。このときは、ワクチンがいつまでも有効であるかのような現象が現われる。このようにワクチンの効果は、極めて限られたもののなのである。

表１　軽・中程度の予防接種副反応の一例

ワクチン	保健所への連絡人数（人）	接種者数（人）	発生割合
三混	156	36,435	1／234
二混	47	9,001	1／191
日脳	136	44,591	1／328
ポリオ	33	15,778	1／478
インフルエンザ	11	9,992	1／908
BCG	11	11,769	1／1,070
麻疹	10	6,098	1／610
風疹	2	4,830	1／2,415
MMR	1	349	1／349
合計	407		

　情報公開請求により公開された1991年度大阪府堺市予防接種副反応報告（年度中に被接種者の家族から保健所に連絡のあった件数）
　上記の副反応はすべて市の「予防接種健康被害認定調査会」には提出されていない。また大阪府、厚生省にも連絡されていない。

ワクチンの副作用

　ワクチンは劇薬である。それを皮下に注射するのである（ポリオ生ワクチンは除く）。皮下には毛細血管があるので、血管に入って体内をめぐることになる。従って何が起こるかわからない。

　表1、表2は、私が堺市に対して情報公開請求をして入手したものだ。表2は、表1の症状である。これらは、接種後二日以内に発熱などの副作用が出て、驚いて保健所に連絡してきた数なので、実数はもっと多いはずである。接種あと四週間以内の副反応調査では、二人に一人の発生率である。医者は予防接種では発熱や腕、顔の腫れ上がるのは当然だと言うが、病気でもない子どもに、病気を防ぐために接種したワク

や医者がたくさんいるから、日本のように、何種類ものワクチンを、強制的に集団で接種したりはしない。

　人間は一人一人、顔も違えば、体質も違う。がんにかかりやすい体質、かかりにくい体質などさまざまである。この個体差を無視して、一律に同量のワクチンを注射することも問題である。

　わが国の人権感覚の高揚が望まれる。

チンで、四〇℃もの発熱や腕から肩まで腫れ上がったら当然ではすまされない。まして数万人に一人とはいえ、死亡や重度の後遺障害が起こるとすれば、大変なことだ。表3は、厚生省が毎年認定している、この大変な目にあった人の数である。実数は、これの十倍以上と推定される。

しかも、これらの数は、予防接種で副作用が出そうな子どもは接種していないので、病気にかかってもたいした症状にならない子供の被害の数である。

それだけではない。表2のDPTの欄を見てほしい。「水痘（みずぼうそう）併発」「ムンプス（おたふくかぜ）併発」がある。イギリスで発行されている市民向けの本［＊］に、「自然の病気にかかっても免疫力は六パーセント程度しか低下しないが、予防接種では七〇パーセント近く低下する」とある。この二人の子どもは、水痘やムンプスに感染していたのだが、症状が出ない状態（不顕性感染）にあったのである。予防接種をしなければ発症しないで済んだのだが、予防接種をしたために、発症してしまったと考えられる。

このイギリスの本は、幼い子どもにワクチンを接種すると、免疫機構が混乱する。そして、アレルギー症状、自己免疫疾患（免疫機構が自分の体を異物と間違えて、自分の体の一部を破壊する病気。膠原病、ネフローゼなど）、潜在的なウイルス性疾患（多発性硬化症など）、がんなどが発症する可能性があることを、警告している。これらのことは、医学的には立証されていないが、理論的には推定できることである。これらの問題は、紫外線のオゾンホールや、環境ホルモンなどと同じで、実際に立証されたときには、すでに手遅れなのだ［＊］。

上の医療、最低の医療

私は、医療にも上、中、下、最低があると考えている。上の医療は、命を救うために絶大な効果のあるもの。下の医療は、施したために病状を悪くする医療で、幼児のインフルエンザに解熱剤を投与して、それが原因で死亡するなどのケースだ。最低の医療は、予防接種や脳死による臓器移植などである。

予防接種では、だれかが必ず重大な事故にあ

イギリスの本
Leon Chaitow 'Vaccina-tion and Immunisation' The C. W. Daniel Company Limited. 1987

予防接種の諸問題
ワクチンの副作用も問題だが、私が重視しているマイナス面は、「移行免疫」がなくなる、ということである。
伝染病にかかると、免疫ができるが、女性の場合は胎内の子どもにその免疫が移る。さらに母乳を通して、乳児に免疫が与えられる。したがって生後十カ月は、子どもは母親のかかった病気（その地域に流行している病気）から守られることになる。これは神が与えてくれたすばらしい機能である。しかし、予防接種はこの機能を働かなくしてしまう。したがって生後数カ月で伝染病にかかることになる。するとワクチン推進派の医師は、生後一週間にDPTを接種せよ、と言っている。
日本が平和で社会環境も良好な現在、予防接種に頼るのをやめ、十カ月くらいまでは、

うのだ。それがたとえ一〇万人に一人であっても、事故にあった人にとっては一〇〇パーセントなのだ。だれか他人の犠牲によって、自分が助かろうという医療は、良い医療ではない。脳死による臓器移植についても、誰かが脳死になってくれないと、行なえない医療である。脳死の人は絶対的に生き返らないのかというと、現在研究されている低体温療法では、生き返るケースがあるのだ。そして移植を受けた人は、免疫抑制剤を服用しながら、何年生きられるのだろうか。

民主主義の政治

こうして考えると、予防接種にしても、脳死による臓器移植にしても、医師の自己満足に過ぎないのではないか、と考えられる。なにしろ予防接種によるメーカーと医師の儲けは、数百億円といわれ、学校で二時間インフルエンザワクチンを接種して、七万円の手数料を得た医師

人混みの中にはつれていかず、空気のきれいなところで、日光浴させるなどして、免疫力を高める育児を考える必要がある。

表2　副反応の症状（単位：人）

1. DPT（ジフテリア・百日咳・破傷風）	156
40℃前後の発熱	156
腕・顔等の腫脹	107
嘔吐	8
下痢	1
発疹	6
頭痛	2
ひきつけ	2
脱水症状	1
水痘併発	1
ムンプス併発	1
2. DT（ジフテリア・破傷風）	47
38－40℃の発熱	47
腕の腫脹、痛み	32
嘔吐	4
下痢	1
手足のしびれ	1
頭痛	1
全身だるい	1
足関節痛	1
3. 日本脳炎	136
38－40℃の発熱	136
腕の腫脹	5
嘔吐	15
のどの腫れ	21
発疹	12
入院（無菌性髄膜炎）	1
4. ポリオ	33
38℃前後の発熱	33
嘔吐	5
下痢	7
発疹	5
5. BCG	11
37－39℃の発熱	4
発疹	2
腫脹・膿流出	3
6. インフルエンザ	11
37－40℃の発熱	10
嘔吐	4
下痢	2
発疹	1
のどが赤い	2
ひきつけ	1
水痘併発	1
7. 麻疹（はしか）	10
39℃前後の発熱	10
接種部位腫脹	1
嘔吐	2
下痢	1
発疹	3
のどが赤い	1
けいれん・ひきつけ	1
脱水症状	1
8. 風疹	2
38℃前後の発熱	2
のどが赤い	1
頭痛	1
9. MMR（麻疹、おたふくかぜ、風疹）	1
38℃の発熱	1

表3　予防接種健康被害認定状況（厚生省）

（ワクチン別、接種年次別、1998年12月末現在）

接種年 ＼ ワクチン	1949以前	50～59	60～69	70～79	80～89	90～95	96	97	98	合計
痘そう	36	90	263	1,197						1,586
D		11	1	2	1					15
P		10								10
DT		1	3	10	11	3	1	3		32
DP		6	55	10						71
DPT			30	163	62	35	7	11		308
ポリオ			94	38	20	12	1	1		166
麻疹				18	35	29	12	10	1	105
MMR					174	891				1,065
風疹					3	13	9	6	3	34
フル			36	73	66	12				187
日脳		2	17	37	28	32	10	5	2	133
腸パラ	2	20	10							32
BCG			9	24	70	44	15	10		172
合計	38	140	518	1,572	470	1,071	55	46	6	3,916

D：ジフテリア、P：百日咳、T：破傷風、フル：インフルエンザ、腸パラ：腸チフス・パラチフス、M：はしか、M：おたふくかぜ、R：風疹

がいる。従ってワクチンの副作用情報も、マスコミにとってはタブーとされている。

　民主主義国では、政府はマスコミを手なずけて、世論誘導をする。市民の側も情報公開を武器として、真実を戦い取らなければならない。この緊張関係が、正常な社会の進歩に必要なのだ。

モラルハザード

　さらに気がかりなことがある。予防接種で子どもが死んでも、重い障害者になっても、接種した医師は何の関係もない、ということだ。国が定めた予防接種を行なう医師は、その時だけは国家公務員の資格なのだ。であるから事故が起こると、国が加害責任を負うことが、法律で定められている。

　これは一九七〇年に東京・品川区で生後二カ月の幼児が、ＤＰＴワクチン（表3参照）接種後死亡した事件で、警察が捜査をした。この動きに医師会が反発し、全国の医師会が予防接種ボイコットを宣言した。これに警察が負けて、捜査を打ち切った。この事件が契機となって、

表4　予防接種に関連ある小児感染症の死亡者・患者統計（1996年）

		年齢	0	1	2	3	4	5-9	10-14	15-19	20-29	30-39	40－49	50-59	60＜
ジフテリア	死亡	総数 0													
	患者	1									1				
百日咳	死亡	5	3	2											
	患者	183	49	46	19	8	3	12	5		13	11	5	5	7
破傷風	死亡	16												3	13
	患者	44									2	1	7	13	21
麻疹	死亡	15	3	2	3	2	—	1	1	1	—	1			1
	患者	1,640	160	384	208	141	138	320	198	91					
おたふく風	死亡	2			1									1	
	患者	不明													
風疹	死亡	0													
	患者	不明													
日脳	死亡	0													
	患者	6												6	
肺結核	死亡	2,639	—	—	—	—	—		1	1	7	22	111	254	2,243
	患者	223,863		1	37	7		1,346	1,262	2,962	15,584	17,680	27,796	40,127	115,729
ポリオ	死亡	0													
	患者	0													
水痘	死亡	9	1		1	1	2	—	1	—	1	2			
	患者	不明													

（注）肺結核の患者数は平成2年　　人口動態統計、伝染病統計より

このような日本独特の制度ができたのである（この時に警察が方針を貫いたら、薬害エイズ事件も起こらなかっただろうし、その後の予防接種被害発生の様相も大きく変わっていただろうと思うと残念だ）。この制度は、ちょっと見には合理的なように見えるのだが、これほど人を無責任にさせる制度はないだろう。子どもが死のうが何が起こっても、一切責任は問われないで、金だけは儲かる仕事だ。これはもう医師にとっては、止められない仕事だ。医師の中には、人権感覚の鋭い方もおられるだろうが、こういう制度を長く続けると、人間を堕落させ、道徳的退廃の原因になる。このような制度の国は、世界広しといえども、日本だけだ。

果たせるかな利益にさといアメリカのワクチンメーカーがいち早く目を付けてきた。アメリカの製薬メーカー、メルク社のパジェロス会長は日本での有望な研究領域として「公衆衛生の面で、ワクチンが最も重要な部門」と語っている（九二年六月二十八日『日経新聞』）。アメリカで事故を起こすと大変な賠償金を請求される。日本の子どもの命と健康は、世界のワクチンメーカーの金もうけの〝草刈り場〟になりかねな

いのだ。

被害はなくならない

当然のことだが、薬害は病気を治療するために、止むなく投与した薬の副作用なのだから、被害にあった方にはお気の毒だが、ある程度やむを得ない点がある。しかし、ワクチンは健康な人間に施す医療だ。絶対に副作用はあってはならないのだ。医師は「病気が怖いから」と言う。表4は、国が発表した感染症による死亡と患者数である。死亡はいずれも二桁以下だ。みんな罹るといわれるはしか（麻疹）でも〇～四歳患者は千人強（この年齢の子どもは六〇〇万人）である。はしかでは重症化して後遺症が残るケースもある。しかし、健康な子どもが何十万人に一人のこのような後遺症になることはなく、むしろ先天性の免疫不全とか、特別な虚弱体質の子どもがなるのだ。ところがこのような子どもは、「予防接種事故が起こりやすい（禁忌）」として接種を拒否されるのだ。

先日NHKは、薬害エイズ被害者の川田龍平氏と、厚生省元課長・郡司氏との対談を放送した。郡司元課長は「製薬メーカーも、金儲けしなければならない。薬害の被害は、今後も出る」と語った。欧米の資本主義は、M・ウェーバーが『プロテスタンティズムの倫理と資本主義の精神』で述べているように、額に汗して社会のために働く、質素な生活、儲けた金は社会に還元する、を基本としている。人間の命や健康を金儲けの種にしない。これらの原則が社会を貫いている。もちろん人権意識は明確だ。従って予防接種による副反応調査も徹底している。カナダ政府が日本のMMR（おたふくかぜ、はしか、風疹）ワクチンを輸入して接種を開始したが、髄膜炎が六万人に一人発症した段階で、販売許可を取消し接種を中止した。ところがこの後すぐに、日本でMMRワクチン接種が始まり、千人に一人の髄膜炎患者が発生したにもかかわらず、医師が手持ちのワクチンが無くなるまで接種を中止しなかった。

ここまで読まれた方は「何かおかしい」とお感じになったことと思う。そうなのだ。日本の予防接種制度はピンぼけなのだ。なぜなのか。それは高利多売でガッポリと儲けなければならないからだ。そのための犠牲はやむを得ないと

予防接種 Q＆A

Q：予防接種の有効性は？

A：ポリオ生ワクチンのような、感染経路と同じ経路で接種するワクチンは効果が大きいのですが、多くの感染症は呼吸器から感染します。

これらの感染症にワクチンを皮下注射するのは、あまり長期の効果は期待できません。町に病原菌がたくさん浮遊している場所ならば、追加免疫的効果も期待できるのですが、病原体がいなくなると、この効果も期待できません。

Q：予防接種は安全でしょうか？

A：予防接種で用いるワクチンは、劇薬です。これを体内に注射する（ポリオ生ワクチンは口から飲む）のですから、よほど体調の良い時以外は、短期（一カ月以内）長期にさまざまの副作用がでます。

Q：短期の副作用にはどのようなものがありますか？

A：発熱、けいれん、注射した局所の腫れ、じんま疹様発疹、アレルギー反応、脳障害、まれに死亡などです。

Q：長期の副作用には、どのようなものがありますか？

A：免疫機能の混乱（アレルギー疾患など）、自己免疫疾患（膠原病、ネフローゼ、リウマチ性関節炎など）、白血病、ガンなどの可能性が指摘されています。

Q：予防接種を安全に受ける方法はありませんか？

A：日本政府も医師会も、接種することには熱心なのですが、副作用については極力情報を隠してきました。副作用の発生防止には不熱心です。

三年前から都道府県に副作用情報の提出を求めるようになりましたが、まったく不完全です。まして、重篤な被害発生についての研究は、何もされておらず、事故防止の対策は、先天性の免疫異状や虚弱児を『禁忌』として接種しない程度のことしかしていません。

それでも毎年厚生省の認定者だけでも四〇人前後います（表3）。実数はこの一〇倍程度です。ですから安全にうける方法は、残念ながら現在はありません。

Q：予防接種の必要性はどうでしょうか？

A：感染症の流行は、社会の衛生状態、個人の栄養状態などによって支配されます。予防接種は補助手段です。

現在の日本では、何千人も死亡者が出ている感染症はありません。老人が結核で死亡していますが、人間は何かで死ぬのです。永遠に生きた人は、医者ですらいません。老人が死んで大騒ぎするのは、何かの利益を得ようと企んでいるのですから、用心しましょう。ですから普通の人には必要がありません。副作用の問題などを考慮すると、接種しない方が良いと思います（判断は自己責任です）。

いう基本的理念に基づいているのである。

予防接種のあるべき姿

ではどうすれば良いのか。カナダ政府が医師向けにだしている予防接種のガイドブックに、「ワクチンで重い副作用が予想される（禁忌）子どもには、原液を百倍に薄めて少し接種し、二〇分間程度医師の監視下に置く、異状なければさらに濃い液を接種する。こうして六段階に分けて接種せよ」と書かれている。予防接種は罹患すると重症化する子どもにこそ必要なのである。

予防接種のようにひとつ間違うと、一家破滅に陥るような重大な問題では、接種せよとか止めろと言うことははばかられる。こういう大事な、命や健康の問題は、行政がプラスとマイナスのすべての情報を集めて公表し、どうするかの判断は各人に任せるのが、民主主義の基本である。日本は無責任な官主主義だ。

この官主主義の態勢で、安全な対策はと問われれば、普通の健康な子どもは、接種をしないようにと答えざるを得ない。私は多くの予防接種を受けていない子どもを知っているが、そのために大変なことになった人はいない。現在の日本では、恐ろしい感染症など存在しない。また周りの人がみんな予防接種を受けていたら、流行は起こり得ない。それで受けていなくて病気にかかったら、そのワクチンは効いていないのだから、受けなくてよかったことになる。

人間は自然の一部である。あまり不自然な医療は拒否することである。

最近の動きと将来

九八年から厚生省は、予防接種法の見直しを始めた。その委員会での議論は、ワクチンの種類と接種人数を増やすもので、副作用を減らす議論はなかった。

これも問題ではあるが、従来のワクチンは一類とし、新たに二類を設けた。二類接種は、認定も補償も困難な医薬品副作用救済並みである。そして老人のインフルエンザは二類接種として、勧奨することになった。劣悪な老人ホームの整備を放置して、ワクチンでごまかすことも問題であるが、この二類接種の補償条項に子どもに対する「養育年金」があり、市民団体が削除を求めても応じないことである。

私が心配しているのは、アメリカで問題になっている肝炎や水痘などの、不必要なワクチンを、近い将来二類接種として勧奨するのではないか、ということである。

皆さんとともに見守っていきたい。

⑨たばこ

渡辺文学

はじめに

WHO（世界保健機関）は、七〇年代の初頭から、たばこに起因する多くの疾病を「予防可能な最大の疫病」と位置づけて、世界各国に抜本的規制を勧告してきた。多くの国々がこの勧告に従って、①たばこ広告の禁止、②たばこ自動販売機の禁止、③公共の場、交通機関、職場、飲食店等の禁煙・分煙対策の徹底、④喫煙防止教育の推進、⑤禁煙希望者へのカウンセリングの充実、⑥たばこの増税など、たばこ消費の削減をめざす方針を打ち出してきた。

しかし、「先進国」の中で唯一、この方針に背を向けてきた国がわがニッポンである。

私は、一九八三年、カナダ・ウィニペグで開かれた「第五回喫煙と健康世界会議」への初参加以来、シカゴで開催された二〇〇〇年の「第十一回世界会議」まで、都合七回の世界会議に参加する機会を得た〔*〕。

また、一九八九年、台湾・台北で結成された「アジア太平洋たばこ対策会議」（APACT）には第二回目以降はすべて参加して、会議の模様を『禁煙ジャーナル』その他のメディアに紹介し、大幅に遅れた日本の状況を、少しでも他の国に近づける努力を重ねている。

これまでの国際会議のポイントは、まず、いかに多国籍たばこ産業と対決していくか、というものであり、各国が「法律」や「条例」によって、たばこの販売にブレーキをかけ、喫煙規制を徹底させ、禁煙教育と禁煙希望者へのカウンセリングを充実させていくか、ということに重点が置かれている。「たばこの有害性」については、特に九〇年代以後の会議では、もはや

世界会議
「喫煙と健康世界会議」（World Confelence on Tobacco and Health）第一回は、一九六七年ニューヨークで開催。その後ロンドン（71）、ニューヨーク（75）、ストックホルム（79）、ウィニペグ（83）、東京（87）と四年に一度開かれた。その後ペースを早め、パース（90）アルゼンチン（92）、パリ（95）、北京（98）と続き、二〇〇〇年八月にはシカゴで一一回目が開催された。第九回のパリ会議から、Smoking *OR* Health となっている。

中心テーマとはなっておらず「対策」が重点課題となっているのである。

本稿では、なぜ日本のたばこ規制対策が他国に大きく水を開けられているのか、そして、これを打破するための問題点はどこにあるのか、二十余年間の禁煙・嫌煙運動の積み重ねのなかから、探ってみたい。

最大の障壁は「たばこ事業法」

わが国の「たばこ規制対策」の最大の障壁は「たばこ事業法」（一九八五年施行）という法律である。この法律の第一条には「わが国たばこ産業の健全な発展を図り、もって財政収入の安定的確保及び国民経済の健全な発展に資することを目的とする」と書かれており、同時に、たばこ事業の監督官庁が財務省（旧大蔵省）であることが規制対策を困難にしている。

財務大臣の諮問機関として「たばこ事業等審議会」が設けられているが、その委員の過半数は、財務省と日本たばこ産業㈱（JT）の関係者であり、たばこ問題の解決について熱心に取り組んでいる学者や専門家、禁煙運動関係者はゼロとなっている。

日本のたばこの製造は「たばこ事業法」により、JTが独占している。JTは、資本金一千億円の〝民営企業〟だが、歴代社長は三人とも大蔵省の高級官僚であり、また、一九八五年から一九九四年まで、その保有株式はすべて大蔵省が所有していた〔＊〕。

九四年十月、その株式の一部四〇万株、さらに九六年六月には二七万株が売却されたが、大蔵省は、現在なお一三四万株（六七・一％）を所有し、完全にJTを支配している。

海外各国のたばこ産業への評価は次の言葉に集約される。曰く「公害企業」、曰く「犯罪企業」、最近では「現代の死の商人」（modern merchants of death）とまで呼ばれて、その企業姿勢に厳しい批判の目が注がれている。そのような企業の株を、政府が七割近くも保有していること自体大きな誤りであり、「死の商人」の共犯者となっている今の日本政府の姿勢は、完全に世界の流れに逆行している。

最近「グリーン・コンシューマー」という言葉がよく使われている。環境を汚染する商品や、人体に被害を与える食品、飲料などを使用せず、

JT歴代社長名

①長岡實（大蔵事務次官→日本専売公社総裁→JT社長→東京証券取引所理事長→同参与）②水野繁（国税庁長官→信託協会副会長→JT社長→整理回収銀行社長→JT顧問）③水野勝（国税庁長官→生命保険協会副会長→JT顧問→社長）

また、廃棄物を出さない生活を目指そうということから生まれたキーワードなのだろう。日本語では「賢い消費者」という言葉がこれに当てはまると思う。

とすれば、「死の商人」が、なりふり構わず販売している発がん商品、有害商品である「たばこ」を、グリーン・コンシューマーや賢い消費者が、「暮らしを変えよう」「生き方を変えよう」などと主張しながらプカプカ吸っているのは、まことにおかしな選択としか言いようがない。

「たばこ事業法」を撤廃させ、国民の健康・生命を守り、取り返すためにも、いまこそ市民運動、消費者運動に真剣に取り組んでいる方々にも、禁煙・嫌煙運動への協力をお願いしたい。

たばこの増税が最も有効

日本のたばこの価格は、大蔵省の統制下にあり、他の物価の上昇に比べ、意図的に安く押えられている〔＊〕。たばこ二〇本入り一箱の小売価格は二五〇円程度だが、そのうち約一二五円がたばこ税となっている。そのほか九八年十二月からは、たばこ特別税約一七円が国税として施行された。たばこ一箱につき約七円のたばこ税が増えた計算となる。

一九九五年度のたばこ税収入は、国税・地方税合わせて約二兆九〇〇億円で、同年度の国税・地方税収入総額八五兆六〇〇〇億円の二・四パーセントとなっていた。

九九年十二月、自民党の亀井静香政調会長は、突然、たばこ一本二円の増税を提唱し、マスコミでも大きく報道された。しかし、たばこの売れゆきダウンを懸念したＪＴとたばこ業界は、自民党税制調査会の所属議員やたばこ族議員に対して強力な働きかけを展開し、結局この増税は見送りとなってしまった。

その後、毎日新聞の報道によれば、亀井氏は「自民党の税調から頼まれて声をあげた」と述べている。これをどう解釈すればよいのか。

実はこの「増税案」をつぶすためにたばこ業界は、税調の委員やたばこ族議員に強力な〝陳情合戦〟を繰り広げたのだ。多分、この陳情は、手ぶらでは行われなかったことと想定される。総選挙を控えた税調委員・族議員は、これによって多額の「政治資金」「越年資金」を手にし

諸外国のたばこの値段
デンマーク・八〇〇円、ノルウェー・七〇〇円、カナダ・六五〇円、オーストラリア・六〇〇円、イギリス・五五〇円、フランス四〇〇円、アメリカ三五〇円など、いずれも日本を大きく上回る。

たのではないだろうか。そうでなければ、亀井氏の談話は納得できかねる。

たばこの小売価格は、他の物価の値上がりに比べて意図的に低く押えられてきた。しかし、非喫煙者の受けている経済的不利益の是正や、たばこの消費を減らすなど、喫煙規制対策に使うため、最低でも一箱五百円位の価格にすべき時代ではないか。

WHOでも、たばこの増税による高価格政策は、未成年者の喫煙防止に最も有効であり、同時に成人のたばこ離れを促すものとして、たびたび提言を行なっている。

たばこ自動販売機の撤廃を

たばこの自動販売機は、未成年者喫煙の最大の原因となっている〔*〕。

たばこの自販機は九八年十二月末現在、約五三万台となっている。全国たばこ販売協同組合連合会は、「未成年者の喫煙防止」という目的で、九六年四月から屋外自販機の夜間稼動を停止しているがこんな「対策」は偽善としか言い様がない。

国立公衆衛生院疫学部（簑輪真澄部長）の九〇年の調査によると、喫煙者である男子中学生の六一パーセント、高校生の七七パーセントが自動販売機でたばこを買うと答えており、たばこの自販機は、未成年者の喫煙を助長する最も大きな原因となっている。

たばこの広告と看板が氾濫し、いたるところに置かれている自販機、低価格政策などによって、未成年者の喫煙は激増している。

私は、二〇〇〇年度の国内におけるたばこ総販売本数三二四五億本のうち、四四三億本（十三・七パーセント）は、未成年者が吸ったものと計算した（表1、2参照）。たばこ自販機の撤去は、未成年喫煙を防ぐ最大の課題となっている。

禁煙教育の推進を

文部省は、八六年に小学生向け、八七年に中学生向け、そして八八年には高校生に向けて『禁煙教育の手引き書』を作成配布した。

しかし、その教育が各学校の裁量に委ねられていることもあって、小学校から高校まで少数の例外を除き、教師は禁煙教育に不熱心である

たばこ自動販売機
未成年者喫煙禁止法では、罰金刑は販売者に課せられることとなっている。しかし一般的には、吸った未成年者本人が罰せられるように受けとめられているのが実態だ。しかし、未成年者に売った販売者が罰金を納めることになっているのなら、自販機は、毎日多額の罰金を支払わなくてはならないはずである。自販機そのものの存在が大きく問われている。

（たばこを吸っている校長、教頭、そして教師が多いことも、日本の特徴だが……）。

また、生徒の喫煙は本来「健康問題」としてとらえるべきだが、ほとんどの学校で「非行問題」と考えており、高校では、喫煙した生徒に退学や停学等の〝処分〟が課せられているのが実態である。

文部省は「日の丸・君が代」推進にかける熱意のせめて何分の一かを「禁煙教育の推進」に掲げ、教育委員会や各学校、そして、大学の教育学部や医学部の学生にも喫煙問題の重要性をきちんと伝達していくべきである。そのための視聴覚教材は、今たくさん出揃っており、今後はたばこ問題解決を目指した人材の育成が必要であろう。

たばこ広告の問題点

日本には、たばこの広告を禁止する法律はない［＊］。たばこ事業法では「未成年者の喫煙防止及びたばこと健康の関係に配慮するとともに、その広告が過度にわたらないよう努めること」と定められているが、ほとんど守られていない。

ＷＨＯは加盟国に対し、すべてのたばこの広告・宣伝を禁止する法律・条例を制定するよう勧告しているが、日本政府はこれを無視し続けているばかりでなく、自販機と同様、たばこの広告も法律で制限すべきでないという見解を明らかにしている。

ＪＴと米大手たばこ会社などで結成された「日本たばこ協会」は、九八年四月以降、テレビ・ラジオ等電波媒体のたばこ広告をしないという〝自主規制〟を行なったが、これには法的拘束力はなく、罰則規定もない。

九八年四月以降ＪＴは、テレビの銘柄（商品）広告が〝自主規制〟されたのに伴い、路線を変更して、現在「マナー広告」や「イメージ広告」を展開している。具体的には、人気俳優の緒形拳や真田広之などを起用、「私は愛煙家です。私は捨てない」「俺は捨てない」などとマナーを逆手にとったテレビＣＭで、巧妙な喫煙奨励キャンペーンを展開している。

ＪＴはまた、外国人を起用して「あなたがうれしければ、わたしもたのしい」というコピーで、イメージＣＭを行なっており、テレビ局は、

たばこ広告の規制
海外各国では「法律」でたばこの広告が規制されている。日本の場合「自主規制」という形で、販売者任せなのだ。「マナーＣＭ」「イメージＣＭ」も当然規制の対象にならなければおかしいと思う。ＪＴが、ニュース番組やドラマのスポンサーになっていること自体が問われている。

表１　日本のたばこ販売本数、喫煙者数、喫煙本数（1978～1998年）

	1978	1979	1980	1981	1982	1983	1984	1985	1986	1987	1988	1989	1990	1991	1992	1993	1994	1995	1996	1997	1998
ⓐ総販売本数（億本）	3014	3069	3040	3121	3151	3117	3126	3108	3084	3083	3064	3138	3220	3283	3289	3326	3344	3347	3483	3280	3366
成人喫煙者率（男性）	74.7	73.1	70.2	70.8	70.1	66.1	65.5	64.6	62.5	61.6	61.2	61.1	60.5	61.2	60.4	59.8	59.0	58.8	57.5	56.1	55.2
（女性）	16.2	15.4	14.4	15.3	15.3	15.4	14.0	13.7	12.6	13.4	13.1	12.7	14.3	14.2	13.3	13.8	14.8	15.2	14.2	14.5	13.3
喫煙者数/万人（男性）	2869	2839	2756	2808	2804	2673	2678	2675	2611	2597	2614	2643	2651	2715	2712	2719	2716	2736	2708	2669	2647
（女性）	664	638	602	646	660	585	612	606	563	604	598	587	668	672	637	670	727	755	714	736	681
喫煙本数/日（男性）	24.3	24.2	24.6	25.0	25.1	24.9	24.9	24.6	24.9	24.9	24.7	25.0	24.7	25.1	24.4	24.8	24.9	24.9	24.3	24.1	24.1
（女性）	15.9	16.0	15.7	15.9	16.9	16.3	16.7	17.1	16.4	17.4	16.2	17.3	18.1	17.7	17.2	17.2	17.1	17.2	17.4	17.1	17.1
成人男性総本数（億本）	2545	2508	2475	2562	2569	2429	2434	2402	2373	2360	2357	2441	2390	2487	2415	2461	2468	2487	2402	2348	2328
成人女性総本数（億本）	385	373	345	375	407	348	373	378	337	384	354	371	441	434	400	416	454	474	453	459	425
在日外国人本数（億本）	18	18	19	19	19	19	20	20	21	21	21	22	22	22	23	24	25	26	27	28	44
ⓑ喫煙総本数（億本）	2948	2899	2839	2956	2995	2796	2827	2800	2731	2765	2732	2804	2853	2943	2838	2901	2947	2987	2882	2835	2817

表２　未成年者の購買（喫煙）本数と総販売本数に占める購買（喫煙）率（推定）

	1978	1979	1980	1981	1982	1983	1984	1985	1986	1987	1988	1989	1990	1991	1992	1993	1994	1995	1996	1997	1998
ⓐ－ⓑ＝未成年者推定購買（喫煙）本数（億本）	66	170	201	165	156	321	299	308	353	318	332	334	367	340	451	425	397	360	601	445	549
未成年者の購買率（％）	2.2	5.5	7.0	5.3	5.0	10.3	9.6	9.9	11.4	10.3	10.8	10.6	11.4	10.4	13.7	12.8	11.9	10.8	17.3	13.6	16.3

データから推定される未成年者の喫煙本数＆販売本数に占める率

日本専売公社➡日本たばこ産業㈱（ＪＴ）が調査し、マスコミに公表したデータより（作成・渡辺文学）

相変わらず多額の広告料収入を得ている。その結果、テレビ局にとってたばこ会社は極めて大切なスポンサーであり、喫煙を批判したり禁煙・嫌煙運動を紹介する番組はなかなか放送できない体質となっている。たばこの宣伝活動を規制する法律はなく、最近ではビルの看板、駅の看板、電車の中吊り、週刊誌の広告など、むしろ事態は悪化の一途をたどっている。

ＷＨＯの二〇〇〇年の「世界禁煙デー」スローガンは「騙されるな！たばこは人殺しだ！」だった。たばこの広告は、正に「騙しのテクニック」をフルに活用しているのだ。

公共の場所の喫煙規制推進を

日本は、公共の場所での喫煙規制が最も緩やかな国の一つである。火災防止の目的で喫煙が規制されている映画館などは別として、非喫煙者の人権を保護するために公共の場所における喫煙を規制する法律も、日本には存在しない。

禁煙・嫌煙運動団体の長年にわたる努力の結果、列車、駅、航空機、病院や区役所など公共の建物、スポーツ施設などにおける禁煙・分煙対策〔＊〕は、かなり進んできたが、まだまだ不十分である。

厚生省は、一九九六年三月「公共の場所における分煙のあり方検討会」の報告書を公表したが、この報告書は、「規制を目的としたものでなく、各々の公共の場所における望ましい分煙のあり方を提示したものである」などと述べ、公共の場所におけるたばこ規制対策について、非常に消極的な姿勢を示しているのが残念だ。

職場の「分煙対策」が重要

職場の喫煙を規制する法律もない〔＊〕。職場のたばこ対策も、他国に比べてはるかに遅れているが、労働省は、この事態を積極的に改善する気はないようだ。

一九九二年に出された「労働安全衛生法ガイドライン」には「必要に応じて事業所内における喫煙場所を指定する等の喫煙対策を講ずる」と定めている。

これを受けて労働省は、九六年二月「職場における喫煙対策ガイドライン」を公表したが、これまた、法的拘束力をもたず、その骨子も

分煙
一九八三年六月、米サンフランシスコで職場の喫煙規制条例が施行された。マスコミはこれを「禁煙条例」とか「嫌煙条例」と報道したが、原文を検討すると「雇用者、経営者は職場の喫煙者と、非喫煙者の席や部屋を分けなさい」というのが骨子であり、渡辺がこれを「分煙条例」と名付けて紹介した。これが「分煙」のルーツである。

屋内空気清浄法
海外で最も早くたばこによる室内の空気汚染にブレーキをかけたのは米ミネソタ州である。一九七八年、Cleen Indoor Air Act という名称で州法が施行された。

表3　世界の主な国々のたばこ規制対策の現状（2000年4月現在）

	広告規制	警告表示	喫煙規制の状況	政府・自治体の姿勢
イギリス	1965年、通信公社総裁の勧告で電波媒体CM全面禁止。	厳しい警告表示あり。	病院、学校、交通機関の規制進む。60％以上の企業が禁煙・分煙。禁煙教育も本格化。	ブレア首相、たばこのイベント禁止を指示。政府が本腰を入れて、熱心な取り組みを展開。
アメリカ	1971年、電波媒体は法律で禁止。現在、クリントン大統領、議会、FDA、EPAなどが先頭にたって、すべてのたばこ広告を禁止する方向で議論が進んでいる。	4種類の警告表示。肺がん、心臓病等、具体的な有害性の表示を法律で決定している。	ほとんどの州で喫煙規制条例を実施。病院、学校、交通機関、職場等の禁煙・分煙化進む。航空機は全面禁煙。自動販売機禁止の州・市増える。たばこ税、国・州とも増税に。クリントン大統領は、ニコチンを麻薬と断定し規制強化。	連邦政府ビルは全面禁煙。厚生省、労働省、教育省、環境保護庁など規制に全力。上下両院も全面禁煙。FDAはニコチンを麻薬のリストに加え厳しい規制を目指す。州政府、国の司法長官は、たばこ会社に「医療費訴訟」を提起。
フランス	1993年1月以降、すべての広告が法律で禁止された。	警告表示あり。	1992年「禁煙法」を施行。「閉ざされた空間」での喫煙を全面的に禁止。	1992年以降、厚生省が中心となって、非常に熱心な取り組みを展開している。
カナダ	1972年、電波媒体から自主撤退。90年以降すべての広告、イベントが法律で禁止。	厳しい警告表示あり。addictiveの警告も。	病院、学校、公共の場所、職場、交通機関等喫煙規制進む。国内線航空機は全面禁煙。国際線にも全席禁煙広がる。	国全体で非常に熱心な規制対策を実施している。トロント、バンクーバーなどでは、飲食店も全面禁煙となった。
オーストラリア	1993年、たばこ広告は法律で全面的に禁止した。	厳しい表示あり。	病院、学校、公共の場所、職場、交通機関の規制進む。航空機も全面禁煙。	連邦政府、州政府とも熱心な取り組みを実施している。
ノルウェー	1975年、すべてのたばこ広告を法律で禁止した。	厳しい表示あり。	病院、学校、公共の場、職場、交通機関の規制進む。禁煙教育に全力を挙げている。	政府主導で喫煙規制実施。厚生省、労働省、教育省なども、たばこ規制に全力を挙げている。
シンガポール	1970年、すべてのたばこ広告を法律で禁止した。	厳しい警告表示あり。	国全体の規制進む。空調の建物内は禁煙。路上でたばこポイ捨ては約8万円の罰金刑。	政府が先頭にたって禁煙・分煙運動を展開している。
中国	政府の方針で、電波媒体、印刷媒体などほとんど禁止。	吸い過ぎは健康に有害。	「公共の場所禁煙法」可決。1992年7月から実施。	97年8月、北京で第10回世界禁煙会議を開催。熱心な取り組みを開始した。
台湾	政府の方針で、電波媒体、印刷媒体などほとんど禁止。	厳しい警告表示あり。	病院、学校、公共の場、職場、交通機関はほとんど禁煙に。国際線フライトも全席禁煙となった。	1997年3月、衛生署が先頭にたって厳しい「煙害規制法」を決定。97年9月から同法が施行された。
韓国	電波媒体は法律で禁止。	厳しい警告表示あり。	公共の場所、職場、交通機関の規制進む。消費者団体が先頭にたって、禁煙運動展開。	政府の方針で95年9月、新たな「喫煙規制法」を施行。自治体の規制対策も進む。
タイ	政府の方針で、電波媒体、印刷媒体などほとんど禁止。	厳しい警告表示あり。	学校、病院、職場など規制に乗り出している。	政府が先頭にたって、熱心な取り組みを展開している。
日本	98年4月以降、電波媒体の銘柄CM自主規制。但しマナーCM放映中。印刷媒体、駅の看板、電車の中吊り広告や各種イベントは激化の様相を呈している。	「あなたの健康を損なう恐れあり吸いすぎに注意しましょう」と気休め表示。	地下鉄、JR、航空機など交通機関の規制進む。50％以上の民間企業が職場における規制対策を実施しているが手ぬるい。約1000の自治体がポイ捨て禁止条例を施行しているが、ほとんど効果があがっていない。	大蔵省はたばこ事業推進。「たばこ事業法」が最大の障壁となって、根本的な喫煙規制対策に乗り出せず。厚生省、労働省は「分煙対策ガイドライン」を作成したが強制力はなく、規制対策はなかなか進んでいない。自治体の対策も消極的である。

たばこ問題情報センター調べ。

たばこの煙の中の「化学物質」は、四〇〇種類にも上る。その中には、発がん物質、発がん促進物質が約二百種類もあり、ニコチン、タール、シアン化水素、アクロレイン、アセトアルデヒドなどの有害物質が検出されている。また、大気汚染の元凶と言われているCO（一酸化炭素）やNO$_x$（窒素酸化物）も含まれ、発がん物質として有名なベンツピレンやニトロソアミン、放射性物質のポロニウム、さらにはダイオキシンなど、正に〃毒の缶詰〃といえるものが含まれている。

たばこの煙には、吸っている人の煙＝主流煙と、火のついた方から立ちのぼる煙＝副流煙があるが、空気を汚しているのは、主流煙よりも副流煙の方が影響が大きいのだ。

米厚生省の調査では、タール三・四倍、ニコチン二・八倍、ベンツピレン三・九倍、一酸化炭素四・七倍、窒素酸化物三・六倍、アンモニアにいたっては四六・三倍というように、いずれも副流煙に多量の毒性物質が含まれていることがわかっている。

周囲の人への害

空気を汚すたばこ

「たばこの煙は公害」という主張に対し「自動車の排気ガスの方が重要問題」という議論がある。確かに、都市の幹線道路周辺の空気は、自動車の排気ガスによって、色も臭いも酷く、また目や鼻やノドを刺激して「公害病」の原因となっている。この自動車の排気ガスには二万〜六万ppmもの一酸化炭素の他、数多くの化学物質、発がん物質が含まれている。

ところが、「喫煙問題」に理解のない一部の市民運動家や評論家の感覚では、自動車や原発による環境汚染を追及するのが最も重要で「たばこの煙」については、とるに足らない小さな問題だと考えているケースが多いようだ。

しかし、国立公衆衛生院が、狭い部屋での喫煙による空気汚染を測定した実験では、なんと約四万ppmもの一酸化炭素が含まれており、交通混雑の交差点並みの汚染度という結果が出ている。さらに、喘息や慢性気管支炎の原因となっている窒素酸化物（NO$_x$）もたっぷり含まれており、身近かな空気を汚染する大きな原因となっている。

自動車の排気ガスとたばこの煙については「どちらが有害か」という議論ではなく、双方とも空気を汚染する重要な原因なので、総合的な規制対策が必要だ。

「たばこ」について、正しい情報を知っていただき、とくに環境問題や自然保護運動、消費者運動に関わっている方々は、このような有害商品と縁を切っていただきたいと心から願うばかりである。

夫が喫煙者の妻は

平山博士が世界に先がけて行なった調査で、九万人以上の非喫煙の女性を十六年間追跡して観察した結果がある。その調査では、夫が喫煙者であれば、吸わない妻が肺がんにかかりやすいことがわかった。夫が吸わない場合を一とすると、一四本までの場合は一・四倍、一五〜一九本の場合は一・五倍、二〇本以上の場合は一・九倍と、たばこを吸わない妻の肺がんにかかる危険性が高くなっている。

その後、ギリシャ、アメリカ、イギリスなどでも同様の調査報告が出され、WHOでもこの問題については、明らかに受動喫煙も肺がんの原因であると結論づけている。

職場のたばこ公害

喫煙者の多い職場で働く人は、常に「たばこ公害」の被害者となっている。密閉され、換気装置が十分でない職場では非喫煙者はもとより、喫煙者もたばこの煙によって、身体の機能に異常が出ている。喫煙者の場合は、自業自得という側面があるが、たばこを吸わない人が、受動喫煙によって目や鼻が痛くなったり、呼吸器に異常が生じたり、長期間には、がんや心臓病の危険を負わされてしまうことは、まさに人権問題なのだ。

米環境保護局（EPA）が、たばこの煙は空気汚染の最大の原因ということで、八十年代以降、その規制対策に全力をあげている。そして、九三年一月には「受動喫煙が年間三〇〇〇人の肺がん死をもたらしている」という報告書を発表し、安全論争にケリをつけた。この中でEPAが最も重視したのは「受動喫煙は小さな子供に著しく有害」と指摘したことで、一歳六カ月以下の子供のうち、年間一五万〜三〇万人が気管支炎や肺炎にかかっていると警告している。

交通機関、公共の場の受動喫煙

列車や駅のホーム、その他の公共施設での受動喫煙の被害は、かなり改善されてきた。その中で、最も進んだ規制は地下鉄の全面禁煙である。札幌、仙台、東京、横浜、名古屋、京都、大阪、神戸、福岡の九都市の地下鉄は「構内終日全面禁煙」となり、受動喫煙の害に悩まされなくなった。

航空機は、多くの日本乗り入れの国際線が全席禁煙となったのを受けて、九九年四月から、ようやく日本航空、全日空の国際線も全面禁煙となった。各地の空港と駅やホテルを結ぶリムジンバスも全面禁煙となっている。

遅れているのがタクシーだ。「禁煙タクシー」は、全国で個人タクシーが一〇〇台前後だけである。法人では、京都のMKタクシーが保有車四五四台をすべて禁煙タクシーとして話題を呼んだ。

しかし、全国の法人タクシーはすべて「喫煙タクシー」であり、たばこの臭いがしみついていて、ガマンの限度を超えているという非喫煙利用者の切実な声を度々聞いている。

この問題については、運輸省が各社五〇パーセント位は禁煙タクシーとして、利用者の選択ができるように「通達」を出せば直ちに解決する問題だが、運輸官僚もタクシー会社の経営者も「たばこを吸っていただくのがサービス」という間違った考えに凝り固まっていることが大きな問題である。

「喫煙者と非喫煙者の相互理解」を促す妥協的なもので、あまり役には立ってはいない。

しかし最近、裁判所の勧告で原告の要求を認める内容で和解が成立した例もあり、裁判所も職場での非喫煙者に対する人権侵害を無視できなくなってきた。

生ぬるいたばこの警告表示

日本の警告表示は、世界中で最も〃おだやか〃である。パッケージには「健康を損なうおそれがありますから、吸いすぎに注意しましょう」という文言が書かれているが、アメリカの市民団体「パブリック・シティズン」(ラルフ・ネーダー代表)は、九八年秋、日本の警告表示は零点と評価した。アメリカ、カナダ、オーストラリア、スウェーデン、ノルウェー、タイ、台湾その他いくつかの国では「喫煙は肺がんになる」「心臓病になる」「肺気腫になる」「妊婦が吸うと胎児に多大の悪影響をおよぼす」「紙巻

「愛煙家」はいない?

「肩身が狭い愛煙家」「追いつめられた愛煙家」「愛煙家受難時代」……ここ数年マスコミでしばしばお目にかかる言葉だ。

海外諸国や民間企業が厳しい規制対策を打ち出したり、航空機や他の交通機関の禁煙対策が大きく報道されるたびに、このような表現にお目にかかる。しかし、ちょっと待っていただきたい。「愛煙家」という言葉はどれだけ〃真実〃を言い表わしているのか。

世論調査や企業、自治体のアンケート調査を見ても、七割以上の人が「やめたい」「減らしたい」と考えていることが明らかとなっており、とくに中高年層にその傾向が強い。米の調査によれば、九割近くの喫煙者が禁煙願望を持っていることが明らかとなっている。

「やめたい」と思いながら吸い続けている人を「愛煙家」と表現するのは、完全に間違っている。〃哀しい煙の囚われ人〃ならば、「哀煙家」のほうが正しいではないか。

たばこは「趣味・嗜好」か?

「たばこは個人の趣味・嗜好」という言葉もよく使われる。しかし、たばこ以外に「やめたい」と思いながら続けている趣味や嗜好があるだろうか。

好きな食べ物や飲み物が、突然嫌いになったり、その逆に、急に好きになったりはしない。たばこは決して「趣味」や「嗜好」ではないはずだ。

要するに「ニコチン」という依存性の強い薬物によって、悪習慣を続けさせられて

いるのだ。

この大前提を無視するところから「肩身が狭い愛煙家」とか「追いつめられた愛煙家」になってしまうのである。

元ヘビー・スモーカーの私としては「ようやく喫煙者が救われる時代となってきた」と言いたいのである。

意志の強いスモーカー

ほとんどのスモーカーが、「意志が弱いからやめられない」と考えているようだ。こういう方々に私は、「それは〃思い込み〃だ。たばこについてほとんど情報がなかった昔ならいざしらず、ひんぱんに喫煙の害、海外の規制などが伝えられており、また家族の突き上げや、公共の場、職場での白い眼を無視して吸い続けているのは相当勇気のある行為で、〃意志の強い方〃」と説明している。

スモーカーも被害者

ここで誤解しないでいただきたいのは、禁煙・嫌煙権運動は、喫煙者との対決ではなく、たばこ会社とそれに協力している行政や学者・評論家、タレントと〃対決〃しているという事実である。

喫煙者は「加害者」であると同時に、学校教育、社会教育の場で、たばこ問題についての正しい情報を伝えられず、自分自身がたばこの害を十分受けていると同時に、副流煙の「被害者」でもあるのだ。そのような喫煙者に頭ごなしに「けしからん。やめろ！」と迫ったら、禁煙・嫌煙権運動は逆効果となってしまうことは論を待たない。

たばこ問題〃常識〃のウソ

喫煙者は「禁煙」「嫌煙」「分煙」という言葉や運動について反論する前に「たばこという商品」「喫煙という行為」について、きちんと見直しをしていただきたいと思う。

医学上の問題については、多くの著書や、研究データなど、科学的情報が出揃っている。そのデータについて、冷静に目を通し、さらに家族や同僚、友人の日常生活の中でのたばこの煙について、その行方を考えていただきたいと思う。

やめてよかったたばこ

たばこ問題を考える際に「意志が弱いから……」「わかっちゃいるけど……」「個人の趣味・嗜好……」とばかり考えないで、時代がどう動いているか、有害性とは何か、今後の対策はどうなっていくかなど、社会的な視点をぜひご理解いただきたい。

私の友人、知人や、禁煙・嫌煙運動の中心メンバーで、元ヘビースモーカーの場合、皆「やめてよかった」と意見が一致している。

日本は国際社会の一員という考え方が定着してきた現在、たばこに関して最も立ち遅れているわが国の現状をどう改善していくのか、政治家、専門家、市民運動関係者などの意識が大きく問われている。

たばこは中毒になる」などと、具体的な警告表示が法律で義務づけられており、WHOもこの方向を各国に強く勧告している。

増加の一途たどるたばこ死

喫煙による犠牲者の数は膨大で、しかも増加の一途をたどっている。喫煙に起因する病気で死亡した日本人の数は、七五年には男三万六〇〇〇人、女八〇〇〇人だったが、八五年には男五万八〇〇〇人、女一万七〇〇〇人と増えている（一九六五年～一九八一年、十六年間にわたり、当時四十歳代の元気だった人、二六万五一一八人を十六年間追跡調査した平山雄博士の調査に基づいて計算している）。

また、イギリスのリチャード・ペト博士は一九九五年に喫煙に起因する病気で死亡した日本人は男八万三〇〇〇人、女二万七〇〇〇人と計算している。

たばこの販売本数と販売高

日本におけるたばこの販売本数は年々増加しており、一九九六年には、史上最高の総販売本数三四八三億本を記録した〔*〕。日本政府は、米国政府の要求に屈して、一九八五年四月に外国たばこの輸入関税を撤廃し、輸入を自由化した。それまで二パーセント台であった輸入たばこの比率は急激に増加し、九九年度には、全販売本数の二四・七パーセント（八二二億本）にも達している。

喫煙による経済損失

喫煙によって、企業も社会全体も莫大な経済損失を蒙っている〔*〕。

アイ電機設備㈱の伊藤好則社長が計算したところによれば、従業員の喫煙による労働時間の損失、清掃費の増加などのため、喫煙従業員の一人当たり年間損失は五三万一四二〇円にも上る。

喫煙が社会全体に及ぼす経済損失については、国立公衆衛生院の中原俊隆、望月友美子両氏の研究がある。これによると、一九九〇年の喫煙による社会的損失は三兆一八二六億円であり、この年のたばこ税二兆一三一億円をはるか

販売本数と喫煙高

過去二十二年間に、国内で販売された紙巻たばこの販売本数、喫煙率、喫煙人口は表1のとおり。これを基に、未成年者の推定喫煙本数を計算した。

たばこの経済損失二兆八〇〇〇億円

国立がんセンターの渡辺昌部長（現東京農大教授）と後藤公彦客員研究員がこの調査をまとめた。たばこが原因となっている病気の医療費が三兆二〇〇〇億円、清掃費・消防費が二〇〇〇億円、生存していた場合の国民所得二兆円など合計五兆六〇〇〇億円の社会的コストを算出。この赤字額は今のペースで増え続けた場合、二〇三〇年には一四兆二〇〇〇億円になると推定している（日本経済新聞九五年六月十四日）。

に上回っている。

喫煙者と非喫煙者の経済的不平等

喫煙は、喫煙者と非喫煙者の間に経済的不平等を作り出している。たとえば、健康保険、生命保険、火災保険などで、病気、死亡、火災が起こるリスクは明らかに喫煙者の方が高いのに、保険料の額には差がなかった。非喫煙者が不当に高い保険料を払って、本来喫煙者が負担すべき分まで負担していたわけである。

米国では、生命保険・損害保険の非喫煙者割引制度は当たり前となっており、ようやく日本でも、九八年三月から、第百生命(現在はマニュライフ・センチュリー生命保険会社。代百生命は二〇〇〇年六月に破綻)や大同生命、アリコジャパン社などでノンスモーカー割引をうたった保険が販売されるようになった。

米国では多くの州が、喫煙によって余分にかかった医療費の賠償を求めてたばこ会社を訴え、「和解」によって余分にかかった支出が回収されることになった。

わが国の自治体や健康保険組合も、同様の訴訟を起こすべきではないか。

国会議員、政党は無関心

日本の国会議員の喫煙率は三四パーセントであり、一般の成人男性喫煙率を下回っている。

しかし、たばこを吸わない議員が多いにも関わらず、喫煙規制対策に熱心に取り組む議員の数は極めて少ない。

その大きな理由は「たばこ族議員」の存在である。衆参七五二名の議員のうち、少なくとも四分の一以上の議員が、葉たばこ耕作農家、小売店、自販機メーカー、広告代理店、流通機関、たばこ産業労組などと密接な関係を持ち、たばこ利権の確保、たばこ事業の存続に大きな力を発揮しているからだ。

禁煙・嫌煙運動の目指すもの

第一に、職場や交通機関、家庭内などで一方的に非喫煙者が被害を受けている現状を是正すること、および、給与、各種保険料などで非喫煙者が受けている経済的不平等を解消することが急務である。

第二に、製造者責任を追及して、喫煙によって死亡したり病気になった者の損害を回復することが必要だ。九八年五月、長年の喫煙が原因で「たばこ病」となってしまった患者七名が、損害賠償と国の喫煙規制対策の推進を求めてJTと国を相手に訴訟を起こしたが、この裁判の支援が重要な課題となっている。

第三に、喫煙による被害の拡大を防止するため、禁煙教育の推進、たばこ価格の大幅引き上げ、たばこ広告の全面禁止、たばこ自販機の廃止、喫煙をやめようとする者に対する禁煙サポートを徹底的に進めるべきである。

これらの対策を確実に実施させるためにも「たばこ事業法」を廃止して、政府のたばこ政策を根本的に変えることが重要である。

⑩ 電磁波

荻野晃也

電磁波〔＊〕という聞きなれない言葉も、ようやく広く知られるようになって来た。携帯電話（PHSを含む）が五〇〇〇万台と大人の半分は保持するようになったこともあって、電磁波の健康影響への関心が高まって来ている。「携帯電話は他のお客さまのご迷惑になりますので……」というアナウンスも、電車内でよく耳にするが、音の迷惑を言っているだけで、健康被害、とくにペースメーカーなどへの障害を言っているようではなさそうである。

それでも、九五年頃から、病院の機器への障害問題が広く知られるようになったことから、どうも悪影響を与える可能性がありそうだと思う人たちも確実に増えている。

送電線の建設に対しても、各地で電磁波の不安が住民の反対理由になって来ている。今まで知られていなかった新しい公害問題になっていると言ってもよいと思う。

電磁波とは何か？

電磁波というと難しく聞こえるが、電波といえばよくわかるだろう。テレビが見えるのも、ラジオで音楽を聞けるのも、放送局の電波タワーから広がってくる電波を、家のアンテナがキャッチしているからだ。衛星放送のアンテナが丸い凹レンズ状になっているのは、遠方の衛星からの電波が弱いので、その電波をまるで光学レンズのように前方へ集めているわけである。

電磁波には色々な種類がある（図1）。一番よく知られているのが、太陽光線である。

つまり、電磁波とは、光の仲間で、エネルギーの高い順に、ガンマ線という放射線、レントゲン撮影に使われるX線、紫外線、太陽光線、

電磁波（電波）の単位

電磁波には大きく分けて、高周波と低周波がある。両方の電磁波とも電圧を根拠とする「電場」と、磁気の強さの単位である「磁場」とで表わすことができるが、生体への効果が異なることもあって、分けて考えられている。

高周波の電磁波は、一般に電波と呼ばれているように、太陽光線と同じような単位であるワット（W）が使われている。電子レンジと同じように、どれだけの熱エネルギーが伝播しているかを示す単位が使われているわけだ。ワット（W）は熱量の単位であるから、単位面積当たりにやってくる電磁波の強さを示しているので一平方センチメートル（㎠）当たりのミリワット（mW）が使われる。つまり

赤外線、電波（電磁場）がある。いずれも放射線と呼んでもよいのだが、日本ではX線やガンマ線などのエネルギーの高い電磁波で、分子や原子などにある原子核と電子とを電離させる効果がある電離放射線のみを放射線と定義している。

紫外線、太陽光線、赤外線は太陽光線の仲間に分類し、三〇〇〇ギガ（三兆）ヘルツよりも周波数の低い、つまりエネルギーの低い電波を日本では電磁波と呼んでいるようだ。電磁波は、周波数や波長でも分類できるので、電波領域の電磁波によく使用される。ガンマ線などでは、エレクトロン・ボルトというエネルギーの単位が使用されている。

ここでは電波領域のエネルギーの低いもののみを電磁波だとして話しを進めることにする。電磁波にも大きく分けて、高周波と低周波とがある。高周波のみを電波と呼ぶことが多く、低周波は電場・磁場といった電磁場が問題になることから、欧米では、電磁場と呼ばれることが多いのだが、日本では両方を電磁波と呼んでいる。電磁波で作られる空間強度を電磁場というからで、同じことだと言ってよいだろう。

電磁波はどこにあるのか？

自然界にも電磁波がある。太陽や宇宙からやって来ているし、地球の磁場も電磁波の仲間といってよいだろう。稲妻は電気の流れであるので、色々な周波数の電磁波を放出しているし、地震の際にも放出されている。自然界にある電磁波強度の一番弱い領域が、マイクロ波領域で、携帯電話に使用されている周波数帯でもある。そこから低周波になるに従って電磁波は強くなり、地球の大きさと共振するシューマン共振電磁波も五～三〇ヘルツに定在している。そのような環境の中で、生物は進化し、私たち人類も生活して来たのである。

電磁波環境が大きく変化したのは、二〇世紀に入ってからである。エジソンに代表される電気利用とマルコニーの通信技術が、戦争の世紀ともいわれるこの二〇世紀で大々的に進歩利用されるようになった。二〇世紀を代表する科学技術は、原子力と電磁波だといって過言ではないと思われる。

私たちの身の回りで見てみると、電気製品の

---

mW／cm²が高周波・電磁波の強度として使用されている。mWの千分の一のマイクロワット（μW）もよく使われる。つまり強度としてはμW／cm²となる。高周波・電磁波は、生体組織に熱を与えるが、その単位は組織の重さ当たりにどれだけの熱量を与えるかという単位で考えられている。つまり、組織一〇グラム当たり（または、一グラム当たり）に、W／kgの単位が使用される。

高周波と異なり、低周波では、ワット単位ではなく、電場及び磁場の単位が使われる。電場では一メートル（m）当たりの電圧（ボルトV）でV／mの単位である。たとえば、一〇メートル（m）離れた場所の床と天井全体に一〇〇ボルト（V）の電圧がかかっていたとすれば、その間の空間における「電場」は一〇〇〇／一〇＝一〇〇V／mということになる。磁場の方は、テスラ（T）またはガウス（G）の単位が使われる。一般一T＝一〇〇〇〇Gで、一般環境ではこんな強い磁場は存

図1　電磁波の種類

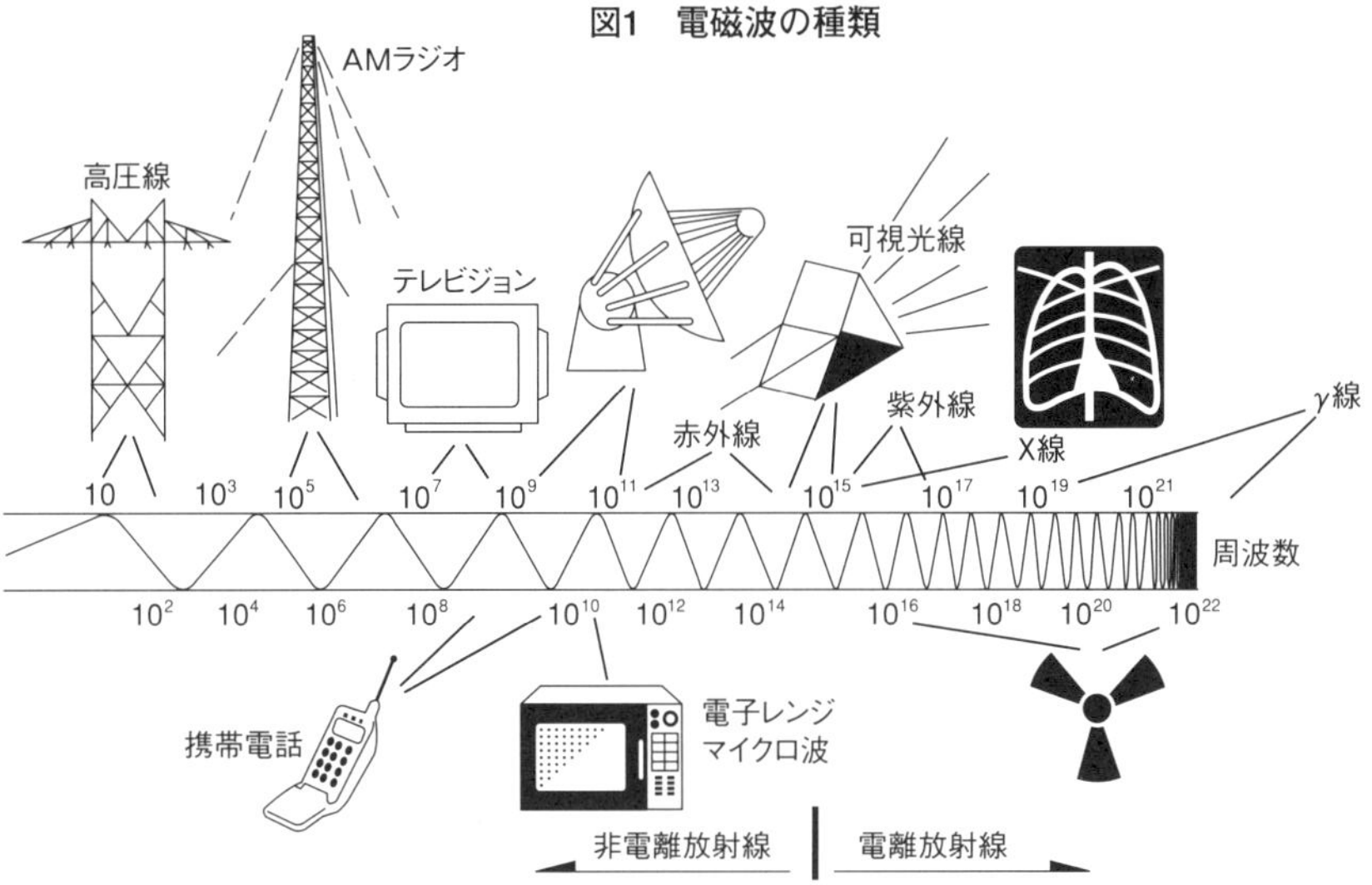

多くからは低周波の電磁波が漏洩している。交流電気を送る送電線や配電線からも漏洩している。家庭で使用されるもので、高周波電磁波を放出しているのは、電子レンジと携帯電話ぐらいである。勿論、テレビ塔や携帯電話タワーの近くであれば、外からそれらの電磁波がやって来ることになる。大都会には、タクシー無線などもあるので、今や私たちは電磁波の海の中に生活しているようなものなのだ。

電磁波の生物効果

電子レンジや電磁調理器は電磁波を利用した調理器である。前者はマイクロ波を使用し小さな水分子を振動して温め、後者は低周波の電磁誘導という電磁波の渦を使って温めている。高周波は生物組織を温めるという「熱効果」があることは以前から知られている。電子レンジ効果といってもよいだろう。また低周波の場合は、熱効果よりも刺激を与える効果の方が重要だと考えられていたのである。

それに対して、いま問題になっているのは、「非熱効果」つまり「熱のみでない効果」のこ

在しないので、マイクロテスラ（μT）またはミリガウス（mG）の単位が使われる。一μT＝一〇mGに相当する。電線に直流の電流が一〇アンペア（A）流れている場合はその電線から四メートル離れた場所の磁場強度が五mGということになる。地球表面にある磁場は約五〇〇mGだが、今問題になっているのは、交流磁場の場合で数ミリガウスでの磁場が心配されている。

となのだ。熱効果がまわりまわって非熱効果として現われる場合もあるし、熱を上げるような強度でないのに非熱効果影響を与える場合もある。ところが、電磁波を利用している電気工学関係が中心になって影響研究が行なわれてきたので、「熱効果のみ」として利用拡大が行なわれてしまったのである。熱効果だけであっても、目に影響を与えそうだということで規制は加えられてきてはいたのだが、それよりもさらに弱い電磁波被曝でも影響がありそうだと言われるようになったのはつい最近のことである。

人工の電磁波は、自然界にないようなものが多い。たとえば、携帯電話に使われるデジタル電磁波は自然界にはまったく存在しない。また、変調といって、マイクロ波と低周波とを混ぜて使用しているのだが、このような変調電磁波も自然界にはほとんど存在しない。低周波で考えると、自然界にはシューマン共振電磁波が存在していて、七・八、一四・一、二〇・三、二五・四、三二・五ヘルツに大きなピークがあるが、それより周波数の大きな所にはピークはない。ところが電気製品の多くは五〇か六〇ヘルツなのである。

生物は、自然の電磁波にならされながら進化して来たわけで、今まで経験したことのない電磁波に被曝しても大丈夫だろうかという点も不安をよぶ理由になっている。

生物への効果として重要な現象に、マグネタイト、カルシウム、メラトニンの三つをあげることができる。マグネタイトというのは脳内にある小さな磁石のことだ。七五年にバクテリアの体内で初めて発見され、その後伝書バト、ミツバチなどにも見つかり、人間の脳内から発見されたのは九二年のことである。どのような作用をしているのかはまだ明らかではないが、地球磁場を検知しているらしい。カルシウムは神経伝達や生殖系にとって大切なイオンであるが、そのカルシウム分泌が電磁波の影響を受けていることが見出されたのも七五年のことだ。メラトニンは松果体から分泌される脳内ホルモンであるが、その重要な役割が明らかになったのは九〇年代になってからだ。抗酸化力のある生体時計と関連するといわれているホルモンで、その分泌も電磁波被曝で影響を受けると言われている。マグネタイト、カルシウム、メラトニンの三つは、いずれも生物進化の早い段階から重要な役割を担っていた可能性もあり、それの重要性に注目され始めたのは最近のことなのだ。それも電磁波問題との関連から研究が進められて来たのである。

高周波・電磁波の人体影響

兵庫南部地震の時に、窓ガラスの壊れた電子レンジを使用しないようにとの警告が出された。電子レンジは強いマイクロ波という高周波を使っているためだった。このようなマイクロ波を出すものにレーダーがある。レーダー操作員には白内障が多いという研究は五〇年代からいくつも報告されている。また、マイクロ波の特長としては、ホット・スポット効果というのがある。太陽光線を凸レンズでしぼって黒色の紙に穴を開けた経験があると思うが、それと同じような効果である。携帯電話もマイクロ波を使っているので、このホット・スポット効果という熱集中効果が問題になっている。熱上昇しないような携帯電話であっても、耳の横で使用するので、脳の一部へ熱集中していると考えられるからである。このような脳へのエネルギー吸収量を「局所SAR値」〔*〕と呼んでいて、世界中でSAR値を下げるような技術開発が行なわれている。表1にSAR値の一例を示す。日本のメーカーは発表することを拒否しているが、欧米では新聞などで公表されている。携帯電話で脳腫瘍が増加するのではないかということは、以前から言われていたのだが、腫瘍が顕在化するまでに十年近くの年月が必要だと思わ

表1　携帯電話の局所SAR値（頭部）
（組織10ｇ当たり平均）

携帯電話会社名（型）	局所SAR値（W／Kg）
ノキア（2110）	0.44
ノキア（5110）	0.37
ノキア（6110）	0.29
ボシュ・ワールド（718）	0.29
エリクソン（GA628）	0.28
ハゲネック（Global）	0.03
モトローラ（V3688）	0.02
モトローラ（Star70）	0.02
（英国BBCニュース：99.5より引用）	
シャープ（TQG700）	1.01
パナソニック（EBG500）	0.98
ソニー（CMD－Z1）	0.88
ソニー（CMD－DX1000）	0.41
（日本型のみMWN：97.11より引用）	

局所SAR値

高周波・電磁波は生体組織に熱エネルギーを与える。私たちが使用する電子レンジを考えればよくわかる。凍ったお肉を電子レンジで暖めたことはありませんか？　チンした後でも肉の表面は煮えてしまっているのに、中がまだ氷状だった経験もあると思う。電子レンジで使われている電磁波は携帯電話と同じようなマイクロ波という高周波だが、水の分子を高周波で振動させて温度をあげている。水も氷も、同じH_2Oなのだが、HとOの位置がわずかに異なっていて、そのために高周波・電磁波の吸収の仕方が大きく異なるのである。水に一番よく電磁波エネルギーを吸収させるように周波数をきめているのだが、氷にはまったく吸収されない。これでもわかるように、高周波では組織の成分、大きさ、周波数などでエネルギーの吸収の程度が大きく異なる。ホット・スポット効果という熱が集中する効果も変化する。そこで電磁波のエネルギーの吸収量で考

れることから、研究結果が得られていなかった。ところが九九年五月に、スウェーデンのハーデル博士の研究が発表されて世界中で話題になった。ハーデル博士の論文によると、左側で携帯電話を使用する人の左側に発生する脳腫瘍が、二・四五倍、右側で使用する人の右側での脳腫瘍の増加率が二・四倍というものだったからだ。統計的に有意なデータではないが、脳腫瘍との関係を示唆する最初の研究と言ってよいだろう。

表2　携帯電話の使用場所と脳腫瘍の発生箇所
（ハーデル論文：1999.5）

使用場所と発生箇所	症例数	増加率（オッズ比〔*〕）	95％信頼区間〔*〕
側頭部	23人	1.55倍	0.79～3.04
右側＋右耳	8	3.03	0.88～10.4
左側＋左耳	3	1.55	0.21～11.3
側頭部と後頭部	25	1.47	0.78～2.77
右側＋右耳	8	2.45	0.78～7.76
（アナログ型）	7	2.56	0.72～9.12
（デジタル型）	3	1.23	0.26～5.75
左側＋左耳	5	2.40	0.52～10.9
（アナログ型）	5	2.10	0.46～9.57
（デジタル型）	1	0.78	0.07～8.88

　テレビ・ラジオ塔の近くの小児白血病の死亡率が一・六―二・七倍に増加しているというオーストラリアのホッキング論文（一九九六年）も話題になっている。このような研究を疫学研究というが、最近ほど悪影響を示す研究が増えている。電磁波が身体に悪さをするとは思われていないうちに、世界中ですでに三億台近くもの携帯電話が使用されるようになってしまったのだから、心配になって研究する人が増えているのではないだろうか。携帯電話で血圧が上がるという研究や反応時間が変化するといった研究結果も報告されている。

　いま一番心配されているのは、脳と精子への影響だ。脳では「血液脳関門（BBB）」の作用がくずれているのではないかと懸念されている。人間の脳へは、全血液の五分の一が流れているのだが、それだけ脳組織は栄養と冷却を必

えるのがSAR値（特別エネルギー吸収比）と呼んでいる。SAR値には、全身SAR値と局所SAR値とがある。前者は、身体全体としてどれだけのエネルギーを吸収するかという量で、後者は身体の中の一部（局所）にどれだけのエネルギー吸収があるかを考える量である。組織、たとえば頭、手、足などで値が異なるからである。また、その組織が一グラム当たりなのか一〇グラム当たりなのかも重要である。ホット・スポット効果で、場合によれば、数ミリメートル（㎜）の小さな場所にエネルギーが集中することもあるからである。

増加率（オッズ比）
　疫学研究では、被曝していない集団に対して、被曝している集団に何倍のがんが発生しているかという研究が行なわれている。その増加率の求め方にもいろいろな方法があり、一番よく使用されているのが、「オッズ比」である。詳しい説明は省くが、競馬などで使われているのと同じ言

表3　携帯電話使用者と頭痛の増加率
（スウェーデン・ノルウェー合同研究報告：1998.11）

使用時間（分／日）	アナログ型携帯電話 スウェーデン	ノルウェー	デジタル型携帯電話 スウェーデン	ノルウェー
＜2 †	1.00倍（95％信頼区間）	1.00倍（95％信頼区間）	1.00倍（95％信頼区間）	1.00倍（95％信頼区間）
2〜15	1.81倍（1.22〜2.69）	1.81倍（0.82〜3.98）	1.49倍（1.02〜2.19）	1.94倍（0.90〜4.20）
15〜60	3.24倍（2.12〜4.95）	3.31倍（1.53〜7.18）	2.50倍（1.66〜3.75）	2.69倍（1.24〜5.88）
＞60	3.40倍（1.43〜8.12）	6.36倍（2.57〜15.8）	2.83倍（1.37〜5.85）	6.31倍（2.35〜17.0）

増加率は相対危険度（RR）
†：この場合の増加率を1.00と仮定。

要とする。血液中のアルブミンというタンパク質や重金属などの毒物が脳へ入り込むのを防ぐのがＢＢＢの役割で、毒物のないきれいな血液のみを脳へ送り込んでいるわけだ。そのＢＢＢの機能が電磁波被曝でくずれているとの研究がいくつも発表されている。日本の郵政省内研究会もこれらの悪影響が本当かどうかの研究を行なっていて、過去二回も「影響はない」との発表をしている。いずれもＮＨＫニュースでも報道されたが、被曝期間も短く、欧米の研究よりすぐれているとは言えない内容であった。ＮＨＫニュースを使って「携帯電話は安全だ」との宣伝をするための研究ではないかとすら思えてくる。

携帯電話使用者に多発する頭痛などの研究も九八年十一月に発表されている。ノルウェーとスウェーデンの合同調査で、頭痛が五〜六倍にもなっている。今まで、電磁波の人体影響問題は、白血病などの発がんを調べるという研究が多かったのだが、頭痛や記憶力といった短期間で現われる生理効果も重視されて来ている。

一方で、生殖への影響といった長期間の研究も話題になっている。生物が自然界の電磁波と

葉で、「オッズが何倍」というのも掛け金の増加率と考えれば意味がわかるであろう。

九五パーセント（％）信頼区間

疫学調査は、対象とする人間などの数に限界がある。その場合、どうしても統計的な方法で、増加率を推定することになる。「九五パーセント（％）信頼区間」というのは、統計的に考えて九五パーセント以内の値として信頼できる増加率が「何倍から何倍の間にあります」という言い方をする。したがって一〇〇パーセント（％）信頼区間というのはありえない。しかし九五％の範囲で言うことができる下限の倍率が一・〇を越えた場合には、その数値に統計的な意味が大きいことから、統計的に「有意」であるという。

「相関性を持っているか」という議論とも関係がある。人間の身体で一番熱影響を受けやすいのは睾丸と目だが、睾丸にある精子は大丈夫かという不安も生じている。レーダー操作員の精子が異常に低下するという研究が七五年に発表されているし、九九年にはラットの精子が影響を受けているとの報告もなされている。環境ホルモンの場合でも、メス化やオス化、さらに女子出産が多いということが話題になっているが、親の電磁波被曝で女の子が多く生まれるとの研究は電磁波被曝研究が一番多い。低周波の場合を含め九件もの研究があるが、否定する研究はたった一件なのだ。生命誕生以来の三七億年、生物は太陽光という電磁波を利用しながら進化して来たと言ってよいだろう。しかし自然界に存在するものよりも強い電磁波を浴びて来た経験はほとんどない。長期間にどのような影響が現われるかは、不明のままなのだ。

低周波・電磁波の人体影響

低周波の代表例は、世界中で使用されている五〇／六〇ヘルツの交流電気から漏洩してくる電磁波である。ここではその電磁波についてのみ説明したいと思う。

電磁波測定器を使って家電製品を調べると、電磁波強度を示す電場と磁場があることがすぐにわかる。コードに近づけるだけでもメーターの針が増えることがわかる。コードの先に何も製品がない場合は、電場だけが観測されて、磁場は検出できない。つまり、磁場は電流が流れることによって発生するのである。電磁波は目には見えないが、テレビの画面近くに、ヘアドライヤーや携帯電話を持って行ってみてほしい。画面がひずむことがわかるだろう。電磁波がテレビ画面に影響を与えているのである。

交流電気が人体へ悪影響を与えることをまっ先に主張したのは発明王エジソンであった。直流派だったエジソンは交流派のテスラやウエスチングハウスと大論争したのだが、便利な（勿論、当時の技術でのこと）交流派に負けてしまったのだ。交流の方が危険だということを証明しようとしたエジソンは動物感電死実験を色々とやったのだが、その技術が現在の電気椅子死刑台の発明につながった。

七九年三月、衝撃的な論文が発表された。

表4　配電線・送電線・変電所などと小児がんとの疫学調査
（2000.2筆者作成）

報告者（代表）	報告年	調査国	増加率（倍）	種類
ワルトハイマー	1979	米	2.25	全がん
			2.98	白血病
			2.40	脳腫瘍
フルトン	1981	米	1.09	白血病
トメニウス	1986	スウェーデン	1.20	全がん
			1.09	白血病
			3.96	脳腫瘍
サビッツ	1987	米	1.52	全がん
			1.93	白血病
			2.04	脳腫瘍
セバーソン	1988	米	1.25	白血病
リン	1989	台湾	1.30	全がん
			1.31	白血病
			1.09	脳腫瘍
コールマン	1989	英	1.68	白血病
マイヤー	1990	英	0.98	全がん
			1.14	白血病
リン	1991	台湾	6.0	白血病
ロンドン	1991	米	1.70	全がん
			1.69	白血病
ローウェンタル	1991	オーストラリア	2.00	白血病
フェイチング	1992	スウェーデン	1.3	全がん
（カロリンスカ報告）			3.8	白血病
			1.0	脳腫瘍
英国放射線防護委員会	1992	再評価研究	1.82	白血病
			1.85	脳腫瘍
オルセン	1993	デンマーク	5.6	全がん
			6.0	白血病
			6.0	脳腫瘍
ヴェルカサロ	1993	フィンランド	1.5	全がん
			1.6	白血病
			2.3	脳腫瘍
ペトリドウ	1993	ギリシャ	1.19	白血病
ファジャルド	1993	メキシコ	2.63	白血病
アールボム	1993	北欧3カ国	1.3	全がん
（ノルディック報告）			2.1	白血病
			1.5	脳腫瘍
ワシュバーン	1994	再評価論文	1.49	白血病
			1.58	リンパ
			1.89	脳腫瘍
松井	1994	日本	2.12	白血病
ボウマン	1995	米	9.2	白血病
ワルトハイマー	1995	米	～4.0	白血病
フェイチング	1995	北欧2カ国	2.0	白血病
			5.1	白血病
全米研究評議会	1996	再評価研究	1.5	白血病
マーチン	1996	米	4.3	脳腫瘍
ガーネイ	1996	カナダ	1.3	脳腫瘍
コギール	1996	英	4.69	白血病
コッコ	1996	伊	1.9	白血病
マイネルト	1996	再評価研究	1.89	白血病
アールボム	1997	再評価報告	1.8	白血病
ティネス	1997	ノルウェー	2.0	全がん
リネット	1997	米	1.72	白血病
（米国立がん研究所報告）			6.41	白血病
ミカリエス	1997	ドイツ	3.2	白血病
			11.1	白血病
アールボム	1998	再評価研究	1.6	白血病
そうけ島	1998	日本	3.91	白血病
リー	1998	台湾	2.7	白血病
			2.4	全がん
ワーテンベルグ	1998	再評価報告	1.5	白血病
米・環境健康科学研	1998	再評価研究	1.6	白血病
マクブライド	1999	カナダ	0.93	白血病
グリーン	1999	カナダ	4.5	白血病
アンジェロ	1999	再評価研究	1.59	白血病
ルーミス	1999	再評価研究	1.63	白血病
英小児がん研究G	1999	英国	0.90	白血病
			1.63	白血病
ドッケルティ	1999	ニュージーランド	3.3	白血病

注）増加率：オッズ比、相対危険度、発生割合など（重要な代表値のみ。95％信頼区間は省略）。

「配電線近くで小児白血病が三倍に増加」しているとのワルトハイマー論文だった。ちょうどその月にはスリーマイル島原発事故が発生していて、その論文のことは、話題にもならなかった。私も知らなかったのだが、秋に原発事故調査で渡来していた時にワシントンで聞いたのである。それ以前から「電磁波も放射線の仲間ですよ」といっていた私だが、よもや五〇／六〇ヘルツのエネルギーの極めて低い電磁波が白血病の原因になる可能性があるなど思ってもいなかったのが正直なところであった。それ以来、数多くの子どもを対象とした疫学研究が報告されている（表4）。九九年には、カナダから二つの研究が発表されたが、相反する結果を示していて、学会で論争の的になっている。オーストラリアの研究結果もそろそろ発表されるだろう。このような状況下で、世界各国が要求しているのが、日本での疫学研究の実施である。先進国で、送電線下に家が密集しているのは、この日本ぐらいだ、というのがその理由の一つである。九三年のフィンランドの研究では、フィンランド全土の九〇パーセントの送電線近くを調べたところ、二ミリガウス以上の磁場被曝下での小児白血病の子どもはたった三人しか発見できなかった。ところが、九八年のそうけ島論文（日本）によると、一〇ミリガウス以上の電磁波被曝下での小児白血病の子どもが実に一六人も見つかっている。それも富山県下の送電線周辺だけなのだ。日本ほど電磁波被曝の疫学研究に適した国はどこにもないのである。ようやく科学技術庁が中心になって疫学調査を九九年から始めることになった。厚生省や環境庁ではなく、通産省の下請け機関といってよい科技庁が中心なのだから、驚きである。信用できるデータになるかどうか監視する必要があろう。

職業人を対象とした疫学研究は、一〇〇近く発表されている。主に発がん調査が中心で、白血病、乳がん、睾丸がん、肺がん、腎臓がん、リンパ腫瘍などだが、それ以外に自殺、交通事故、アルツハイマー病なども報告されている。否定する研究もあるので、一〇〇パーセント確立しているわけではないが、「やはり危険なのではないか」と考える研究者が増えている。アルツハイマー病に関しては、四件の論文があるが、いずれも三倍以上の増加を示している。電磁波が脳へ何らかの影響を与えている可能性を

ポケモン事件

九七年十二月、テレビの人気アニメ「ポケットモンスター」を見ていた子どもたち多数が、「てんかん症状」になって病院にかつぎこまれる事件が発生した。パカパカと画面が光るように変わったのを見ていたためである。

以前から英国を中心として「テレビてんかん症」の症例が報告されており、「任天堂てんかん症」とすら呼ばれていたのである。ちょうど、テレビ画面が一秒間に一五回パカパカした時に一番危険率が高い。

光というのは、超高周波の電磁波であり、それが低周波で変調されたような時が一番危険性が高まる。人間の目には網膜があって、それに画面が映り、そこから出ている視神経で脳へ信号が送られてはじめて映像を認識する。つまり私たちが見ているのは、脳で見ていると言ってよいのである。ポケモンを見ていた子どもたちは、この視神経と脳の判断とが、光と低周波画面とで変調された神経信号が混

示しているのかもしれないが、そのメカニズムはまったくわかっていない。

身の回りにある家電製品についてはどうなのだろうか？　米国・電力研究所の資金で研究されたロンドン報告が九一年に発表された。電気毛布による小児白血病の増加率が七倍というものだったことから、米国で大問題になった。統計的に有意な数値ではなかったのだが、以前から流産の増加などの報告もあったので、女性を中心にして関心が高まったのだ。その結果、米国の電気毛布は大幅に電磁波漏洩が低減したのである。相変わらず電磁波の強い電気毛布を平気で売っているのは、先進国では日本ぐらいなのではないだろうか。

九八年五月、米国立がん研究所から、家電製品と小児白血病に関する疫学研究（ハッチ論文）が発表された（表5）。九七年のリネット論文（表4）と同じグループが約五年間かけて調査していた大掛かりな研究である。統計的に有意な結果のもののみを表5に示した。この論文で驚いたのはテレビによる白血病の増加である。日本の子どももテレビ漬けになっているので大変心配になる。テレビからはアナログ波・デジタル波・ノコギリ波などが出ているし、周波数も五〇／六〇ヘルツのみではなく、それの二倍、三倍、四倍、五倍といった高調波や二〇〜三〇〇ヘルツの間のたくさんの電磁波が出ている。それらが相乗的に関係しているのか、一つの電磁波がとくに悪いのかは未だにはっきりしていない。

九七年十二月に発生したポケモン事件〔＊〕も、いわば電磁波障害〔＊〕と言ってよいのだが、人間の身体は、環境に対して極めて微妙に反応するようになっているのではないだろうか。

慎重なる回避を！

地球環境問題を考える時に、まず頭に浮かぶのは、地球温暖化とオゾン・ホールではないだろうか？　この二つは、いずれも電磁波問題だと言ってよいと思う。地球は外からやって来る熱（太陽光線）と地球表面から宇宙へ逃げる熱、つまり赤外線放射とのバランスで一定温度に保たれている。それが、産業革命以来の石炭・石油の燃焼による炭酸ガスの増加などで、赤外線

乱してしまい、「てんかん症状」になってしまったのである。

電磁波障害

電磁波障害という言葉は、以前から専門家の中でよく使われていた。オートマ車が急発進して子どもを曳いてしまったといった事件もあった。最初の頃のオートマ車の中の電気回路が、外部からの電磁波に弱く、異常を示したからである。この現象が最初に明らかになったのは米国・カリフォルニア州での事故だった。高速道路を走行中の車のギアが突然変化したのであった。日本では、このような事故のことが報道されなかったために、電磁波障害の一例とは、国民の多くは知らなかったにすぎない。それを知った運輸省などは、車の中へ強力な電磁波を与えてもオートマ車の回路がおかしくならないような規準値を作成してはいるが、今なお年間数十件の障害らしい事故が発生していて、訴訟も起きているのだが、自動車メーカーは認めようとはしていないようだ。

放射が減少し地球が暖かくなるという問題が、地球温暖化問題である。一九世紀には、すでにこの問題は指摘されていたのだが、科学技術の便利さに酔いしれていた地球人類は「まさか」と思って無視し続けてきた結果である。

　また、オゾン・ホール問題は、オゾン層に穴が開くことによって、今までさえぎられていた紫外線の一部が地表に降りそそぐようになるという問題である。冷暖房に使用されていた夢の化学物質フロンがそのような悪さをするなどだれが予想しただろうか。これらの赤外線も紫外線も電磁波の仲間なのだ。

　携帯電話を月の上で使用したとすると、地球から見て宇宙最大の電波星とまちがえるほどの電波を放出していることになるそうだ。またシューマン共振電磁波は人間の脳波と大変よく似ている。昼と夜の違いは、電磁波のあり（太陽光線）、なしの相違とも言えるかもしれない。動物の多くの骨は硬骨だが、軟骨動物もわずかに生存している。代表例にサメがあるが、サメの骨にわずかの電圧をかけ続けると硬骨に変化するのだという。お母さんのお腹の中の赤ちゃんは、自分の骨を溶かして体内のカルシウム濃度を一定にする機能を持っていないが、誕生して初めて自分の骨を溶かし始める。それまでは、魚と同じように羊水から取り込んでいる。胎児は、松果体は持っているが、メラトニンを作ることはできない。誕生して初めて分泌し始める。このメラトニンは抗酸化力が強く、人間の身体が酸化するのを防ぐ重要なホルモンだということがわかったのは最近のことである。カルシウムもメラトニンも、生物が海から陸へ上陸した進化過程の証明なのだ。そして、これらが、電磁波に大変敏感なのである。

　電磁波によって生命が誕生したのではないかとの説は五十年以上も前に提唱されているが、長い間忘れられていた。その説が、電磁波の影響研究が深化すると共に再び登場し始めている。生命誕生は「深海ではないか」とか「宇宙ではないか」とか言われているが、いずれであれ、電磁波がＲＮＡ（リボ核酸）、ＤＮＡ（デオキシリボ核酸）の生成にうまく合致する力を提供してくれるような場所である。

　電磁波の悪影響を明らかにするには、まだまだ年月が必要だろうと思う。三七億年という長い年月を経て、現在の姿になった人間、生物に

　ＪＲ（旧国鉄）の電車が、走行中にドアを全開にしてしまった事件も発生している。線路近くのパチンコ店からの電磁波や、民家のテレビ用ブースターが故障して異常電磁波を発生させた電磁波障害だった。その原因が電磁波障害だったこともほとんど知られていない。

　九九年五月に、テレビでＣＤカセットが突然停止する場所があることが放映された。兵庫県川西市の道路なのだが、携帯電話タワーの電磁波でＣＤカセットからの音が止まってしまうのである。私が調査をしたところ、急坂になっていて、携帯電話タワーとほぼ同じ高さの所で発生していたのだった。ロボット殺人事件も起きているが、電磁波障害だったという報道はされていない。

　一般の人に知られるようになったのは、九六年頃からである。病院の機器が誤作動することが大きく報じられたからである。その後になって、車内では「携帯電話を使用しない」ようにとの放送がされ

表5-1　家電製品と小児白血病の増加率（疫学研究）
（米国立がん研究所報告〔ハッチ論文〕：1998.5）

家電製品名	症例数（人）	対照数（人）	増加率（倍）†	コメント
電気毛布	45	19	2.75	全使用者
ヘアードライヤー	266	221	1.55	全使用者
カールアイロン	31	23	3.56	3年以上使用
ヘッドホンステレオ	37	19	3.04	3年以上使用
電子レンジ	152	108	1.59	1～2年使用
ビデオゲーム器	92	60	2.78	3年以上使用
TVゲーム	64	50	2.36	3年以上使用
TV	178	109	2.39	1日6時間以上

（注）統計的に有意なデータのみ掲載

表5-2　テレビ・テレビゲームと小児急性リンパ性白血病の増加率
（米国・国立ガン研究所報告〔ハッチ論文〕：1998.5）

テレビの視聴時間と距離

視聴時間（時間／日）	テレビからの距離（フィート）＞6	4～6	＜4
＜2††	1.00倍（95%信頼区間）	1.49倍（0.62～3.56）	2.13倍（0.69～6.60）
2～4	0.59倍（0.25～1.43）	2.14倍（0.96～4.75）	1.33倍（0.57～3.10）
4～6	1.92倍（0.72～5.07）	2.23倍（0.96～5.17）	2.31倍（0.94～5.69）
＞6	4.67倍（1.64～13.36）	3.40倍（1.47～7.89）	4.39倍（1.75～11.04）

テレビゲームの遊び時間

遊び時間	患者数（人）	対照数（人）	増加率（倍）†	95%信頼区間
0（分／日）††	215	261	1.00	
＜10	99	79	1.84	1.22～2.78
10～59	68	57	1.77	1.10～2.82
＞60	75	64	1.87	1.13～3.10

†：増加率はオッズ比（OR）　††：この場合の増加率を1.00倍と仮定。

るように、ようやくなってきた。ペースメーカーに悪影響を与える可能性が明らかになってきたからである。

は、色々な防護メカニズムが備わってきていると思われる。簡単に電磁波影響として現われてこないように思う。電磁波問題は、環境ホルモン問題ともよく似ている。地球環境問題もまだ一〇〇パーセント明らかになっているわけではないが、明らかになってしまった段階では遅すぎるのだ。

　二〇世紀は科学技術の世紀だったと言ってよいだろう。しかし、今から考えると、科学技術の思い上がりの世紀だったとも言えるのではないだろうか。科学技術者は、短い時間での悪影響しか考えようとはしない。せいぜい数年間の研究で「安全」だということにしてしまう。三七億年とまでは言わないが、せめて一〇〇〇年、一万年ぐらいのオーダーで科学技術の適応を考えて欲しいと思う。

　科学技術には当然色々なリスクがある。危険性が明らかな領域（ブラック・ゾーン）と危険性のない領域（ホワイト・ゾーン）の中間にグレー・ゾーンがあるはずだ。ブラック・ゾーンとホワイト・ゾーンが近接しておればよいのだが、そうではない。電磁波も地球環境問題もいわばグレー・ゾーンの問題だと言ってもよいように思う。二〇世紀後半になって、このグレー・ゾーンがどんどん拡大しているように私には思える。

　電磁波問題は九〇年頃から世界中で問題化し、現在ますます拡大化している。危険性を示す研究が多くなっているからだ。グレー・ゾーンの中へブラック・ゾーンが拡大しつつあると私は思っている。世界中での携帯電話の普及が、電磁波問題に関心を高めているのも事実である。そこで直面しているのが、安全性が立証されて使われていたわけではなかったということだった。つまり、グレー・ゾーンのままなのにホワイト・ゾーンだとして企業が利益を上げることに必死になっている事実と、ブラック・ゾーンではないかとの研究のあまりにも多いことに人々は気付き始めたのだ。

　「慎重なる回避」（プルーデント・アボイダンス）は、八九年にカーネギー・メロン大学のモルガン教授たちが、電磁波に関する報告書の中で提唱した考えである。「安全性がまだ確立してなくて危険性の可能性があるものは慎重に回避しておこう」という考えだ。放射能・放射線に対するアララ思想［＊］、化学物質に対するデラ

アララ思想

　ラジウムのような放射能、レントゲン撮影に使われるエックス（ｘ）線などによる放射線被曝が、人体へ悪影響を与えることが明らかになったのは、一九二〇年代になってからである。利益と危険とのバランスをどのように考えるかが問題となり、一九五五年に国際放射線防護委員会（ＩＣＲＰ）が「可能な限り低いレベル」という思想を基本とすることを決定した。しかし、この考え方では、具体的な基準値が厳しくならざるを得なくなる可能性のあることから、「実現可能な限り低いレベル」などの変化があった後、一九七三年に、「道理にかなって到達可能な限り低く」というアララ思想が提言され、それ以降はその思想が定着している。

デラニー条項

　第二次世界大戦後、化学物質が、農薬・殺虫剤・食品添加物として広く使用されるようになってきた。それとともに安全性への懸念から、米国

ニー条項〔*〕、危険物に対する予防原則など今までにもよく似た提言がある。しかし「慎重なる回避」思想は大変わかり易い思想ではないだろうか。二一世紀の環境問題のキーワードはこの言葉になると私は確信している。電磁波のみならずあらゆる環境問題に対して使用されることになるのではないだろうか。

九九年六月、米国で六年間あまりの間研究が続けられていた「ラピッド計画」の最終報告書が発表された。六〇ヘルツの電磁波影響について議会から依頼を受けて進められていた研究をまとめ、議会へも勧告したのである。「被曝の健康リスクは弱いが、小児白血病と職業人の慢性リンパ性白血病に相関が見られる」とし、勧告文では「電力会社は被曝を軽減するような行為を継続すること」を求めている。米国も、スウェーデンなどの欧米諸国に続いて「慎重なる回避」に向かい始めたのだ。一方、この日本ではあい変わらず、「電磁波は安全だ」との前提で電力会社は民家近くでの送電線建設を急いでいる。欧米と異なり、日本のマスコミは電磁波問題を報道しようともしない。私たちは、自ら学びながら電磁波被曝を少なくするように行動することが求められているのである。

の食品医薬法（FDC法）に、食品に対して「動物または人で発がん性の明らかとなった化学物質はどんなに少量でも食品に添加することを禁止する」とのデラニー条項が追加されたのは一九五八年のことであった。しかし、その後になって、数多くの化学物質に発がん性のあることが明らかとなり、また放射能の問題も含めて米国でデラニー条項をめぐって大論争がまき起こることとなった。その結果として、確率論的評価が広く行なわれるようになってきているが、この条項は今なお残っている。

Ⅲ　身近な生活用品

⑪ 化粧品

水原博子

手のひらに載せると、丁度持ちやすい大きさに作られた化粧品の容器は、色、形、全体のデザインなど、ますますおしゃれな感覚に磨きがかかってきた。外見だけでも女性たちの目を引きつける。

その上、いい香りがただようものばかりだ。

化粧品とは、美しくなる夢のマジックが、それらの一つひとつの容器にいっぱい詰まっているような雰囲気を醸し出している商品なのかも知れない。しかし、これらの化粧品には、成分が化学物質であるために、しばしば皮膚障害やアレルギーを起こしたりして、美しくなりたいという願望を裏切ってしまうという大きな落し穴がある。

化粧品の宣伝には、自然の植物から取った成分や、人間の生体成分と同じ動物由来の成分などを使用しているから、化学物質の成分よりも安全で肌をより美しくするというものを多く見受けるようになった。

一体、化粧品は、何から作られているのだろうか。

化粧品の成分と毒性

油性成分

化粧品の基本的な成分は、油性成分である。羊毛から取って精製したラノリンは代表的な動物性脂肪であり、オリーブ油や大豆油などはよく知られている植物性脂肪、また、流動パラフィンといって石油から作られて多量に使われている油性成分もある。

色素

化粧品に欠かせない要素に色がある。多様な色をつくり出すために、色素としてタール色素や、天然色素〔＊〕が使われている。

タール色素は石油タールから分離して合成されたもので、その多くは皮膚障害の原因となることがわかっている。なかには発がん性の報告のあるものもあるし、特にアゾ系の色素は皮膚吸収されアレルギー反応を起こすことがある。赤色二一九号（モノアゾ系の顔料）は黒皮症の引き金となることが明らかとなっている。赤色二〇三号、二〇四号、二一三号とだいだい色二〇三号は米国の食品医薬品局（ＦＤＡ）が、一九八八年、発がん性を理由に化粧品類に使用することを禁止したものであるが、日本では、厚生省の法定色素〔＊〕八三種のなかにまだ認められたままである。

化粧品の成分は、界面活性剤が配合されているために皮膚から吸収される可能性があるが、法定色素のうち食品添加物として認められているのは一二品目しかない。食品添加物に使用を禁止されているにもかかわらず化粧品には使用されている色素が、皮膚から吸収されたり、口紅などのように舌でなめて体内に取り入れられてしまうことになる。これらの合成された八三種の法定色素のほかに、天然色素が使用可能となっている。安全性を強調して、天然の色素を使用していることを宣伝している化粧品が増えてきているが、この天然色素については何らの法的規制もなく、安全性の保証もないのである。化粧品の色素はよくよく注意したいものである。

香料

化粧品のいい香りの成分は合成香料である。合成香料も化学物質で、化粧品には約四〇〇〇種も使用されているが、皮膚を刺激したりアレルギーの原因になったりすることがある。そのため最近は、ノン香料とか微香性など合成香料成分の使用を抑えた化粧品がはやっている。

界面活性剤

さて、化粧品の成分には油性成分が基本として使われているが、油と水は同じ容器に一緒に入れても、そのままでは混ぜ合わない。化粧品の油性成分と水性成分とを混ぜ合わせて、乳液のようなとろりとしたクリーム状にするためには、界面活性剤が無くてはならない。

天然色素
化粧品用色素は一八種ある。コチニール（エンジムシ・コチニールカイガラムシを乾燥粉末とした紅色染料）、魚鱗箔などの動物系、クチナシ青、クチナシ色素処理シルクパウダーなどの植物系、銅クロロフィリンナトリウム、銅クロロフィルなどの鉱物系を含んでいる。

法定色素
厚生大臣により医薬品、医薬部外品、化粧品に使用が認められたもの。八三種のうちⅠグループ一一品目がすべてに使用できるもの。Ⅱグループ四七品目は、外用医薬品、医薬部外品、化粧品に使用できるもの。Ⅲグループ二五品目は、粘膜に使用することのない外用医薬品、医薬部外品、化粧品に使用できるもの。Ⅰグループ以外は食品添加物には使用できない。

界面活性剤とは、互いに受けつけない二つの物の接する境界＝「界面」に作用して、混ぜ合わせる働き＝「界面活性作用」を持つ物質のことをいう。この界面活性剤が開発されたことによって、この四、五〇年の間に化粧品の大量生産が可能になった。界面活性作用のある物質には、卵黄などから取れるレシチンや大豆に含まれるサポニンなど、天然のものもある。また、石けんも界面活性剤だから、洗濯水のなかで汚れの油分を水中に引きはがして汚れを落とすことができる。

化粧品の大量生産を可能にした界面活性剤は、このような天然のものや、石けんなどではなくて、石油から化学的に合成された合成界面活性剤である。石油を原料とした合成界面活性剤の毒性が明らかになってきて、原料は石油から動・植物油に移り変わってきたが、化学的に合成された合成界面活性剤であることは同じである。これらは合成洗剤の主成分であるから、毒性については合成洗剤（⇩一五六頁）に詳しく述べてある通りだ。

化粧品の成分としてラベルに表示されるときには、これらの合成界面活性剤はさまざまな役割に応じて湿潤剤（湿り気を与えて、クリーム状にするもの）、分散剤（液体中に微粒子などを均一に分散させるもの）、保湿剤（湿り気を長時間保つ役割のもの）などと表わされている。これらには、トリエタノールアミン（ラウリル硫酸トリエタノールアミン）などのように発がん性があるとの報告のあるものがある。ポリエチレングリコールは洗浄力が弱いために洗剤にはあまり使用されず、主に化粧品に用いられているが、製造する過程で副生する不純物、ジオキサンが発がん性を有していることが確認されているものである。

特殊成分

この他に、化粧品の成分として、ホルモン・プラセンタ（ヒトやウシの胎盤エキス）、スクワラン（深海ザメの肝臓抽出物）、ヒアルロン酸（鶏のとさか抽出物）、コンドロイチン（動物生体成分）、コラーゲン（動物生体成分）、植物成分など特殊成分といわれているものがある。

一般に化粧品に使用してもよい化学物質は、厚生省が定めている化粧品品質基準によって現在、約二八〇〇品目が認められている。これらとは別に、特殊成分は、特別に効能のある成分として、使用する品目ごとに厚生省の承認を得なければならないものである。それらを配合してつくられたものは、実は化粧品ではなく医薬部外品（薬用化粧品）である。

薬事法〔＊〕には、医薬品、医薬部外品、化粧品と三分野に区分けされているのであるが、一般に消費者は、この医薬部外品と化粧品の区別がつけにくい。特別に肌を美しくする成分が配合された化粧品と受けとめられているようだ。しかし、ホルモン剤や殺菌剤など、人体への作用の強いものも含まれている。使用上の注意、説明、警告などを、今より、はっきりと消費者にわかるように表示しなければならないものなのである。

しかし、今までに述べてきた成分の二〇〜三〇品目を混ぜ合わせて作られた化粧品の成分は、現在のところまだ、日本では企業秘密となっていて、ラベルに表示されていない。

ところで、私たちにその成分配合がわからなくとも、大量につくられ、ある一定期間長期保存され、店頭に並んでいる間、それらの化粧品の品質は保たれなければならない。しかし、油性成分は乳化されると、バクテリアやかびが繁殖しやすく、腐敗しやすい。そこで防腐剤や殺菌剤が配合されることになる。食品の場合の、長期保存の加工食品と同じである。

防腐剤・殺菌剤・酸化防止剤

殺菌剤とか防腐剤というのは、菌の細胞を殺す作用のあることであるから、そのため、人間にとってもいろいろな毒性がある。

厚生省が「一番安全な殺菌剤だ」と、メーカーに対して言ったというパラベン。パラベンはパラオキシ安息香酸エステルのことで、確かに、化粧品の防腐剤としてよく使われているが、接触性皮膚炎〔＊〕の原因物質ともいわれている。一九九二年、日本接触皮膚炎学会研究班の研究では、病院など三二施設のパッチテストで、パラベンの一種、パラオキシ安息香酸ペンチルエステルでは七六三人に二人、パラオキシ安息香酸プロピルエステルでは七六三人に一人が陽性だったということである。一九七〇年米国で、接触性皮膚炎患者一〇〇〇人に一人がパラベンアレルギーであることが報告されている。

油性成分の酸化や、タール色素や植物性天然

薬事法
医薬品、医薬品部外品、化粧品及び医療用具の品質、有効性及び安全性の確保のために必要な規制を定めた法律。一九六〇年施行。この法律で「化粧品」とは、「人の身体を清潔にし、美化し、魅力を増し、容貌を変え、又は皮膚若しくは毛髪をすこやかに保つために、身体に塗擦、散布その他これらに類似する方法で使用されることが目的とされているもので、人体に対する作用が緩和なものをいう」と規定している。

接触性皮膚炎
化粧品をつけると皮膚炎やかぶれ、シミ、湿疹などいろいろな障害を起こす場合がある。これらは接触性皮膚炎と呼ばれている。化粧品中の化学物質の一次刺激性やアレルギーによるもの。

紫外線防止効果		塗布量	紫外線防止成分		美白成分	経済性	表示
B波の防止効果はあるか	A波の防止効果はあるか	実際の塗布量はどのくらいか	散乱効果のある無機成分はどのくらい含まれているか（%）（注3）	有機系紫外線吸収剤はどのくらい含まれているか（%）（注4）	美白成分が含まれているか	1回量当たりの費用はどのくらいか	紫外線防止効果について誤認をあたえるような表示がないか
SPF測定法に準じSPFを求める（塗布量2mg/cm²）（注2）	ソーラーシミュレーターを用いA波領域の防止率より調べる	10名のモニターにより調べる（mg/cm²）			プラセンタエキスおよびビタミンCについて調べる（mg/100g）（注5）	10名のモニターにより調べる（円）	
なし（1程度）	なし	0.4	検出限界以下	0.1未満	あり（プラセンタ＋）	3.8	△
なし（1程度）	なし	0.3	検出限界以下	0.1未満	検出限界以下	2.9	△
なし（1程度）	なし	0.6	検出限界以下	検出限界以下	検出限界以下	4.4	△
なし（1程度）	なし	0.4	検出限界以下	0.1未満	あり（VC 1）	3.8	△
なし（1程度）	なし	0.4	0.2	0.1未満	あり（VC 6）	4.0	△
なし（1程度）	ややあり	0.2	検出限界以下	0.1未満	あり（VC 18）	3.5	△
なし（1程度）	なし	0.4	検出限界以下	検出限界以下	あり（VC 5）	3.2	△
なし（1程度）	なし	0.5	0.1	検出限界以下	あり（VC 7）	15.8	△
なし（1程度）	ない	0.4	検出限界以下	検出限界以下	検出限界以下	12.0	△
なし（1程度）	なし	1.2	0.4	検出限界以下	検出限界以下	4.8	△
なし（1程度）	ややあり	0.8	0.1未満	0.1	あし（VC 22）	5.2	△
なし（1程度）	なし	1.3	0.1未満	0.1未満	あり（VC 7）	5.2	△
あり（6程度）	あり	0.6	0.1未満	2.7	あり（VC 448）	4.1	○
あり（5程度）	あり	0.5	6.0	0.1未満	—	22.8	○
あり（10程度）	あり	0.7	8.3	2.6	—	31.9	○
あり（20程度）	あり	0.4	53.7	2.3	—	58.7	○
あり（20程度）	あり	0.3	44.0	1.4	—	27.0	○
あり（20程度）	あり	0.4	47.7	検出限界以下	—	44.0	—

評価記号　○：問題ない　△：やや問題がある　—：テストをしていない、または評価対象外

注1：ケースの価格は含まれていない。ケースは1,000円。

注2：SPFとは何も塗らなかった場合に日焼けしない時間（SPF1）と比べ何倍の時間日焼けしないでいられるかを表す数値。

注3：チタン、亜鉛、鉄の含有量をそれぞれ酸化物として、ケイ素とアルミニウムはカオリンとして算出した。

注4：ベンゾフェノン系、ケイ皮酸系、ジベンゾイルメタン系など。

注5：ビタミンCは、アスコルビン酸、リン酸アスコルビルマグネシウム、ステアリン酸アスコルビル、パルミチン酸アスコルビルなど。

（国民生活センター資料より）

表1　紫外線防止剤化粧品の効果

テスト対象銘柄			テスト項目⇨ テスト方法⇨	
区分	銘柄名	販売または製造者名	内容量（mℓ）	メーカー希望小売価格（円）
化粧水	アテスト　ホワイト　モイスチャーローション	ポーラ化成工業㈱	150	1200
	ピュアレーヌ　ホワイトローションUV	㈱伊勢半	150	780
	フレッシェル　ホワイトC　ローション	カネボウコスメット㈱	160	1200
	ホワイティア　ローション	資生堂コスメニティー㈱	200	1400
	ホワイトナチュレ　UV　ローション	コーセーコスメニエンス㈱	220	1400
	リベーヌナチュール　ホワイトケアローション	ニベア花王㈱	130	1100
	リュア　ホワイト・C　モイスチャーローション	KISS ME COSMETI CS CO..LTD.	150	1000
	シュールホワイト　ローション	㈱コーセー	120	3800
	フェアクレア　ホワイトニングローション	カネボウ化粧品本部	150	4000
乳液	フレッシェル　ホワイトC　ミルク	カネボウコスメット㈱	120	1200
	ホワイティア　エマルジョン	資生堂コスメニティー㈱	130	1500
	ホワイトナチュレ　UV　ミルキィローション	コーセーコスメニエンス㈱	160	1400
	リベーヌナチュール　ホワイトケアミルク	ニベア花王㈱	130 g	1300
参考品　下地クリーム	エリクシール　プレメーク	㈱資生堂	25 g	3000
	バイタルリッチ　UVケアクリーム	花王㈱	25 g	4200
参考品　ファンデーション	エリクシール　サンシェード　パクト	㈱資生堂	12 g	3200注1
	ファインフィットファンデーションUVパウダー	花王㈱	8 g	2700注1
	ラファイエ　パウダーファンデーション	カネボウ化粧品本部	13.5 g	5000注1

色素の酸化による色あせを防ぐために、化粧品には酸化防止剤も配合されている。油性成分は酸化によって過酸化物が生じ、悪臭などが発生するし、皮膚に対しては、刺激物質となるからである。ジブチルヒドロキシトルエン（BHT）はよく使われているが、変異原性〔*〕があり、発がん性が疑われているものである。

このBHTとよく似た酸化防止剤にブチルヒドロキシアニソール（BHA）がある。これは発がん性のあることが一九八〇年に動物実験で確かめられた。最近、これが、内分泌撹乱化学物質（環境ホルモン）〔*〕としてリストにあげられている。

化粧品とは、以上のような化学物質成分が合成界面活性剤によって、混ぜ合わされたものであり、成分の毒性が、さまざまな皮膚障害を引き起こすのである。

紫外線防止剤

日焼け止め化粧品の売れゆきが伸びている。オゾン層が破壊されて紫外線が強くなってきているから、直接日光にあたると皮膚が荒れたり皮膚がんの原因になるというのが、化粧品メーカーの宣伝によく使われる説明である。

確かに、紫外線B波は皮膚に紅斑を生じたり、いわゆる日焼けやしみ、そばかすの原因となるものである。A波というのは、皮膚のかなり深い層である真皮層にまで届いて、皮膚の黒化やしわなどの老化をすすめる紫外線である。ちなみに、はやりの日焼けサロンなどで人工的に日焼けをつくるのは、この紫外線A波による。

紫外線防止化粧品には、紫外線吸収剤や、紫外線散乱剤が配合されている。これらも化学物質である。この他に、日焼けによって皮膚が黒くなるのを防ぐ、いわゆる「美白」成分というものも配合されているものがあるが、この「美白」には定義というものはなくて、一般的には、何らかの形でメラニン色素の増加や黒化を阻止するものではないかといわれている。効果のほどはよくわからない。

国民生活センターが一九九六年に行なった「UVケアをうたった化粧品・乳液の比較テスト結果」をみると、この紫外線防止剤化粧品の効果は、ほとんどないことがわかる（表1）。

しかも、内分泌撹乱物質（環境ホルモン）のリストにある、ベンゾフェノンを成分として含有

変異原性
遺伝子に傷をつけ細胞に突然変異を起こさせる性質。

環境ホルモン
「外因性内分泌撹乱化学物質」略して「内分泌撹乱物質」を一般に環境ホルモンの通称で呼んでいる。生物の内分泌物質であるホルモンの作用を乱してしまう環境の中の化学物質である。とくに女性ホルモンに似た作用あるいは、男性ホルモンを抑制したりして、生殖能力の衰退や、生殖機能の異常などをもたらす。環境庁は六八種類の物質をリストアップしているが、世界的にはこれよりはるかに多いことが予測され、研究中である。

しているものがあった。それは、ポーラの「アテストホワイト　モイスチャーローション」、伊勢半の「ピュアレーヌ　ホワイトローションUV」、コーセーコスメニエンスの「ホワイトナチュレ　UV　ローション」の三つの化粧水である。

紫外線防止剤を効果があるだけ厚く塗ったり、何度も塗り換えたりした場合、これらに含まれている化学物質成分の皮膚への影響も当然大きいと考えなければならない。

皮膚には身体に余計なものが入っていかないよう防御装置の機能があるが、化粧品に配合された合成界面活性剤はこの機能を破ってしまうおそろしい作用をもっているために、化粧品の成分が皮膚から浸透することになる。

環境ホルモンなどは、特に、これから子供を産む若い世代は身体に取り入れない注意をしてほしいものである。

染毛剤・染毛料

茶髪や白髪染めがはやっている。染毛剤を使用する人は年々増加して、いまでは一〇〇〇万人をはるかに超えると推定されている。染毛剤の生産量は、一〇年間で倍増したということである。

いろいろな商品が開発され、手軽に毛を染めることのできる利用しやすさを強調した宣伝が多い。注意しなければならないのは、染毛剤のなかには、発がん性を指摘されているものや、接触性皮膚炎を起こすもの、染色体異常試験で突然変異原性を示すものなどが含まれていることである。

まず、染毛剤には、化粧品と医薬部外品とがあって、毛髪や身体への影響に違いがあることを知っておきたいものだ。

化粧品では、半永久染毛料として、ヘアカラーリンス、ヘアカラーマニュキュア、ヘアカラークリームなどがある。これは、毛髪の内部（コーテックス）まで染めるものではなく、着色料をベンジンアルコールなどの溶剤で毛髪に浸透させるものである。永久染毛剤よりも染着力は劣るけれども、毛髪や地肌への影響は少ない。

化粧品としてもう一つ、一時染毛料（毛髪着色料）がある。髪の毛の表面（キューティクル）に、タール色素などの着色料を噴霧したり、塗布したりして付着させるものであるから、洗髪すればすぐにとれてしまう。

医薬部外品では、永久染毛剤としてヘアダイとヘアブリーチ（脱色剤）がある。

永久染毛剤は、酸化染料、アルカリ剤、乳化剤などの入った第一剤と、過酸化水素〔＊〕が入った第二剤とに分かれているものが一般的である。第一剤に入っている酸化染料のパラフェニレンジアミン、フェニレンジアミン、アミノフェノール、調色剤のレゾルシン、メタアミノフェノールなど、染料原料として使用されている化学物質は、発がん性の指摘されるフェノール系やアミン系が多いことを知っていたい。これらには発がん性や催奇形成の可能性があるために、「妊娠中または妊娠していると思われる場合には使用不可」と使用説明書の注意事項に明記してある。使用説明書は必ず使用前に読むことを忘れないようにしたい。

アルカリ剤として入っているアンモニアは、揮発性もあり、使用中に強い刺激性の臭いがある。目に入ると角膜に炎症を起こし、刺すような痛みがある。このアンモニアの代りにトリエタノールアミンなどを使用したヘアダイもあるが、トリエタノールアミンも発がん性の報告があり、皮膚や粘膜、目を刺激する物質である。

ヘアダイの原料は、アルカリ性が強い上に過酸化水素を使用してはげしい化学反応を起こすもので、人体への毒性の影響も大きい。再生不良性貧血などの血液障害の発生要因の一つにあげられている程である。そのため使用上の注意事項には、「持続する微熱、倦怠感、動悸、息切れなどがしたり、紫斑・鼻血など出血しやすいとき、月経その他の出血がとまりにくいなどのある場合は、使用を避けるよう」と指示されている（左図）。

勿論、毛髪そのものも染毛時に発生する酸素によって酸化され傷つけられる。染め直しを短時間でくり返したり、ブリーチ、パーマネントウェーブ液と続けて使用したりすると、毛髪は痛みがひどく、裂毛、枝毛、断毛などが生じてしまう。酸化型のヘアダイは、非常に危険なものであることを知った上で、髪のおしゃれの方法を選びたいものである。

化粧品の販売と被害

UVカット商品として日焼け止め化粧品が売

過酸化水素
弱酸性無色の液体。分解しやすく、分解すると酸素を出し、強い酸化作用をもっている。はげしい化学反応を起こすことから危険。三パーセントほどの水溶液が消毒剤・漂白剤として用いられるオキシドールである。

図1　染毛剤・染毛料の分類

薬事法による分類 ／ **染毛機構からみた分類** ／ **商品群**

- 「白髪を目立たなくする」ヘアケア商品
  - 医薬部外品
    - 染毛剤（永久染毛剤）
      - 酸化（型）染毛剤
        - 内部酸化重合型
        - 染着部位　コーテックス
        - 商品群：一般的なヘアダイ（アルカリ性、酸性、中性）
      - 非酸化（型）染毛剤
        - 内部化合染着型
        - 染着部位　コーテックス
        - 植物性染毛剤
          - 商品群：ヘマテイン等の植物成分配合の染毛剤、お歯黒タイプの染毛剤など
        - 金属性染毛剤
  - 化粧品
    - 染毛料
      - 半永久染毛料
        - 内部染着型
        - 染着部位　キューティクル　コーテックスの一部
        - 商品群：ヘアカラーリンス、ヘアカラーマニキュア、ヘアカラークリーム（酸性染料使用）
      - 時染毛料（毛髪着色染料）
        - 表面被覆型
        - 染着部位　キューティクル最外層
        - 商品群：ヘアクレヨン（カラースティック）、ヘアカラーマスカラ、ヘアカラースプレー（フォーム）、ノックペン
    - 整髪料
      - 商品群：ポマード、トリートメントジェル

（国民生活センター資料）

り上げを伸ばしたり、染毛剤の利用が急増していることは先にも触れたが、化粧品全体の販売高を化学工業統計年報（通産省）でみてみよう。

一九九七年の化粧品販売高は、一兆五一八九億円（出荷ベース）。このうち毛髪用化粧品は四八八〇億円、基礎用化粧品は六〇三四億円、仕上げ用化粧品は三八二六億円、浴用化粧品は三八四億円となっている。

一兆五〇〇〇億円の市場で、化粧品販売は激しい販売競争を展開している。化粧品の成分はほとんど化学物質であるが、購入する消費者にはどのような成分が配合されているのかわからず、表示されているのは、使用されている特殊成分と指定成分である。指定成分とは、厚生省がアレルギー発生や皮膚障害のおそれがあるものとして指定し、化粧品のラベルに表示を義務付けた成分である。しかし、それらの詳しい毒性まではわからない（表2参照）。

そのために化粧品メーカーの宣伝文句や、販売員の説明を信じて使用していた化粧品によって、接触性皮膚炎を起こしたり、長期使用の間にアレルギーとなってしまうことがある。国民生活センターは、毎年『消費生活年報』を発行しているが、この中の危害・危険情報（＊）の内訳をみると、商品別危害発生件数の一位が「化粧品」である。一九九七年度は六八六件（二四・二パーセント）で、二位に「エステティックサービス」四三九件（九・一パーセント）、三位に「健康食品」三七四件（七・八パーセント）と続いている。一九九六年、九五年も「化粧品」が一位になっている。

女性が八八・五パーセントと圧倒的に多く、年代別では「二〇代」の三七・二パーセントに続いて三〇代、四〇代と年代順に発生件数が減っている。被害の部位は、「顔面」で七九・二パーセントを占めている。

このような被害は、本人が国民生活センターや各地の自治体の消費者センターに届けた情報のみの統計であるから、潜在した被害の件数は未知数である。おそらく全国に年間一〇〇万人を超えるトラブルが発生しているのではないかと推定される。

被害への対処方

化粧品による皮膚障害への対処としては、ま

危害・危険情報
商品サービス、設備等により生命や身体に危害を受けた事例（危害情報）、および危害にはいたっていないが、そのおそれがある事例（危険情報）を早期に収集して、これを分析・評価し、消費者被害の拡大防止と未然防止に役立つ情報を提供することを目的としている。情報は全国の消費生活センターの受付の相談と、国民生活センターの協力病院を訪れた、商品サービス、設備等による傷病を受けた新患症例である。

ず、すべての化粧品使用をやめることである。「顔を洗うのは、洗顔用化粧品しかない」と信じ込んだ女性が、いかに多いことか。石けん〔＊〕が一番よく汚れを落とすことができるし、顔も石けんで洗うことができる。この、「石けんであらゆるものを洗うことができる」ということに気付くことはその後の暮らし方そのものを変えさせてしまうほど重要なことである。

化粧品を使わないで、洗濯も合成洗剤ではなく粉石けんが使われていなくても、顔を石けんで洗うようになると、あるんだと気付く。そして、家の中を見渡せば、家庭用洗浄剤が用途別に置かれているけれども、その必要のないことがわかってくる。合成洗剤のない暮らしは化粧品を使わない選択から始まる。

消費者の化粧品を選ぶ権利を十分に生かすためには、化粧品一つ一つの情報が消費者に開示されなければならない。厚生省は、二〇〇一年四月から、化粧品成分の全面表示をメーカーに義務付けることに決めて準備中である。

新しい成分規制の方式は「配合禁止・配合制限成分を指定する方式」（ネガティブリスト方式）が基本となる。安全性に関する評価を行なって慎重に取り扱う必要のある特定成分群（防腐剤、紫外線吸収剤、タール色素）については配合可能成分リスト（ポジティブリスト）にして、このリスト以外の成分は使用できないように規制する方式とする。

全面表示となると、現行の指定成分の表示義務がなくなり、せっかく要注意成分としてあげられている現行の指定成分リストの成分がどれなのか判別できなくなるかも知れない。消費者が安全性を求めて選択するために役立つ表示方式になるよう、消費者が求めていくことも大事なことである。

私たちが、全面表示になった化粧品を買えば、配合成分を承知して買ったことになって自己責任を負わせられるようになる。

消費者の自己責任が問われる前に、化粧品の成分毒性や警告情報が消費者にわかりやすく、十分に提供されることが重要となる。

ＴＶのコマーシャルの宣伝に消費者は影響されやすい。商品のネガティブ、マイナス要素は決してメーカーの宣伝には含まれないことを、しっかりと承知して宣伝を受け取り、そのまま鵜飲みにしないようにしたいものである。

石けん
石けんも成分は界面活性剤。界面活性剤のうち脂肪酸ナトリウム（固形粉か粒）と脂肪酸カリウム（液体）だけを「純石けん分」と呼び、家庭用品品質表示法では、この純石けん分を主成分とするものだけを「石けん」と定義している。それ以外の界面活性剤（合成界面活性剤）を主成分とするものはすべて合成洗剤。

セラック
ソルビン酸およびその塩類
タール色素：医薬品などに使用することができるタール色素を定める省令（昭和41年厚生省令第30号）別表第一、別表第二および別表第三に掲げるタール色素
チモール
直鎖型アルキルベンゼンスルホン酸ナトリウム
チラム
デヒドロ酢酸およびその塩類
天然ゴムラテックス
トウガラシチンキ
dl-α-トコフェロール
トラガント
トリイソプロパノールアミン
トリエタノールアミン
トリクロサン
トリクロロカルバニリド
ニコチン酸ベンジル
ノニル酸バニリルアミド
パラアミノ安息香酸エステル
パラオキシ安息香酸エステル（パラベン）
パラクロルフェノール
パラフェノールスルホン酸亜鉛
ハロカルバン
2-（2-ヒドロキシ-5-メチルフェニル）ベンゾトリアゾール
ピロガロール
フェノール
ブチルヒドロキシアニソール
プロピレングリコール
ヘキサクロロフェン
ベンジルアルコール
没食子酸プロピル
ポリエチレングリコール（平均分子量600以下のもの）
ポリオキシエチレンラウリルエーテル硫酸塩類
ポリオキシエチレンラノリン
ポリオキシエチレンラノリンアルコール
ホルモン
ミリスチン酸イソプロピル
2-メチル-4-イソチアゾリン-3-オン
N-N''-メチレンビス［N'-（3-ヒドロキシメチル-2,5-ジオキソ-4-イミダゾリジニル）ウレア］（別名イミダゾリジニルウレラ）
ラウリル硫酸塩類
ラウロイルサルコシンナトリウム
ラノリン
液状ラノリン
還元ラノリン
硬質ラノリン
ラノリンアルコール
水素添加ラノリンアルコール
ラノリン脂肪酸イソプロピル
ラノリン脂肪酸ポリエチレングリコール
レゾルシン
ロジン

表2　化粧品表示指定成分一覧(1)

安息香酸およびその塩類
イクタモール
イソプロピルメチルフェノール
ウンデシレン酸およびその塩類
ウンデシレン酸モノエタノールアミド
エデト酸およびその塩類
塩化アルキルトリメチルアンモニウム
塩化ジステアリルジメチルアンモニウム
塩化ステアリルジメチルベンジルアンモニウム
塩化ステアリルトリメチルアンモニウム
塩化セチルトリメチルアンモニウム
塩化セチルピリジニウム
塩化ベンザルコニウム
塩化ベンゼトニウム
塩化ラウリルトリメチルアンモニウム
塩化リゾチーム
塩酸アルキルジアミノエチルグリシン
塩酸クロルヘキシジン
塩酸ジフェンヒドラミン
オキシベンゾン
オルトフェニルフェノール
カテコール
カンタリスチンキ
グアイアズレン
グアイアズレンスルホン酸ナトリウム
グルコン酸クロルヘキシジン
クレゾール
クロラミンT
クロルキシレノール
クロルクレゾール
クロルフェネシン
クロロブタノール
5-クロロ-2-メチル-4-イソチアゾリン-3-オン
酢酸-dl-α-トコフェロール
酢酸ポリオキシエチレンラノリンアルコール
酢酸ラノリン
酢酸ラノリンアルコール
サリチル酸およびその塩類
サリチル酸フェニル
ジイソプロパノールアミン
ジエタノールアミン
ジエタノールアミン
シノキサート
ジブチルヒドロキシトルエン
1,3-ジメチロール-5,5-ジメチルヒダントイン（別名DMDMヒダントイン）
臭化アルキルイソキノリニウム
臭化アセチルトリメチルアンモニウム
臭化ドミフェン
ショウキュウチンキ
ステアリルアルコール
セタノール
セチル硫酸ナトリウム
セトステアリルアルコール

⑫ 合成洗剤

▨坂下 栄

〝洗濯をする〟〝洗浄をする〟この作業は、いにしえより引き継がれてきた、まさに現代盛んに言われているリサイクル・リユースの典型であり、使い捨ての対極にある。そのリサイクル・リユースのために使用する洗浄剤がリサイクルされるのか、使い捨てのものかは大変重要なことと言える。

「水は天からのもらいみず」とは、日本古来より使われてきた言葉である。天からの水が地下水になり、ここから涌き出た水を上手に使ってきた風習で、ドンブリコ、ドンブリコと桃が洗濯をしているおばあさんの所へ流れてきたおとぎ話もそのことをよく伝えている。川の上で食べ物を洗い、川下で洗濯をする。

現代では、到底そのようなことはできない。一方、地球上の生態系（食物連鎖）は、水を介して命をつなぎ合ってきた。雨で洗い流されてきた地下水中の養分を、微生物が分解し植物に摂り込み、これらを食した小動物を上位の生物が摂取する。人間がこれらをいただく。そして、人間や動物から排出されたものは、微生物によって分解される。うまく循環されていたのである。生物体内、個々の細胞内の命長らえ活動するための化学反応も、また水を媒体（溶媒）として行なわれている。そこで水の質が問われることになる。

いま、日本では安心して飲める水は、一部の限られた地域でしかない。水源とする環境を、まぎれもなくヒトが汚染している。汚染物質とは難分解性で、リサイクル・生物によるリユースの過程に入れない物質をいうのである。汚染物質は、工場からの排出物、農場やゴルフ場からの農薬、ごみ集積場・焼却場からの流出物、そして家庭からなどなど。

こうした汚染物質の中で、合成洗剤ほど工場から、家庭から大量に放出され、分解されずに河川・湖沼で残留し、検出量の高さでは他を凌駕するものはないのである。洗剤メーカーのコマーシャルではないけれど、朝、歯みがきに始まって、台所、洗濯、住居、お風呂、シャンプーなどなど。この洗浄剤について見ていく。

洗浄するということは

川辺で、もんだり、踏んだり、叩いたりして洗濯をする昔の絵をよく見かける。いわゆる物理的作用を利用して洗浄をしていたのである。対して近年では洗浄剤・化学的作用を利用して洗浄をしているのである。この化学的作用を簡単に見ておこう。

いま、グラスに水と油を入れて攪拌し、静かに置いておくと、油は水の上に浮いてくる。水と油は、仲が悪く、それぞれまとまって表面積を小さくしようと働き、軽い方の油が水の上に浮くのである。この現象を専門的に界面張力が働いたと表現する。典型的な例が、タンカーが座礁し重油が流失した場合、一面に厚い重油の層を見る。

また、布や葉っぱの表面に水をたらすと、丸い水滴を作る。この現象も、布や葉っぱと水の間に、はじき合う力が働き、それぞれの表面を小さくしようとした作用の結果である。この表面に起こった現象を、表面張力が働いたと表現する。実は、界面張力と表面張力とは同じ働きである。

ところが、水と油を入れ、ここへ洗浄剤を加え攪拌すると、よく混ざり（溶けるのではない）分離しにくくなり乳白色を示す。別名、乳化剤と表現される所以である。また、葉っぱや布の上に、薄めた洗浄剤液を落とすと、まったく水滴を作らず、これらの表面に広がり、布に浸透して行く（展着剤、浸透剤、湿潤剤などの呼び方になる）。

このように界面張力、表面張力をなくす物質のことを界面活性剤・表面活性剤という。現象の起こる状況は違っても、同じ作用であって、日本では界面活性剤という用語が一般に使われている。

すなわち私たちが、最も汚れを落としたいのは油脂性の汚染である。蛋白質や糖質は水に溶けやすく、それほど洗浄剤を必要としない。

　汚れを落とす仕組みは、界面活性剤分子の一方の基［*］が油に結合しやすく、他方の基は水になじむ性質を持っていて、いくつかの界面活性剤分子の親油基が油に付き、親水基が水に引っ張り出す。水の中に小さな油滴が浮いた状態になる（ミセルコロイドという）。この水を流し去る。こうして汚れを落とすのである。

　言いかえれば、市販の洗浄剤は、台所用・洗濯用などいずれにしても、界面活性剤を主剤として洗浄作用を求めており、洗浄力不足の界面活性剤では、その他の洗浄補助作用物質を添加せざるを得ないのである（添加剤、助剤については紙面の都合で割愛する）。

　市販洗浄剤によく使用されている界面活性剤の代表的なものを表に示す（表1）。化学的性質により、四つに分類しそれぞれ、分子構造から多様な種類に分けられ、今でも新しい界面活性剤が開発もされている。

界面活性剤の毒性

　表中では、下をかむような名称が並んでいる。多方面からの毒性実験結果で格段の差があり、また製造法も根本的に異なるため、一般的に陰イオン系の石けん（ナトリウム塩とカリウム塩の二種類のみ）と合成界面活性剤とに大きく分けて検討していく。

(1) 人に現われた合成洗剤による症状

　日本で合成洗剤の有害性が問題にされだしたきっかけは、皮膚湿疹と河川の泡公害からであった。皮膚障害はとくに育児が始まった主婦に多く発症し、主婦湿疹といわれた。また乳児のオムツかぶれも多発した。これが、家庭内の洗浄剤を石けんに変えることで、すっきりと直っていく症例が多数報告され出した。長く患った湿疹は、回復するのにも時間が掛かることも明らかとなった。泡公害は、誰でも見える現象であるが、その下に棲む水生生物たち、とりわけ有害物質に弱い生物たちから生存できなくなっていき、生物種の絶滅が危惧され始めた。そこでメーカーは、それまでのABSからLAS（以後、略語は表を参照されたい）に変換したので、これらの問題は解決したとしてきた。次いで、合成洗剤に添加されていたトリポリリン酸塩

基　化学反応で分子中の分解しにくい原子団を基という。有機化学では、基がその化合物の化学的性質を示す。

石けん（ナトリウム石けん）

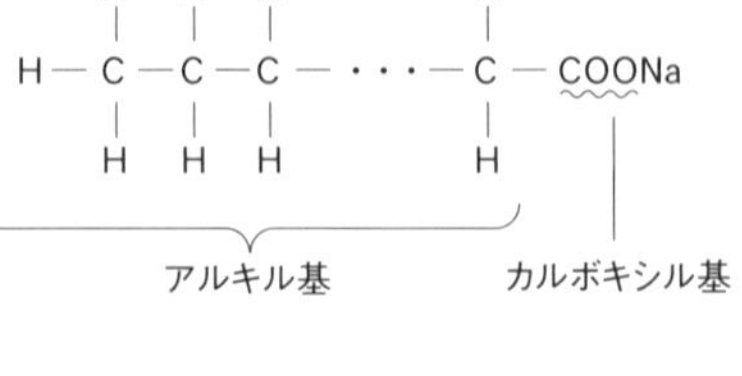

表1　代表的な界面活性剤

区分		系		表示名	慣用略称
イオン系界面活性剤	(1)陰イオン系界面活性剤	石けん		脂肪酸ナトリウム 脂肪酸カリウム	SOAP・S SOAP・P
		鉱油系	アルキルベンゼン系	分枝型（ハード型）：ブランチッド・アルキル・ベンゼン・スルフォン酸ナトリウム 直鎖型（ソフト型）：リニア・アルキル・ベンゼン・スルフォン酸ナトリウム	ABS LAS
			アルコール系	アルキル・硫酸エステル・ナトリウム　—OSO_3— アルキル・スルフォン酸ナトリウム　—SO_3— ＝アルカン・スルフォン酸ナトリウム アルキル・エーテル・硫酸エステル・ナトリウム ＝ポリオキシエチレン・アルキル・エーテル・硫酸エステル・ナトリウム	AS SAS AES
			オレフィン系	アルファオレフィン・スルフォン酸ナトリウム	AOS
			リン酸系	モノアルキル・リン酸エステル・ナトリウム ポリオキシエチレン・アルキル・エーテル・リン酸エステル・ナトリウム	MAP
		脂肪酸系	アルコール系	高級脂肪酸エステル・スルフォン酸ナトリウム ＝アルファスルフォ・脂肪酸エステル・ナトリウム 高級脂肪酸エステルの硫酸エステルナトリウム	ASF
			アミド系	高級脂肪酸アルキロールアミドの硫酸エステル・ナトリウム 高級脂肪酸アミドのスルフォン酸ナトリウム	
	(2)陽イオン系界面活性剤			塩化アルキル・メチルアンモニウム ＝塩化セチル・メチルアンモニウム ＝塩化ステアリル・メチルアンモニウム 塩化アルキル・トリメチルアンモニウム ＝塩化セチル・トリメチルアンモニウム ＝塩化ステアリル・トリメチルアンモニウム 塩化ジアルキル・ジメチルアンモニウム ＝塩化ジステアリル・ジメチルアンモニウム	 CCTMA
				塩化ジアルキル・ジメチル・ベンジルアンモニウム ＝アルキル・ジメチル・ベンジルアンモニウム・クロライド ＝塩化ステアリル・ジメチル・ベンジルアンモニウム 塩化アルキル・ピリジニウム	塩化ベンザルコニウム ＝BZC
	(3)両性イオン系界面活性剤	カルボン酸系		アミノ酸型：アルキル・アミノ・カルボン酸塩 ベタイン型：カルボキシ・ベタイン	 CB
		硫酸エステル系 スルフォン酸系 リン酸エステル系		アルキル・ベタイン スルフォ・ベタイン フォスフォ・ベタイン	AB SB PB
非イオン系界面活性剤	(4)非イオン系界面活性剤	脂肪酸系		ショ糖脂肪酸エステル＝シュガーエステル ポリオキシエチレン・脂肪酸エステル ・ポリオキシエチレン・ラノリン・脂肪酸エステル ・ポリオキシエチレン・ソルビタン・脂肪酸エステル ・ポリオキシエチレン・グリコール・モノ脂肪酸エステル	SE PEF PEL PES PEG
		鉱油系		ポリオキシエチレン・アルキル・フェニル・エーテル ポリオキシエチレン・アルキル・エーテル	POEP＝AP ROER＝AE
		含窒素系	アミド系	脂肪酸アルカノール・アミド ・脂肪酸モノエタノール・アミド ・脂肪酸ジエタノール・アミド ・脂肪酸トリエタノール・アミド ポリオキシエチレン・脂肪酸アミド イソプロパノール・アミド	
			アミン系	アルキルアミン・オキシド ポリオキシエチレン・アルキルアミン	AAO POEAA

参考文献：『ハンドブック化粧品製材原料』改訂版、日本ケミカルズ㈱・日本サーファクタント工業『新・界面活性剤』堀口博著、三共出版

が、環境水の富栄養化・赤潮の原因として指摘され、メーカーの自主規制の形で、無リン洗剤へと移行する。しかし、LASそのもの、また、他に多く使用されているAS、AESそして、近年主剤に取って代わってきている非イオン系界面活性剤（POER、POEP）なども、それ自体毒性がたいへん強いものであることは、多くの実験結果から証明されており、これらの毒性問題は、依然として残されているのである。

(2) ネズミによる皮膚テスト

皮膚障害が体質のためだとされていたので、ネズミの背中に洗剤を塗ることを始めた。研究というよりは、消費者がなにを選べばよいか非常に簡単に分かる方法であることが分かり、大変な数の商品をテストすることになった。市販台所用洗剤、または標準品LASの一パーセント液を一〇回、体重一キログラム当たり五ミリグラムを三〇回、または市販品（台所用――これは添加剤が少なく標準品に近い――やシャンプーなど）の原液（そのまま）を一回のみ塗布など。当然濃度により、また塗布回数により皮膚反応は異なる。しかし、いずれも石けんの場合は、希釈液は勿論、原液でも皮膚反応を起こさないのに対し、合成洗剤は、強弱はあっても皮膚反応を起こす。合成洗剤一パーセント塗布例では、新しい毛が生え変わらないのに、石けんは一〇回目には毛をカットしたことが分からないほどに新しい毛が生え変わる。原液塗布の場合には、程度の差はあるものの、皮膚障害を起こし、ネズミによっては、二日目から三日目にそれこそゴソッと脱落していくもの、皮膚の真皮からそれこそ死んでいくもの、皮膚の真皮からそれこそゴソッと脱落してしまうものなど、さまざまであった。

(3) 内臓障害

市販洗浄剤を背中に一回塗布しただけでも死んでいくネズミが現われたため、内臓（肝臓・腎臓）を電子顕微鏡で観察することにした。一パーセント希釈液一〇回、体重一キログラム当たり五ミリグラムを三〇回、原液一回などを背部に塗布。塗布直後や、三日後または三十日後に観察用試料作成に移るなど、さまざまな実験条件である（参考文献6〜12）。

また希釈した歯みがき剤を、ネズミの舌表面に塗り、舌表面・舌粘膜（表面内部の細胞群）を観察した（参考文献8）。共通した変化は、まず細胞内の呼吸をつかさどるミトコンドリア（細胞内で利用される効率よく高エネルギーを産生する場所）に変化が起こる。これは、科学技術庁研究調整局で編成された研究班・長谷川らの実験（参考文献2）で、体重一キログラム当たり〇・二マイクログラムといった超微量投与でも、肝細胞内のミトコンドリアの活性が落ちたとする報告と一致する。細胞内エネルギーの補給が絶たれ細胞死を示唆するものである。そしてまさに死に至った細胞が肝臓でも、腎臓でも観察されたのである。

次いで、細胞内分解酵素などタンパク質を合成する、粗面小胞体という細胞内小器官が、急激に増加する。この変化は、有害物質・合成界面活性剤を処理しようとする細胞の反応である。微量を三〇回塗布例では、死にいたる細胞は見られないものの、小型ミトコンドリアが増殖し、他の細胞内小器官が存在できないほど細胞内を埋め尽くす。いかにも、細胞が回復しようと必死であがいているように見える。一パーセント一〇回塗布例では、回復過程にまで行かず、ミトコンドリアの形態変性に止まっている。

観察したさまざまな変性のうち、部分的にのみ触れたが、濃度により、塗布回数により当然変性度合いは異なっている。しかもヒトでも、個人差があるように、一つの内臓の中でも細胞差があり、死んでいく細胞、生き残っても変性の程度はさまざまな細胞形態として観察されたのである。

(4) 毛髪への影響

前述したような皮膚障害を引き起こすような物質であることから、当然皮膚そのものの障害・毛髪自体への影響もおよぼしていた（文献13）。合成洗剤塗布後の皮膚を光学顕微鏡［＊］で観察すると、表皮の最表層となる角化層が非常に厚くなり（かさぶた状になり）毛根も極端に少なくなる。したがって、毛髪も少なくなってしまうことを暗示しているものであった。

ネズミの背部の毛を刈って、ここに合成洗剤やシャンプーを塗布した場合も、新しく生え変わる毛髪の数は少なく、生え変わったとしても、走査型電子顕微鏡［＊］で観察すると新しい毛は、細く、腰が弱く、ひどくカーブしたのが観察された。石けんシャンプーを塗布した場合は、きれいなキューティクルが新生されていた。

光学顕微鏡
光（太陽光やランプの光）を使って物体を拡大して観察する。反射鏡を使って、反射・収束した光を物体に当て、二枚のレンズを通過させて拡大する。普通一〇倍から四〇〇倍程度であるが、一〇〇〇倍にも拡大可能である。

電子顕微鏡
光のかわりに、電子を用いて物体の拡大像を作る。光学顕微鏡より格段の拡大像が得られるため、これから得られ

人の毛髪も走査型電子顕微鏡で観察すると、石けんシャンプーを使用している人の毛は太く、表層のキューティクルは厚く、美しく揃っている。合成シャンプーで洗っている人の毛髪は、二〇層あるとされているキューティクルの表層は、あたかも溶けるようにして変形し、剥がれようとしているもの、まったくキューティクルが消失してしまったものなど、さまざまな変性が観察された。

(5) 胎児への影響

洗剤の胎児への影響について話を進める前に、まず、すべての有害物質に共通する問題を押さえておかねばならない。生後は、有害物質を排泄するいくつかの機構、経路を持っている。尿、便、汗そして母親は、赤ちゃんを生むこと、母乳を与えることが、排泄機構となっているのである。とりわけ、石油化学物質のように、水に溶けにくく、油脂に溶けやすい物質は、脂の多い母乳に蓄積しやすい。また、出産で赤ちゃんに与えてしまい、結果として母親の方では蓄積量が減少していく。

一方、赤ちゃんの方は、酸素や栄養の摂取、また排泄も臍帯を通してのみで行なわれる。胎児の細胞分裂が大変盛んなため、入ってきたものは可能な限り摂り込もうとしてしまい、胎児の方が蓄積を高めてしまうのだ。

毛髪中の水銀やPCBを分析してみても、母体に一蓄積していると、胎児の方はその四～五倍も蓄積量が高いのである。

さて、界面活性剤の胎児への影響、卵子・精子への影響の研究も多数ある（参考文献24～26）。胎児への影響はないとする論文、影響ありとする論文と多様であるが、われわれ生活者・消費者は、厳しい研究結果の方を参考にすべきであろう。胎児障害はまず、骨形成遅延（骨の発達が正常より遅れる）が指摘された。すなわち、カルシウムの吸収が低下しているとするもので、これは別の研究で、血中のカルシウムイオン濃度の低下、また電子顕微鏡的（透過型）研究（＊）でミトコンドリア内へカルシウム沈着の像が観察され、血中のカルシウムイオンの低下を推測させるもので、これらの結果とよく一致することである。

その後、科学技術庁により組織された四大学において、同一条件による実験が実施された。

た像（構造）を、超微細構造という。電子顕微鏡には走査型電子顕微鏡と透過型電子顕微鏡の二種類がある。四～五〇倍から一〇〇万倍以上の拡大像が得られる（光学電子顕微鏡の一〇〇倍像と電子顕微鏡の一〇〇倍像は、詳細が観察できるため、後者の方が鮮明な像として得られる）。

走査型電子顕微鏡
絞った電子線が試料（物体）の表面を走査し、発生する二次電子（反射電子）をキャッチする。キャッチする量は、試料の凹凸によって変わるので、表面構造を立体的に観察できる。

透過型電子顕微鏡
静物試料の場合、約五〇ナノメートル（＝二万分の一ミリメートル。一ナノメートルは一〇億分の一メートル）の厚さに切り（水に浮かせた切片を光の屈折により厚さを判定する）、収束した電子線が

有意差のある著しい胎児異常は見られなかったが、洗剤投与が多くなるにしたがい、出生胎児数の減少、出生胎児の体重減少が、共通した結果として報告されている（参考文献1）。

この出生児数の減少は、大阪大学の野村大成氏の研究でさらに詳細に明らかになった（参考文献3～5）。

受精確認後洗剤を投与、三日後（卵管で受精した胎児――この時期はまだ、胚仔と呼ぶ――が子宮に到達・着床する時期）に、母体を開腹して観察したところ、死んでしまった胚、発生の遅れた胚や異常形態になってしまった胚が観察されたのである。このことは人に当てはめてみると、子供が授かりにくい、流産が多いなどの症状として現われることを推測させるものである。また、精巣（睾丸）・精子、卵巣への影響も研究されている（参考文献24～26）。

ニワトリの雄に希釈した洗剤を飲ませた実験で、精子数の減少、マウスに塗布し精巣を光学顕微鏡での観察により、精巣の空洞化すなわち精祖細胞（精子へと発達していく元の細胞）から精子への発育段階で細胞数が減少する、そして精子そのものの数が減少していく像などが観察されている。

近年、子供が授からない、精子が少なく元気がない、精巣の発育不全・非降下症などがホルモン撹乱物質との関連でいわれているが、従来家庭用に多く使用されてきたLSAもまたこのようにその原因と指摘されていたのである。

(6) 環境への影響

さて、私たち地球上の生物の命を連ねて来た水との関連を見ていこう。

われわれが上水道としていただく水は、河川や湖沼の環境水である。この環境水の中に未分解のまま残留している合成化学物質は、まぎれもなく河川の汚染物質となる。分析検査結果は、当然採水する季節、時間帯、ポイントにより変わってくるが、六十年代泡公害が指摘され始めたころは、LAS系界面活性剤が、河川から高濃度検出されている。近年でもまだ検出され続けている。

水道水質基準の界面活性剤濃度（LASやAESなどメチレンブルー反応で検出される合成界面活性剤）は、〇・二ppm以下と規制されている。この数字でも甘いといわざるを得ないのだが、

これを通過した影を像として得る。厚い部分は電子線が通り難く白くなり、薄いところは黒くなる。一〇〇万倍以上にも拡大可能で、最近では、分子の構造まで解析している。

最近市販洗浄剤に多く使われ始めた、また一部環境ホルモンとして指摘されている非イオン系界面活性剤の規制値は、まったく定められていない。非イオン系界面活性剤が、上水道に混入していた事例が、埼玉県で発生したことは、未だ記憶に新しいことである。また、環境水への影響を見る場合、環境水を浄化する働きを持つ水生生物での影響実験も重要な指標になる。

水生生物での実験もアユ、メダカなど枚挙に暇のないほどあり、影響の受け方は濃度、曝露時間などで、さまざまで、いずれも石けんではほとんど影響がないのに対し、合成洗剤では大きな影響を受けてしまう。水生生物種の減少が指摘されてきたのも当然である（参考文献17）。

土壌中でも検出されている。近年下水処理場では処理能力が高まり、合成界面活性剤は処理されているとしている。しかし、処理場からの放流水では不検出となっても、下水場の底泥からは検出されており、いかに分解性の悪い物質であるかを明らかにしたものである。また、この底泥を地中に埋め立ててしまっており、残留の合成界面活性剤を移動させているにすぎない。

(7) 相乗作用（複合汚染）

二つ以上の有害物質を体内へ摂取した時、一プラス一は、二ではなく、三や四になってしまうのを相乗作用と表現するが、とりわけ、馴染まないものを馴染ませてしまう合成界面活性剤は、その作用を数倍にも高めてしまう。

生体内では相乗作用・複合作用といい、環境中では複合汚染などと表現する。未だ記憶に新しい日本海でロシア船籍ナホトカ号が座礁、重油が流出したとき、乳化剤（合成界面活性剤）を散布するとしていた〔＊〕。乳化剤を散布すれば、重油を海水中に満遍なく乳化・分散させ人の目にそれと見えなくしてしまうにすぎない。しかし、魚介類には、重油と界面活性剤の二重の毒性――すなわち相乗作用による毒性が心配され、散布させないよう働きかけた。

また、生物体内では、他の有害物質の体内蓄積を高めることになり、それを明らかにした実験も多数ある。カドミウム、水銀、農薬、ＰＣＢそして発がん物質などの実験であり、いずれも合成界面活性剤を同時投与することで、これらの蓄積を高め、発がん性を高めている。しかも発がん性を高めているのは、従来多く使用され

ナホトカ号座礁事故

一九九七年一月、ロシア船籍ナホトカ号が、日本海の石川県沖で座礁し、大量の重油が流出し、山口県沖から、秋田県沖まで広がった。行政は、乳化剤（合成界面活性剤）を散布したいとしたが、日本の全国漁業協同組合は、重油と洗剤の二重の害を海水生物に与えるとして反対した。結果として少量撒いたようであるが、多くは、ボランティアの手作業で、重油を回収したが、多くの方の命を絶つという犠牲者まで出た。

てきた陰イオン系のものよりも、非イオン系の界面活性剤の方が高い効率であった（参考文献18〜23）。

(8) 培養細胞による細胞毒の検証

単一の細胞へ曝露（接触）させた時、細胞がどのような影響を受けるか改めて確認する実験を蚊の卵巣細胞で実施した。細胞を培養する培地に、LASを添加し、一定期間培養した後電子顕微鏡で観察したものである（参考文献13〜15）。培地への添加量や培養時間で差があるのは当然である。この場合も個々の細胞で、影響を受ける程度に差があった。一・二五ppmの濃度でもすでに大きく影響を受ける。

生活の知恵――洗浄剤を可能な限り使わないために

何もかもピカピカに磨かなければ気の済まない日本人は、海外で簡単に感染症に罹ってしまう。免疫力が低下しているのである。

石けんも安全とはいえ、無駄使いをしないよう心がけたいと思う。そんな方法を、いくつか箇条書きにしてみよう。

① 米粒のついた容器（お茶碗や炊飯器など）――原則として、洗浄剤は不用である。お米や小麦粉には、それ自体に界面活性作用物質を持っているからだ。水を流しながら、素手やタワシなどでの物理的作用のみでよい。こびりついて乾燥したものは、水に漬けておくか、急ぎの時は熱湯をかけると簡単に取れるものである。

② ガスレンジ周り――油が飛び散った時は、油（古い油で良い）を浸したティッシュや布切れで拭くとピカピカに仕上がる。

③ 煮こぼししたレンジ受け皿――熱湯をかけて、タワシでこする。うどんなどを茹でた時わざわざ煮こぼす。そして、暑いうちにタワシなどで磨けば簡単。

④ 汗だけの汚れ物、赤ちゃんの肌着――水のみでの洗濯で充分。石けんの使いすぎによる黒ずみも、水だけで洗うと白くなってくる。

⑤ 米のとぎ汁――界面活性成分を含んでいるので、この中で洗浄する。冬場は、少し暖めると、洗浄力は大変アップする。

⑥ 子どもの泥汚れ――まず水だけでもみ洗いすると、後の石けん洗いできれいになる。

⑦ 手あか、尿の汚れ――直接石けんで洗うとピンクになる（無害）。水で予洗する。もしピンクになった場合、薄目の石けん水で洗うとピンク色はとれていく。

時間的に追ってみると、この場合も、まず細胞内ミトコンドリアが変性を始め、機能しなくなっているのを示している。ついで、細胞膜がいくつかの場所で膨化し、ついには破れ、他の細胞内小器官が変形し、そして細胞外へと流失する過程を経て、細胞死にいたるのである。

この過程が、合成界面活性剤の毒性の基本であることを示した結果と見ることができる。皮膚湿疹、皮膚浮腫、そして殺精子剤としての利用も可能であることが肯ける。

(9) 環境ホルモンとの関連性

界面活性剤の一種、非イオン系界面活性剤の一種・ポリオキシエチレン・アルキル・フェニルエーテル（以後ＰＯＥＰとする）の分解物、ノニル・フェノールが、今、環境ホルモン物質として指摘されている。培養器に添加されていたものが溶出し、培地に女性ホルモン様物質を添加していないにもかかわらず、培養中の乳がん細胞が増殖したことから、容器に女性ホルモン様物質の存在することが、明らかにされたのである。前後して、野生生物たちが性の混乱、メスの多発、雌雄同体、停留精巣、ホモ的挙動などさまざまな現象がみられ、女性ホルモン様作用を持つ化学物質の存在が、フィールドでも実験室研究でも明らかにされてきた。洗剤、農薬、プラスチックのモノマー・ダイマー、プラスチック添加剤、船底防汚剤、そして、合成女性ホルモンそのものなど、多数である。

このＰＯＥＰそのものの市販製品として販売されているものもある。ＰＯＥＰは石油から製造され、大変安価なために、ここ四十〜五十年、久しく工業用に使用されてきていたもので、野生生物が、世代を渡ったためホルモン経由でこうした異常が、数字的に明らかになったものと考えられる。

おわりに

限られたスペースで、合成界面活性剤の生体への毒性、環境への有害性を見てきた。もし、皮膚湿疹を発症していたら、他の疑わしい原因物質を排除すると同時に、合成洗剤を石けんに変えることで、その快復は早いだろう。そうした人での例は多数ある。また、自分だけは許されると考えている方もおられるかも知れない。

しかし、あなたが使用して排出した洗剤は、なんらかの形、経路を通り、巡り巡ってきた、自らに影響してくることを考えていただきたい。ほとんどの有害物質がそうであるが、そうした物質を使用し、廃棄・排出するならば加害者にも被害者にもなるのである。

【参考文献】

1　科学技術庁研究調整局「合成洗剤に関する研究成果報告書」、一九七八年、『合成洗剤に関する研究成果報告書』

2　科学技術庁研究調整局、「中性洗剤特別研究報告」、一九六三（昭和三十八）年、昭和三十七年度特別研究促進調整費

3　Nomura T. et al.「The Synthetic surfactants AS and LAS Interrupt Pregnancy in Mice.」1980 Life Sciences, Vol.26, pp. 49-54

4　野村大成、他「マウス初期胚を用いた高感度環境有害物質検出法の確立」、一九八一年、『「環境科学」研究広報』、一八号、五五年度研究成果報告、一七二—一七三。

5　野村大成、他「マウスにおける奇形と突然変異の高感度検出法」、一九八三年、『環境と人体　Ⅱ』、一七三—一五二頁。

6　Sakae SAKASHITA「Electron Microscopic Study of Liver tissue after Cutaneous Administration of Detergents. - Multiple Application of 1 % Solution 」1979 J.Clin .Electron Microscopy, Vol. 12, No. 1.2, pp. 189-216

7　坂下栄「洗剤による肝細胞の変化の微細構造」1975 The Cell , Vol. 7, 200-211

8　坂下栄「合成洗剤による細胞障害」1985 The Cell, Vol. 17, 494-500

9　坂下栄、他「洗剤の経皮投与による肝組織の電子顕微鏡的研究」、一九七四年、『三重医学』、一八巻一二四～一四三

10　坂下栄、他「日本洗剤公害レポート——身近な化学物質の正体」、一九七六年、日本地域社会研究所

11　坂下栄、他「合成洗剤の少量塗布による肝組織の超微形態的変化」、一九七八年、『三重大学環境科学研究紀要』、三号一〇五～一一五

12　坂下栄、他「合成洗剤塗布による肝組織の電子顕微鏡的解析」、一九七八年、文部省「環境科学」特別研究、Vol.B14-R20, pp.40-44

13　坂下栄、他「ＤＢＳの蚊培養細胞に対する増殖

阻害作用と超微形態的変化」、一九七九年、文部省「環境科学」特別研究、Vol.B14-R20-2, pp.36
14 坂下栄、他「DBSの蚊培養細胞に対する増殖阻害作用と超微細構造上の変化」、一九八〇年、文部省「環境科学」特別研究、B14-R20-3, p.70
15 坂下栄、他「DBSの蚊培養細胞に対する増殖阻害作用と超微形態的変化」、一九八〇年、文部省「環境科学」特別研究、Vol.B14-R20-3, pp.70
16 坂下栄、他「シャンプー剤のラット毛髪に与える影響」一九八二年、『三重大学環境科学研究紀要』七号五三〜五九
17 末石冨太郎、他「合成洗剤の環境影響に関する調査研究報告」、一九八四年、合成洗剤環境調査団（滋賀県）
18 Takahashi, M.「Effect of alkylbenzene sulfonate as a vehicle for 4-nitroquinoline-1-oxide on gastric caarcinogenesis in rats.」1970" GANN; Vol.61, 27-33"
19 Takahashi, M.「Cartinogenetic effect of N-metyl-N, -nitro-N-nitrosoguanidine with various kinds of surfactant in the glandular stomach of rats.」1973" GANN; Vol. 64, 211-218"
20 Takahashi, M.「Induction of undifferentiated adenocarcinoma in the stomach of rats by N-metyl-N' -nitro-N-nitrosoguanidine with various kinds of surfactant in the glandular.」1973" GANN Monograph on Cancer Research; Vol. 17, 255-267"
21 Takahashi, M.「Transplantation of chemicsally induced gastric concer in wistar rats.」1976" GANN; Vol.67, 365-369"
22 Takahashi, M. and Sato, H.「Effect of 4-nitro-quinolineoxide with alkylbenzene sulfonate on gastric caarcinogenesis in rats.」1969" GANN; Vol.8, 241-246"
23 高橋照夫、他「合成洗剤及び直鎖アルキルベンゼンスルホン酸ナトリウム（LAS）の催奇性について」、一九七五年、『東京衛研年報』、二六巻二号六七〜七八
24 星野貞夫、坂下栄、他「経口投与による35-S-LASの鶏体内への分布」、一九七八年、文部省「環境科学」特別研究、Vol.B14-R20, pp.29-34
25 星野貞夫、坂下栄、他「LASの経口投与が雄鶏の性成熟におよぼす影響」、一九七八年、文部省「環境科学」特別研究、Vol.B14-R20, pp.35-39
26 星野貞夫、坂下栄、他「LASの経口投与が雄鶏の性成熟におよぼす影響」、一九八〇年、文部省「環境科学」特別研究、Vol.B14-R20-3, pp.56

⑬抗菌グッズ

渡辺雄二

氾濫する抗菌グッズ

スーパーやコンビニに行くと、様々な抗菌グッズが陳列されている。靴下、ハンカチ、シーツ、肌着などの繊維製品、まな板や三角コーナー、風呂桶などのプラスチック製品、また、家電製品も抗菌化されている。たとえば、洗濯槽が抗菌化され、冷蔵庫のトレーも同様だ。さらにフロッピーディスクやキャッシュカードまで抗菌化されている。このままでは、あらゆる商品が抗菌・防カビ加工になってしまいそうである。

国民生活センター〔*〕が、おもに東京都内のデパートやスーパーマーケットなど十数店舗、さらにカタログやパンフレットを調査したところ、実に八三四品目にも上る製品に「抗菌」あるいは「防カビ」加工と思われる表示が見られたという。それらの製品は、次の四種類に分類することができる。

(1)　繊維製品

靴下類、肌着、スポーツウエア、タオル、トイレタリー、パジャマ、寝具類、介護用品、ふきんなど。子供用品には、天然抗菌剤のヒノキチオールやキトサンを使ったものが多い。

(2)　抗菌（防カビ）加工プラスチック製品

浴用品（おけ類、いすなど）、まな板、台所用品（三角コーナー、水切りなど）、調味料ケース、フードボックス、密閉容器、コップ、ごみ箱、ブラシ（台所用、トイレ用、浴槽用、スニーカー用など）、便座など。使用されている抗菌剤は、ほとんど表示されていない。

国民生活センター　経済企画庁の特殊法人。国民の生活の安全と向上を図るために、情報の提供や調査・研究を行なうことを目的に、一九七〇年に設立された。消費者苦情処理、商品テスト、消費者啓発、商品情報の収集などを行なっている。

(3) 抗菌加工家電製品

冷蔵庫（自動製氷機の浄水装置、野菜室内壁、トレイ、パッキン）、洗濯機（パルセーター、洗濯槽、糸くずフィルターなど）、食器乾燥機（食器カゴ、はし立て）、エアコン、ファンヒーター、空気清浄機のフィルター、電気保温ポット（注ぎ口、容器）、電話器、フロッピーディスク、ファックス、電気カーペットなど。抗菌剤の表示はほとんどなし。

(4) その他の抗菌商品

スポンジタワシ（台所用、ボディ洗い用、浴槽洗い用）、浴用タオル、歯ブラシ、水切り袋、ゴム手袋、衣類カバー、押し入れシート、綿棒、水筒、文房具、靴中敷き、靴、便座シート、スリッパ、掃除機用紙パック、浴用剤など。ほかに、抗菌加工された砂もあったという。

なお、これらの抗菌加工製品のうち、どんな抗菌剤が使われているのか、表示がなされた製品は三三パーセントにすぎなかった。

抗菌・防カビ製品には、その表面に細菌やカビの増殖を押さえ込む抗菌剤がコーティングされたり、あるいは素材に抗菌剤が練り込まれている。その働きによって、抗菌・防臭・防カビなどの効果があるのだ。

抗菌剤には何が使われているのか

抗菌剤は、金属などを使用する無機系、有機化合物を利用した有機系、天然成分を利用した天然系に分類される。

(1) 無機系

抗菌性金属の銀、亜鉛、銅などを、セラミック、ゼオライト（沸石）、シリカゲルなどに混ぜて作ったもので、抗菌性セラミック、抗菌性ゼオライトなどといわれる。有機系の薬剤に比べると殺菌力は弱く、細菌の増殖を食い止める程度の力しかない。抗菌力が弱い分だけ、接触しても皮膚への影響は少ないといえる。

(2) 有機系

一般に無機系よりも抗菌効果は高いが、それだけ皮膚などへの刺激が強い傾向にある。塩化ベンザルコニウム、クロルヘキシジン、ジンクピリチオン、ビグアニド、有機シリコン第四級アンモニウム塩、ベンゾピリジンなどがよく使われている。

塩化ベンザルコニウムは、逆性石けんの成分である。殺菌力が強い。市販の目薬には防腐剤として添加されている。

塩化ベンザルコニウムは、白色または黄白色の弱い芳香のするゼラチン状の物質で、水溶液を撹拌すると泡立つ。吸湿性で、光や空気によって変化する。真菌（カビと酵母）や単細胞微生物、ある種のウイルスの増殖を妨げる力がある。

通常利用される濃度では、一般に非刺激性といわれるが、長期間皮膚に触れていると、過敏症や皮膚刺激が現われることがある。〇・〇三四パーセント以上の濃度の溶液が目に入ったときは、ただちに医療的処置が必要。濃厚液を誤って皮膚にこぼしたときは、深部壊死と瘢痕を伴う腐食性皮膚障害を起こすので、ただちに水で洗い、さらに石けん液で十分洗う必要がある。

人間の致死量は一～三グラムとされ、誤飲したときは、悪心（気分が悪くなること）および嘔吐の原因となる。症状は、呼吸筋麻痺によるチアノーゼ（血液中の酸素が不足して、皮膚や粘膜が青色になること）、呼吸困難などである。

クロルヘキシジンは、病院などで使われている消毒薬で、手指や皮膚、器具などの殺菌・除菌に使われている。クロルヘキシジンの毒性は、「オロナイン軟膏」の主成分であるグルコン酸クロルヘキシジンと同程度とされる。グルコン酸クロルヘキシジンをマウス（ハツカネズミ）に対して体重一キログラム当たり二・五一五グラム経口投与すると、その半数が死亡する。体重が一〇キログラムの子どもに単純換算すると、二五・一五グラムになる。塩化ベンザルコニウムよりは急性毒性は弱いといえる。また胎児毒性試験では、その毒性は認められなかったという報告がある。

ジンクピリチオンは、フケ取りシャンプーに、ビグアニドは、電気掃除機の集塵紙パックに使われている。

これらは溶出しにくいタイプとしやすいタイプとがある。有機シリコン第四級アンモニウム塩などは溶出しにくく、皮膚への影響は比較的弱い。塩化ベンザルコニウムなどは溶出しやすい。それだけ皮膚への影響も大きいので、安易に使うべきではない。

(3) 天然系

ヒノキから抽出したヒノキチオール、カニの甲羅などを原料としたキトサン、ヨモギ抽出エキスなどが代表的。天然成分なので安全という印象をもたれがちだが、実際のところはまだ不明な部分も多くある。

これらの抗菌剤を使って、抗菌加工を製品に施す方法は、主に二つある。一つは原料段階から抗菌剤を混ぜ込む「練り込み法」。もう一つは、製品が完成した後に抗菌剤で表面を覆う「後加工」である。

練り込み法の場合、プラスチックや合成繊維などを製造するときに抗菌剤を一緒に練り込むので、後加工に比べて抗菌剤が溶出しにくく、皮膚への影響も少なくてすむ。効果も長持ちするが、後加工よりは抗菌力は弱いといえる。

後加工は、樹脂加工と浸漬・吹き付け加工とがある。前者は、製品の表面を抗菌剤入りの樹脂でコーティングする方法。後者は、製品を抗菌剤に浸したり、製品に抗菌剤を吹き付ける方法だ。樹脂加工は、浸漬・吹き付け加工に比べて抗菌剤が溶出しにくく、皮膚への影響は小さいといえる。

浸漬・吹き付け加工は、ほかの方法に比べて抗菌剤が溶出しやすいので、使用する薬剤によっては皮膚への影響が大きく、効果も長くは続かない。

抗菌剤はどう作用するのか

細菌の細胞の作りは、基本的には同じである。遺伝子(DNA)の塊といえる核があり、それを細胞質が取り囲み、さらに細胞質の周りを堅い細胞膜が覆っている。細菌によっては、大腸菌のように核がなく、遺伝子がむき出しの状態のものがあり、これを原核生物という。核のあるものを真核生物という。

無機系の抗菌剤の場合、金属イオンが細菌の細胞内に取り込まれ、酵素(タンパク質から成る)の働きを妨害する。あるいは金属の触媒作用によって空気中の酸素が殺菌力のある活性酸素(ひじょうに反応性に富む酸素)に変化し、それが作用する、という説もある。また、銀や銅などの微粒子が細胞膜の表面の細かい穴に入り込み、そこを塞いでしまうと、細菌の細胞が外界と水分や栄養分のやり取りが困難になり、そのため次第に衰弱し、死ぬという説もある。これらの作用が起こるには時間がかかるため、無機系抗菌剤は遅効性なのである。

有機系の抗菌剤の場合、細菌の細胞膜を破壊することで、細菌を殺すことが分かっている。また、細菌の細胞の中に入り込んで、直接細胞質や核などにダメージを与えることも考えられる。作用が直接的なので、無機系に比べると効果が早く現われやすく、作用も強力である。

天然系の場合、ヒバ油やヨモギエキスなどに含まれる抗菌成分が、やはり細菌に直接働くものと考えらるが、まだメカニズムはよく分かっていない。

抗菌グッズの問題点

企業は、製品に「抗菌・防カビ」という付加価値を付け、ほかの商品と差別化を図り、消費者の購買欲を高めようとしている。それを買うということは、企業の戦略にまんまと乗せられるということなのだ。

そもそも、抗菌・防カビ製品は必要ないのである。私たちの周辺、すなわち空気中や家屋の中、土壌中などには、無数の細菌やカビが生息している。また人間のからだの中にも、無数といっていいほど細菌やカビなどが住み付いている。つまり、人間は細菌やカビなどに囲まれて生活しているようなものなのだ。その細菌やカビを撃退しようと思っても、所詮無理な話であり、かえって、人体にとって有害なのだ。

抗菌とは、細菌の増殖を抑える、あるいは細菌を殺すということである。防カビも、カビに対して同様な作用を持つということである。細菌もカビも、単細胞、または多細胞の生き物だ。それを、殺したり、増殖を抑えるということは、抗菌・防カビ製品は、毒性を持っているということなのである。それに含まれる化学物質が、人間の皮膚に付着したり、目や口から入れば、細胞に刺激を与えることになる。その結果、かぶれやかゆみ、ジンマ疹といったアレルギー症状を起こす恐れがある。

アレルギー反応が、化学物質でも起こることは明白だ。たとえば、自動車の排気ガスに含まれる窒素酸化物・硫黄酸化物・炭素微粒子などの有害化学物質が、喘息を引き起こすことが分かっている。また抗生物質のペニシリンが、ペニシリンショックという非常に激しいアレルギーを起こすこともある。抗菌剤も、同様にアレルギーを引き起こすと考えられる。

また、化学物質がアレルギーを悪化させることが分かっている。北里大学医学部の石川哲教授の研究グループでは、モルモットを使って次のような実験を行なった。まず、スギ花粉をモルモットに作用させて、アレルギー性結膜炎を引き起こした。次に有機リン系農薬のスミチオン（フェニトロチオン）を微量注射し、さらにその二日後にスギ花粉を点眼して、症状の変化を観察した。その結果、予想よりもはるかに微量の注射で、症状が悪化したのである。

抗菌・防カビ製品や防ダニ製品に使われている化学物質は、農薬成分とは違うが、毒性物質であることには変わりがない。したがって、これらもアレルギーを起こしたり、悪化の原因になる可能性がある。

また、抗菌剤が、体に住み着いている常在菌を減らしてしまうという問題がある。これらの細菌は人体にとって無害なものが多く、逆に病原菌の侵入を防ぐことで体を保護している面がある。ところが、抗菌剤や防カビ剤によって常在菌が減ってしまうと、病原菌の侵入を受けやすくなるのだ。

人間の体は、微生物との関係の上に成り立っている。人間の腸には、大腸菌、ビフィズス菌、腸球菌など、およそ一〇〇種類、一〇〇兆個もの細菌が住み着いているといわれる。人間の細胞の数は約六〇兆個だから、それよりも多い数の細菌が腸にいるのだ。腸内細菌は、人間と共生関係にある。すなわち、住家を提供してもらう代わりに、細菌たちはビタミンなどを供給し、消化を助けている。腸内細菌のバランスが乱れると、便秘や下痢を起こすことになる。

さらに肺やのどにはカリニ原虫（原生動物）やカンジタというカビ（真菌）が、そのほかの部分でもその他の細菌やウイルスが蠢いているのだ。つまり、人間のからだというのは、微生物の巣窟のようなものなのである。

しかし、これらの微生物は、人間に利益をもたらしているものも少なくない。たとえば、人間の皮膚に住み着いている皮膚常在菌がそうだ。それは人体にとっては無害であり、水虫やたむしなどの原因菌が侵入しようとしてきたときに撃退して、体を保護してくれる。また、腸内細菌も同様で、病原性の細菌が入ってきても、腸内細菌がその増殖を防いでくれるのである。

ところが、抗菌グッズをやたらと利用していると、これらの常在菌が減ってしまうことになる。肌に直接接する抗菌製品、例えばパジャマや肌着など、あるいは薬用ボディシャンプーなどを使っていると、皮膚常在菌が減ってしまう。すると、病原菌の侵入を受けやすくなるのだ。

さらに、抗菌グッズが耐性菌を誕生させてしまう危険性がある。耐性菌は抗生物質や農薬などにさらされることによって、それに抵抗性を獲得することで誕生するが、抗菌剤や防カビ剤によっても、同様なことが起こると考えられる。

抗菌グッズは、まったく必要ない。企業が、勝手に抗菌性を売り物にして、販売拡大を狙っているだけなのだ。抗菌グッズが氾濫している今の状況を改めなければならない。さもないと、人間の体のなかの微生物のバランスが崩れ、かえって不健康な人がふえることになるだろう。また、化学物質に耐性をもった病原菌がふえることになり、それによっても生命が脅かされることになるに違いない。

⑭ 電池

村田徳治

一九八四年、廃乾電池の水銀が社会問題となったが、厚生省は、現状のままでも水銀による汚染は問題ないという、巷間で「安全宣言」といわれている見解をだして、住民や自治体にしこりを残したまま強引に幕引きをしてしまった。これによって廃乾電池の回収システムを構築する道は閉ざされ、一方、業界は水銀ゼロの乾電池を開発して廃乾電池回収問題をうやむやにしてしまった。当時盛り上がった廃乾電池問題は、水銀による環境汚染という問題に矮小化されてしまい、金属資源の枯渇問題と環境汚染は無視され、水銀さえ使わなければ使い捨ててもかまわないという主張が堂々とまかり通ってしまった。

典型的な使い捨て商品であるマンガン乾電池は、年間約一七億個も製造・販売されていながら、その回収ルートはいまだに確立されていない。

民生用に使っている電池の種類を大別すると、①使い捨ての乾電池（一次電池）と②充電して何回も使える蓄電池（二次電池）がある。廃棄物問題や環境面を考えた場合、使い捨ての乾電池より充電式電池を使う方が望ましいことは言うまでもないが、この選択は電池を製品に組み込む製品メーカーが行なっており、消費者にその選択の自由は与えられていない。

現在一般市民は、好むと好まざるとにかかわらず、電池を使わされており、消費者の意向が製品に反映されることはほとんどない。一方、消費者の方も電池の使い方について、無頓着な人が多い。

一　電池の種類とその用途

乾電池は、起電反応が不可逆性で充電できず、

図1　民生用電池の種類

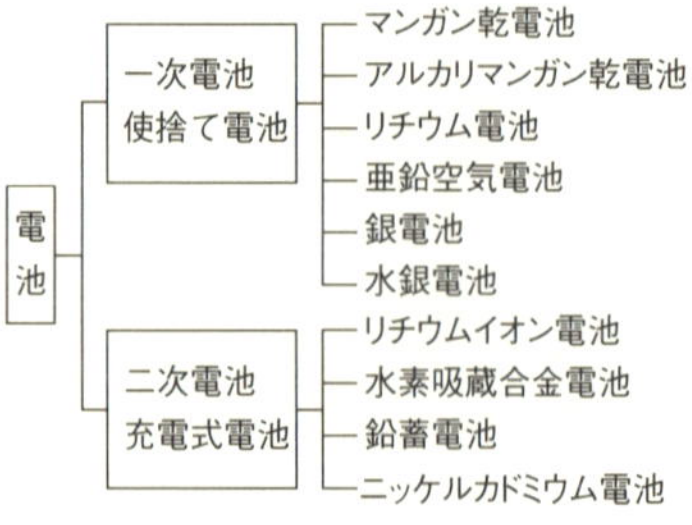

電力が得られなくなると使い捨てられる。蓄電池は起電反応が可逆性で充電して何回も使用することができる。昔は懐中電灯くらいしか用途のなかった電池は、時計、カメラ、ビデオカメラ、テープレコーダー、ヘッドホンステレオ、MDプレーヤー、携帯電話やPHS、リモコン、パソコン、玩具にいたるまで電池が使われ、電池なしでは、生活できない時代になってしまった。

充電式ひげそり・ビデオカメラ・電動工具などでは、充電式のニッケルカドミウム電池が、自動車のバッテリーには鉛蓄電池が使用されている。またニッケルカドミウム電池の代わりに密閉式鉛蓄電池もヘッドホンステレオなどに使われている。

近年、水素吸蔵合金（ミッシュメタル：希土類混合金属とニッケルの合金）とニッケルを使ったニッケルカドミウム電池より高性能なニッケル水素電池やリチウムイオン電池等の蓄電池も普及してきている。

負極作用物質として水素を連続的に補給して発電機として使用する燃料電池のような作用物質供給型の化学電池も産業系で実用化されており、また、太陽電池・熱電池・原子力電池等は物理電池と呼ばれているが、これらは電力を蓄える機能はないので、むしろ発電機の仲間に分類されるべきものである。

電池の形状だけでも、筒型、ボタン型、コイン型、角型、板状、シート状など用途によって多様な形状があり、電池の成分も様々である。古い呼称である単1型は、国際規格ではR20と表示されている。

単1、単2、単3型で代表される筒型には、マンガン乾電池以外に、アルカリマンガン乾電池、水銀電池、リチウム電池等があり、また、蓄電池であるニッケルカドミウム電池のなかにも筒型乾電池と同型の物がある。筒型のマンガン乾電池とアルカリマンガン乾電池の生産量がもっとも多い。この他に9Vの角型積層乾電池やポラロイドカメラに使われている6Vの積層平型タイプ、通信機等に使われている角型などがある。

ボタン型電池にはアルカリマンガン電池・水銀電池・銀電池があり、コイン型にはリチウム電池がある。それぞれ電圧も異なるので、よく確認して購入したり、使用する必要がある。

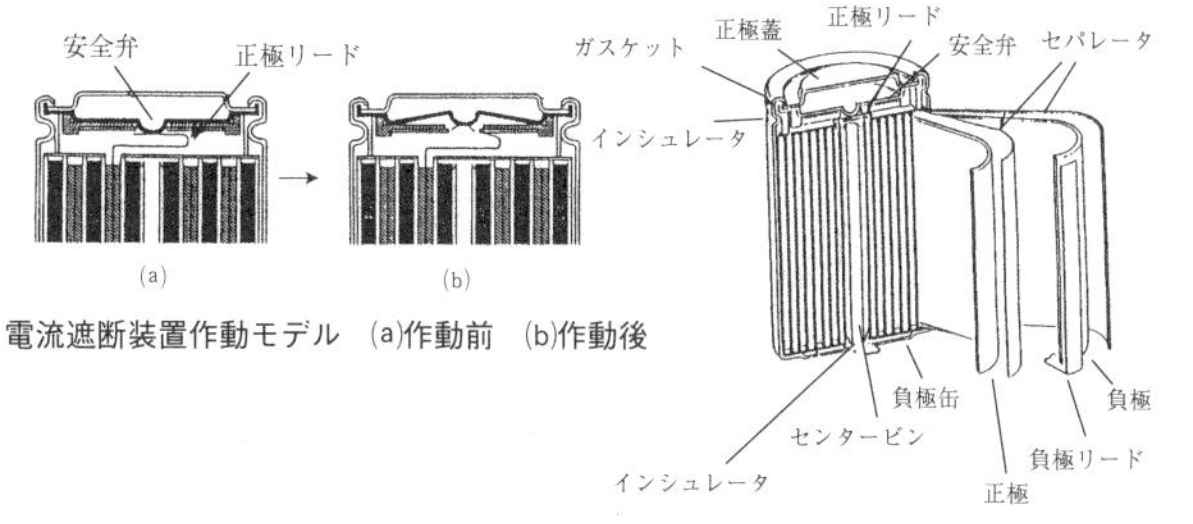

電流遮断装置作動モデル　(a)作動前　(b)作動後

図2　リチウムイオン二次電池の構造

二　乾電池（一次電池）

(1) マンガン乾電池

一八八六年フランスの物理学者ルクランシェは、正極作用物質に固体の二酸化マンガン・負極作用物質に亜鉛・電解液に塩化アンモニウムを用いた、現在、最も大量に生産され、浪費されているマンガン乾電池の原形をつくった。ルクランシェ電池は、一八八八年にガスナーによって改良され今日のマンガン乾電池となった。金属が貴重で金属製品がリサイクルされていた百年以上も前の時代に、使い捨てを前提とした乾電池のような金属製品が開発されたことは、理解に苦しむが、携帯電源としての用途が資源という面を無視させたのかも知れない。

一九九八年におけるマンガン乾電池の出荷数量と、単1型・単3型等、古くからの名称と国際表示記号を表1に示す。乾電池の種類と用途を表2にまとめる。図3に単1型マンガン乾電池の構造を示す。

図3　マンガン電池の構造

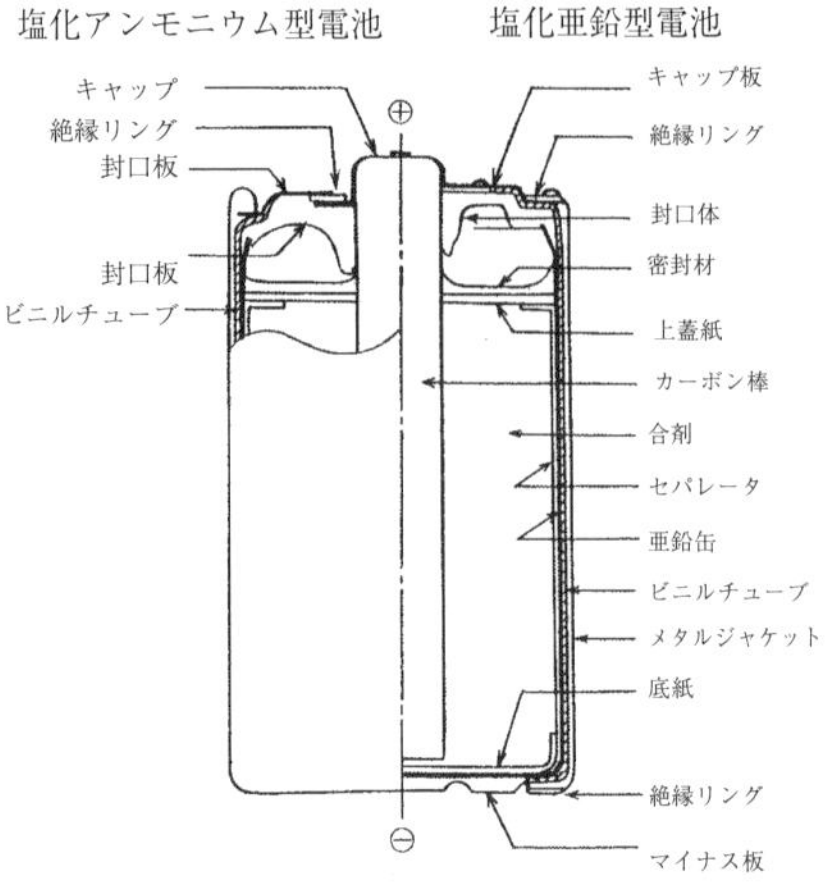

(2) アルカリ乾電池

金属酸化物又は空気を正極作用物質、微粒子状の金属亜鉛を負極作用物質、電解液に強アルカリの水酸化カリウムあるいは水酸化ナトリウム等を使った乾電池（一次電池）をアルカリ電池という。

表3に各種乾電池の記号とその構成要素・公称電圧を示す。これによるとアルカリ一次電池は六種類に分類できる。アルカリ一次電池の形式記号は、電気化学系を表す英大文字（例えば水銀電池の場合にはM）、電池の形状を表す英大文字（丸型の場合R・平形の場合はF）、電池の大きさを区別する一桁または二桁の数字の順に組

表1　マンガン丸形乾電池の形状記号・最大寸法・出荷数量

形状寸法記号	直径	高さ（最大寸法/mm）	古い呼称	出荷数量（千個）1998年
R20	34.2	61.5	単1型	218,670
R14	26.2	50.0	単2型	137,040
R6	14.5	50.5	単3型	860,715
R03	10.5	44.5	単4型	その他のマンガン乾電池 433,243
R1	12.0	30.2	単5型	
R61	7.8	39	単6型	

み合わせて構成されている。

通常、電解液には水酸化カリウムを使うが、特に水酸化ナトリウム水溶液を電解液とする電池には、末尾に英大文字S（ソーダSodaのS）をつける。時計、カメラ、補聴器、電卓等に使われているボタン型電池とボタン型の素電池を数個直列につないで筒型に成形した構成電池（組電池）がある。二個直列につないだ組電池は、表示記号の最初に二、四個つないで筒型に成型したものは四と表示されている。

(3) アルカリマンガン乾電池

アルカリマンガン乾電池の歴史は古く百年ほど前にドイツで特許が成立しているが、この電池が実用化されたのは一九五〇年代に入ってからである。

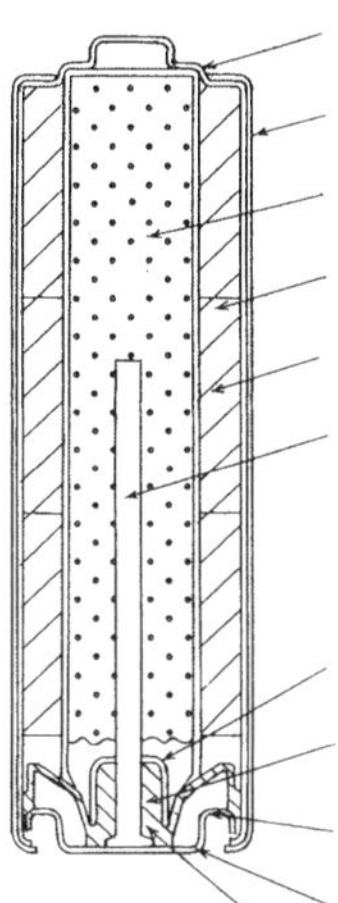

図4　アルカリ乾電池の構造

大電流を必要とするモーターが組み込まれている小型テレコ・ヘッドホンステレオ・MDプレーヤーやストロボその他の電気機器が普及するにつれて、筒型アルカリマンガン乾電池の生産量も増加している。アルカリマンガン乾電池に使う極作用物質は、普通のマンガン乾電池と同一の物質の組み合わせになっているが、電解液に強アルカリを使用するところがマンガン乾電池と異なる。

アルカリマンガン乾電池は、同一の大きさのマンガン乾電池に比較して放電容量が大きく、急速放電や低温での放電特性に優れている。アルカリマンガン乾電池には、単1型の通称LR20から単5型LR1まで、マンガン乾電池と同一サイズの筒型のほかに9Vの積層型もある。また、ボタン型のアルカリマンガン電池も多用されている。

アルカリマンガン乾電池の正極作用物質には、電解二酸化マンガンに導電性を付与するために炭素粉を混合したものを用いる。この点はマンガン乾電池と同様である。

表2　乾電池の種類と用途

乾電池の種類	主な用途
マンガン乾電池 アルカリマンガン乾電池	ラジオ、玩具、懐中電灯、カメラ、テレコ、ヘッドホンステレオ、MDプレーヤーなど
アルカリボタン電池	電卓、ゲーム、カメラ、時計
酸化銀電池	時計、電子体温計、カメラ、ビディオカメラ、ライター
リチウム電池	カメラ、時計、ビディオカメラ、電卓、ゲーム、コンピュータ
水銀電池	補聴器、医療器、測定器、カメラ
空気ボタン電池	補聴器

筒型のアルカリマンガン乾電池は、マンガン乾電池と同一の外観をしているが、負極作用物質の亜鉛が微粒子状になっている点、電解液に水酸化カリウムあるいは水酸化ナトリウム等の強アルカリが使用されている点が異なる。内部構造は、内側が負極作用物質の金属亜鉛、外側が正極作用物質の二酸化マンガンになっているので、筒型アルカリマンガン乾電池とは活物質の位置がまったく逆になっている。筒型アルカリマンガン乾電池の構造を図4に示す。

三　乾電池はエネルギーの無駄使い商品

乾電池を製造するためには、鉱石の採掘・輸送から始まって、亜鉛製錬・電解二酸化マンガンの製造、電池の組立などで膨大なエネルギーが費されているが、製造された乾電池からこのうちのどれくらいをエネルギーとして取り出すことができるのであろうか。筆者の試算（参考文献1参照）によると、マンガン乾電池は、製造に費やしたエネルギーのたった〇・三パーセントしか得られず。九九・七パーセントはエネルギーの無駄遣いになっている。エネルギーの浪費が地球的規模での環境汚染をひき起こすことが問題になっている現在、乾電池はエネルギーや金属資源を浪費する環境汚染性の高い製品であり、リサイクルに値しない。製造をやめて、一〇〇〇回も充電可能な高性能のリチウムイオン電池に転換するしかない。

四　ニッケルカドミウム電池とその行方

(1)　ニッケルカドミウム電池の現状

充電して何回も使用できるニッケルカドミウム電池は一見使い捨ての乾電池より問題は少ないと思われるが、九一年に制定されたリサイクル法では、ニッケルカドミウム電池は「第二種指定製品」に該当し、アルミ缶やペットボトルなどと同様に、分別収集を容易にするための表示が求められているだけで、カドミウムの使用規制やリサイクルを義務づける制度はない。ニッケルカドミウム電池には「スリーアローマーク」が表示されただけである。建前上はユーザーが、廃電池を専用の回収箱（電気店・回収協力店・市町村が設置）に戻すことになっていて、回収した電池を回収箱設置者がリサイクルメーカ

表3　各種乾電池の構成と公称電圧

電池の種類	記号	正極（＋）	負極（－）	電解液	公称電圧V
マンガン乾電池		二酸化マンガン		塩化アンモニウム・塩化亜鉛・水	1.5
アルカリマンガン電池	L	二酸化マンガン		水酸化アルカリ	1.5
水銀電池	M	酸化水銀	亜鉛	KOH・NaOH	1.35
水銀電池	N	酸化水銀＋二酸化マンガン			1.4
酸化銀電池	S	酸化銀			
酸化銀電池	T	酸化銀(AgO＋Ag_2O)			1.55
空気亜鉛電池	P	酸素			1.4
二酸化マンガンリチウム電池	C	二酸化マンガン			3
フッ化黒鉛リチウム電池	B	フッ化黒鉛		リチウム塩	
酸化クロムリチウム電池	U	酸化クロム	リチウム	非水溶媒	
酸化銅リチウム電池	G	酸化銅			1.5
塩化チオニルリチウム電池	E	塩化チオニル		リチウム塩	3

ーに送ることになっているが、都内の電気店数店を筆者が調べた結果では、まったく回収されていなかった。電池工業会は約一四パーセントリサイクルされているというが、その根拠は公表されていない。製造過程での不良品とビルの非常用電源などに使われる大型まで含まれた回収率であろう。

九七年における日本のカドミウム生産量は二三七三トンであるが、そのうち八四・六パーセント、即ち二〇〇七トンがニッケルカドミウム電池用である。日本はカドミウムの需用増加に伴い不足分を輸入するカドミウム輸入大国であり、九七年における輸入量は国内生産量の約二倍の四七七二トンである。九七年における日本のカドミウム総需要量は七一四五トンであり、世界の消費量の四四・一パーセントを占め、世界最大のカドミウム消費国となっている。そのうちニッケルカドミウム電池用は六七八〇トンである。九七年における全世界のカドミウム生産量は一万九六七五トンであり、日本はカナダに次いで世界第二位（一二・一パーセント）の生産量である。

電池工業会の資料によると、九七年度の総出荷数は六億五五〇〇個で、国内が一億九六〇〇個（三〇パーセント）、輸出が七〇パーセントになっている。九七年のニッケルカドミウム電池用のカドミウムは六七八〇トンであり、このうち個数で三〇パーセントが国内に存在することになる。電池は大小様々なので正確な金属カドミウムの計算は出来ないが、七対三に配分すると国内で販売された電池中のカドミウム量は二〇三四トンになる。電池工業会のいう回収率一四パーセントとすると、回収されずに国内に蓄積するカドミウムの量は一七五〇トンにのぼる。この年間一七五〇トンのカドミウムは回収されていないので国内のどこかにいずれ捨てられてしまい、行方不明となってしまう。一〇年間ではこの一〇倍一万七五〇〇〇トンのカドミウムが行方不明になってしまう。カドミウムは元素であり、回収しなければ環境中に蓄積し、いずれ生物濃縮により、野生生物や人間に戻ってくる。

(2) カドミウム汚染大国日本

九八年五月、富山で開催されたカドミウム国際シンポジウムでは、日本人が食事から体内に取り込むカドミウムの量はほかの国に比べかなり多く、全体の数パーセントに腎臓機能障害を発生させるかもしれないという指摘が、スウェーデンの研究者からあった。それによると、一日平均摂取量が三〇マイクログラム（マイクログラムは一グラムの一〇〇万分の一）の場合、約一パーセントの人に軽度の腎臓障害が発生し、五〇マイクログラムだと数パーセントにもなるという。

いくつかの推定値によれば、日本人の平均摂取量は一日三〇～八〇マイクログラムとされ、腎臓機能障害が何パーセントか出ても不思議でない水準になっている。国連食糧農業機関（FAO）と世界保健機関（WHO）は、穀類と豆類中カドミウム含有量の指針値を〇・一～〇・二ppm以下とする案を検討している。食糧庁の調査によると、〇・一ppmを超える米は九五年産の玄米七一三検体のうち二〇パーセントあった。最高〇・四四ppmの米も見つかっている。七〇年に決まった現在の玄米の基準値は一ppm未満であるが、この基準は「ゆるすぎる」との批判が絶えない。日本人のカドミウム摂取の原因が米にある可能性は高い。

燃料電池

燃料電池とは、燃料と酸化剤から電気化学反応を用いて、電気と熱エネルギーを取り出すシステムである。図5は水素・酸素燃料電池システムの模式図である。電池本体は、電子伝導体である2つの電極と、イオン伝導体である電解質から構成されている。天然ガスなどの化石燃料を水素に改質する必要がある。負極（燃料極・アノード）に改質器によって作られた水素・正極（酸素極・カソード）には酸化剤である酸素（空気）を供給する。プロトン伝導性の電解質を用いると、次の反応が起こり、そのとき、同時に電気エネルギーが外部に取り出すことができる。

負極　水素極：$H_2 \Rightarrow 2H^+ + 2e^-$
正極　酸素極：$1/2O_2 + 2H^+ + 2e^- \Rightarrow H_2O$
全反応　$H_2 + 1/2O_2 \Rightarrow H_2O +$［電気エネルギー］＋［熱エネルギー］

エネルギー源となる燃料（水素）・酸化剤（空気）を外部から連続供給することで、連続的に電気エネルギーを取り出すことが可能である。燃料電池は、電気エネルギーを蓄えている乾電池等とは異なり、むしろ発電機といえるものである。

燃料電池の特徴をつぎに挙げる。

⑴低温での理論発電効率が高い。
⑵排熱の利用が容易であり、総合エネルギー効率を高めることが可能である。
③環境保全性が高く、低騒音、低公害発電システムである。
④小型で高効率が実現できる。

他の電池と比べて、発電効率の良さは燃料電池の特徴として最も注目されている点である。リン酸を電解質に用いた据置型の燃料電池は実用化されている。燃料電池は、小型化が難しいので携帯用電池の開発は遅れている。常温でかなりの出力が得られることから、自動車用燃料電池として固体高分子型燃料電池が現在注目されている。固体高分子型燃料電池は、電解質にイオン伝導性の高分子を用いる燃料電池であり、フレキシブルな固体高分子を用いることにより、縦型をはじめ柔軟なセル設計が可能である。この電池はPEMFC（Proton Exchange Membrane Fuel Cell）と呼ばれているが、交換膜中をイオンが移動するので、PEFC（Polymer Electrolyte Fuel Cell）とも呼ぶ。家庭で燃料電池から電力と熱を同時に利用して、地球温暖化防止を図るという構想も生まれている。

図5　水素・酸素燃料電池システム模式図

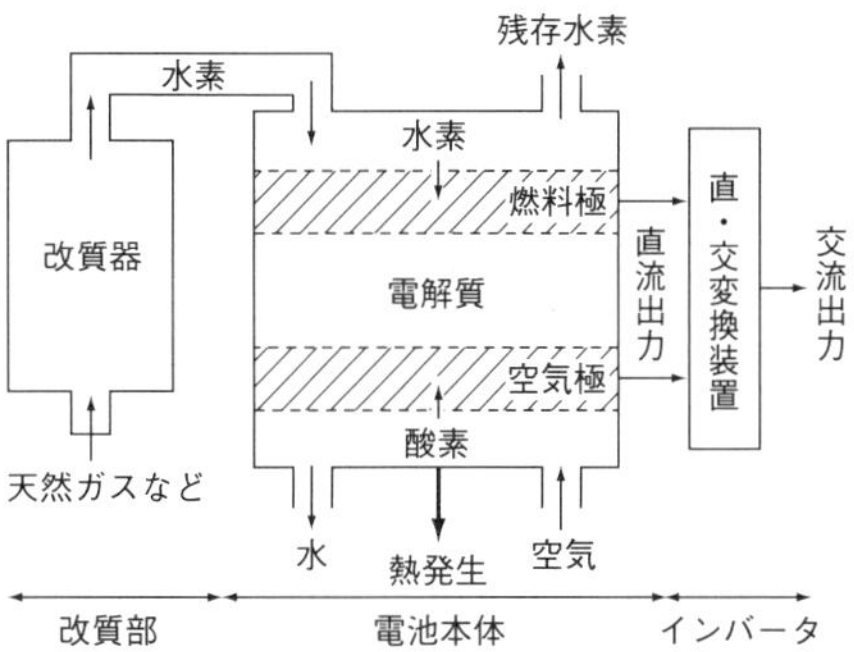

(3)　回収したくないニッケルカドミウム電池

カドミウムによる環境汚染が問題視されながら、ニッケルカドミウム電池の回収が徹底しない裏には、製錬業界が抱えているお家の事情がある。カドミウムがカドミウム鉱石から製錬されるのであれば、鉱石の採掘をやめて、製錬事業を縮小すればことたりる。実際に水銀は鉱石の採掘と製錬をやめた。しかし、カドミウムは水銀と異なり、カドミウム鉱石から製造されるものではなく、亜鉛製錬の副産物なのである。亜鉛を精練すると自動的にカドミウムは副生し、亜鉛の精練を続けるかぎり、カドミウムの生産をやめることはできないのである。業界がイタイイタイ病を幻と宣伝し、リサイクルを拒絶する本当の理由がここにある。

毎年回収されずに捨てられるニッケルカドミウ電池によって亜鉛製錬業が支えられているのである。年間二〇〇〇トン以上がニッケルカドミウム電池として国内で消費されている。かりに八〇パーセント回収されたとすると、年間ほぼ一六〇〇トンのカドミウムがあまり、毎年売れない不良在庫を業界はかかえることになる。不良在庫にしないためには、せっせとニッケルカドミウム電池に加工して、使い捨ててもらわなければならない。なまじ回収などされては困るのである。この構図は、苛性ソーダの製造と塩化ビニルとの関係によく似ている。

ニッケルカドミウム電池の一・五〜二倍も高エネルギー密度である水素吸蔵合金を使ったニッケル水素電池や数倍も高性能なリチウムイオン電池等、充電式の電池が市販されており、ニッケルカドミウム電池の製造をやめても日常生活になんら支障はない。

性能の悪いニッケルカドミウム電池をあえて製造し続ける根拠は、カドミウムの捨て場の確保であるとしかいえない。ニッケルカドミウム電池は即刻製造をやめるべきである。

五　高性能なリチウムイオン電池

リチウムイオン電池は、ニッケルカドミウム電池と比較してエネルギー密度が高く小型・軽量であるという特徴があり、とくに重量あたりのエネルギー密度が高い。高エネルギー密度の電池を使用するということは、エネルギーや資源の有効利用に役立つことになる。リチウムイオン電池は一〇〇〇回充電可能な電池といわれており、携帯電話やＰＨＳなど通信機器用にほぼ一〇〇パーセント使われている。そのほかノートパソコン・デジタルビディオカメラ・ＭＤプレーヤーなどにも普及している。

六　かしこい電池の使い方

電池の使い方に無頓着な人が多い。電池をかしこく使う方法を考えてみよう。

・室内ではなるべく電池を使わず、アダプターを利用してコンセントから使う。
・充電式の電池を使い、使い捨ての乾電池の使用を避ける。
・こまめにスイッチを切り、しばらく間隔をおいて正極活性物質の回復をはかる。
・モーターを使っている子どもの玩具、ヘッドホンステレオ、ＣＤプレーヤー、その他の機器類には高電流が必要なアルカリマンガン乾電池が適しているが、時計など低電流で作動

リチウムイオン電池

リチウム・カーボン層間化合物（Lithium Carbon Intercalation Compounds Li-CIC）を負極、コバルト酸リチウムやマンガン酸リチウムを正極にした電池がリチウムイオン二次電池（蓄電池）である。電解液は、Li塩を溶解した有機電解液で、電気化学的にLiイオンの脱ドープ/ドープの可逆的な酸化還元反応で電力を得る。

$$Li_{1-x}CoO_2+Li_xC \underset{\Leftarrow 充電}{\overset{放電 \Rightarrow}{\Longleftrightarrow}} Li_{1-x+dx}CoO_2+Li_{x-dx}C$$

特殊な炭素材料は充放電可能容量が大きいとともに、充電終点付近の電位がより卑であるため、他の特性を損なわずに充電上限電圧を4.2Vに設定することが可能である。作動電圧は3.7Ｖと高く、終止電圧2.75Vまでの容量は990mAh・エネルギー密度は219wh/lである。また、放電カーブのなだらかな傾斜を利用した残存容量の表示が可能である。放電電流1.5Aまでは容量の電流依存性は少なく、1A以下では公称容量の90％以上の容量が得られる。

低温放電特性は良好で0.2Aの放電では、0℃環境下で常温放電時の90％以上、－20℃環境下でも80％以上の容量が得られる。100％深度の充放電を繰り返しても800サイクル経過後で80％以上、1200サイクル経過後でも70％以上の容量維持率を示す。この電池は水溶液系二次電池に比べ自己放電が少なく、ニッケルカドミウム電池のようにメモリー効果も認められないので、高速注ぎ足し充電ができる。

● 乾電池は資源・エネルギーの無駄遣い

乾電池は製造に使用したエネルギーの〇・三%しか利用できず、九九・七%はエネルギーの無駄遣いである。しかも廃乾電池は回収されておらず、亜鉛・マンガン・鉄などの金属元素が無駄になり、土壌汚染も憂慮され、地球環境の観点から使用は好ましくない。

● 乾電池を使わない生活のすすめ

乾電池を使う電気製品は、家庭の一〇〇Vで使えるACアダプターが付属した製品を購入し、緊急時以外はコンセントを利用する。または充電して使える製品を選んで購入する。

腕時計・電卓などは太陽電池（ソーラーバッテリー）付きの電池不要製品が発売されており、これを購入したり、贈答用に使う。

● ニッケルカドミウム電池は買わない使わない

日本人が食事から体内に取り込むカドミウムの量はほかの国に比べかなり多く、全体の数%に腎臓機能障害を発生させるかもしれないとスウェーデンの研究者が指摘している。

ニッケルカドミウム電池より一・五〜二倍も高エネルギー密度である水素吸蔵合金を使ったニッケル水素電池が市販されており、そのままニッケルカドミウム電池の代わりに使えるので、ニッケルカドミウム電池の使用をやめる。ただし、充電器が共用できない場合があるので、販売店に相談する必要がある。

乾電池を使わない生活のすすめ

またニッケルカドミウム電池より数倍も高性能で、注ぎ足し充電ができるリチウムイオン電池も市販されており、電気製品を購入するときはニッケルカドミウム電池を使用した製品は購入しないようにする。

● 電池問題を再検討する消費者運動を起こそう

外国ではカドミウムに対する規制が始まっている。

＊ 米国ニュージャージー州は、有害包装削減条項及び乾電池管理条項の二つの環境法案を通過させ、九三年一月一日以降、カドミウムなどを含有する顔料・安定剤を用いた製品の販売を禁止した。

＊ 九五年五月十一日・米国環境保護庁は廃ニッケルカドミウム電池を含む廃棄物の回収及びその管理に関する新規制を公布し、廃ニッケルカドミウム電池のリサイクルを推し進め、他の廃棄物と混在させないことにした。さらに九八年五月から新しい法律が施行され、米国内での廃電池の分類及び回収、廃電池のリサイクルが義務づけられ、少なくとも米国では二十州が廃ニッケルカドミウム電池の回収ネットワークを確立している。

＊ 欧州では二〇〇八年までにニッケルカドミウム電池の販売禁止が検討されている。

日本はニッケルカドミウム電池や乾電池に対する使用禁止や回収システムが遅れているので、デポジットシステムによって廃電池の回収をする消費者運動が必要である。

する機器類は安価なマンガン乾電池が適している。
・玩具やヘッドホンステレオなどで使えなくなった電池は、時計などの電池に使える。
・ニッケル水素合金電池、ニッケルカドミウム電池はメモリー効果があり、注ぎ足し充電をすると容量が低下してしまう。

【参考文献】

1 村田徳治『廃棄物学会誌』Vol.6 No.3 p.242-250 1995
2 村田徳治『月刊廃棄物』Vol.24 No.12 p.84-87 1998/12
3 永峰政幸『化学工業』一九九二年十二月号
4 平田賢『ＰＥＭ燃料電池入門』環境新聞社、一九九九年
5 村田徳治　化学はなぜ環境を汚染するのか　環境コミュニケーションズ　二〇〇一年

⑮プラスチック

天笠啓祐

九七年のプラスチック製品の出荷額は、一〇兆八二〇〇億円と、いつのまにか一〇兆円産業の仲間入りを果たしている。なお化学工業全体の出荷額が二四兆五四六〇億円であるから、その四四パーセントを占めており、化学工業といえば石油化学、石油化学といえばプラスチックという構造は変わっていない。

そのプラスチックには四大汎用樹脂といわれ、もっともよく使われている樹脂が四つある。ポリエチレン、ポリプロピレン、ポリスチレン、そして塩化ビニル（略称・塩ビ）である。日本におけるプラスチック生産の特徴は、この四大汎用樹脂の中で、塩ビの割合が他の国に比べて極めて高いところにある。

プラスチックの原材料生産量としては、塩化ビニル樹脂と塩化ビニリデン樹脂を加えると、二四六万一八五八トン（二〇〇〇年）で、全体一

塩化ビニルが多い

石油化学製品の生産量は増えつづけている。最近の生産量（エチレン換算）を見ても、八五年四二三万トン、九〇年五八一万トン、九五年六九四万トン、二〇〇〇年七六一万トンと相変わらず急成長をとげている〔＊〕。ごみ問題、環境ホルモンなど、ざまざまな形で批判が噴出しているにもかかわらず、である。

住宅や自動車などにも多量のプラスチック製品が使われている。使い捨て容器や食品包装など、食品などの流通でも相変わらず重宝がられている。身の回りにある製品のほとんどすべてに、プラスチックが使われている。いまやプラスチックを使いたくないと思っても、代替製品がないものも増えている。

エチレン

C_2H_4のこと。オレフェンと呼ばれる脂肪族炭化水素の中で、もっとも簡単な構造をした化学物質。無色の可燃性気体。原油からつくられ、他の有機化学物質の原料として広く用いられており、重合するとポリエチレンになる。天然にも植物体の中に存在する。

四七一万九九七八トンの一六・七パーセントを占めている。世界各国が塩ビ生産・使用を減らしているのと対照的である。

この塩ビは、添加物を加えて材質を変えることで加工しやすくなり、しかもすぐれた絶縁性をもち、土に埋めても腐らず長持ちするなど、他のプラスチックにはないさまざまな特徴をもっている。そのため急速に需要を伸ばしたのである。

この塩ビこそが、プラスチック公害の主役といっても過言ではない。塩ビに必要な塩素は、食塩水を電気分解して得ることになる。その電気分解のための触媒に水銀が用いられていた。コンビナートからこの水銀が海に流れ込み、それが魚や生態系での水銀汚染をもたらし問題になった。第三水俣病〔＊〕として注目を集めた汚染事件の原因となった。その結果、電気分解の脱水銀がはかられたのである。

塩ビの原料の塩ビモノマーを扱っている労働者の間では、肝臓がんが多発している。しかも塩ビは捨てられると極めてタチの悪いゴミになる。塩ビは塩素化合物であるため、焼却すると塩素ガスや塩酸ガスを発生させる。塩素ガスや塩酸ガスは、焼却炉を腐食させるだけでなく、煙突から出る前に除去しなければならず、それだけで頑丈な装置と多額の費用が求められることになる。しかも、他の有機物と一緒に燃えた際に、ダイオキシンなどの有害な有機塩素化合物をつくり出してしまうのである。

また塩ビの多くには鉛やカドミウムなどの重金属が添加されており、それらが煙となって環境中に出て重金属汚染を拡大してきた。また酸化防止剤、硬化剤、着色剤など多数の添加剤が使用されており、とくに環境ホルモンとしてリストアップされている可塑剤が多数使われている。それらが塩ビ製品から溶出したり、ごみとなって捨てられた際に問題が生じる。このように多様な環境汚染や健康障害を引き起こしている点で、塩化ビニルは、最悪のプラスチックである。

塩ビに使われる可塑剤

塩化ビニル製品には、多量の添加剤が使われており、その多くが環境ホルモン物質である。とくに軟らかくするために可塑剤に、有害なフ

第三水俣病
一九七二〜三年ころに顕在化した、熊本水俣病、新潟水俣病に続いて、水銀汚染が原因で起きた健康被害。塩化ビニルの原料である塩素製造のための電解槽の触媒として用いられていた水銀が、環境中に漏れだして起きた。この第三水俣病とPCB汚染が重なり、魚価が暴落したことから、各地で漁船によるコンビナート封鎖闘争が広がった。

タル酸エステル類やアジピン酸エステル類が使われている。フタル酸エステル類は、ナフタリンを接触酸化させ合成した無水フタル酸を加水分解してつくる。この可塑剤は、血しょうに溶け込み静脈をふさいだり、催奇形性を引き起こすなど、強い毒性を持っている。

以前、ベトナム戦争の際に、多くの人がダナン肺と呼ばれる病気に苦しめられることがある。ダナンにある米軍基地の病院で、輸血用に塩ビのパックが使われていた。そのパックからフタル酸エステル類が溶け出して、肺を冒したのである。このように以前から安全性が問われていたが、新しく環境ホルモンとしても問題になっている〔*〕。

このフタル酸エステル類の代表格が、DOP（フタル酸ジオクチル）DBP（フタル酸ジブチル）である。軟らかいプラスチックをつくるためには、DOPと樹脂を等量用いる。添加剤といっても、このように大量に用いるケースが多いため、溶出量も多くなる。

フタル酸エステル類と並んでよく使われ、やはり安全性で問題になっているのが、アジピン酸エステル類である。この添加剤は、一般的には耐寒性可塑剤であるが、用途範囲が広がっている。このアジピン酸エステル類の代表格が、アジピン酸ジオクチル（DOA）で、塩ビ、塩化ビニリデン、スチロール、ニトロセルロースなどに添加されている〔*〕。

塩化ビニル製品は、袋やシート人造皮革や壁紙、パイプなど、実にたくさんある。子ども用のおもちゃにも、たくさん使われており、軟らかいプラスチック製品には、必ず可塑剤が使われている。

二〇〇〇年の可塑剤の生産量は、全体で四七万〇九八九トンで、その内、フタル酸系が三九万五七六五トンと群を抜いて多い。アジピン酸系は二万八五七四トンである。フタル酸系の中で圧倒的に多いのがDOP（フタル酸ジオクチル）で、二五万二七九六トンである。

プラスチックの問題点として、添加剤の多さがあげられる。業界はその添加剤を五〇〇品目リストアップしていることになっているが、そのリストは公表されていない。

添加剤には、柔軟性をもたせる可塑剤以外にも、補強のための充填剤、硬くするための硬化剤、熱による変形を防ぐ熱安定剤、色をつける

アジピン酸
シクロヘキサノンを酸化してつくられる化学物質。ナイロンの原料にもなっている。

エステル
酸とアルコールを反応させ、そこから水を奪って生成する化学物質。そのような反応をエステル化という。エステルの中には芳香性をもつものがあり、香料などに用いられている。

ための着色剤、気泡をいれるための発泡剤、燃え難くさせるための難燃剤、紫外線から守るための紫外線防止剤、静電気の発生を防止するための帯電防止剤などがあり、プラスチック本体よりも、添加剤のほうが、量が多いプラスチック製品もある。

フタル酸エステル類、アジピン酸エステル以外にも、環境ホルモンとしてリストアップされている添加剤に、難燃材のポリ臭化ビフェニール類（ＰＢＢｓ）や紫外線防止剤のベンゾフェノンなどがある。難燃剤の中には有機リン剤もあり、これが燃えると有害な環状リン酸エステルが発生する。その他にも、プラスチックには重金属などの有害物質が多数添加されている。カドミウム、鉛、水銀、スズなどの重金属、アルキルフェノールなどの界面活性剤の原料もまた添加されている。

食器や容器と有害プラスチック

プラスチック製品が、ごみやダイオキシン汚染の原因物質として、環境汚染を拡大していく一方で、食器や容器に用いられて食品の安全性を脅かしてきた。化学産業は、ガラスビンからプラスチック容器に変えることで、容器を繰り返し使用するリターナブルを崩壊させてきた。食器や台所製品なども、金属などからプラスチックへの転換をもたらしてきた。その結果、食品の安全性に影響をもたらすことになった。

かつて食器や台所で用いる製品の材料は、鉄や銅などの金属や、ガラス、陶磁器、木がほとんどであった。自然素材を加工してつくったものが大半であり、安全性に問題が生じる要素はまったくなかった。

ところが、いまや同じ金属でも有害なアルミニウム製品が増え、ガラスや陶磁器に代わってプラスチック製品が大半を占めるようになった。鍋やフライパンに至るまでフッ素樹脂加工の製品が使われている。安全性で疑問符がつくものばかりが増えている。

中でも、環境ホルモンがクローズアップされた結果、安全性に疑問符が付くということで、がぜん注目を集めているのがプラスチック製の食器・容器である。

カップ・トレイ・ラップ・パックなど、食品の流通に用いられているプラスチックは、熱を加えると柔らかくなる、いわゆる熱可塑性のものが多い〔＊〕。この熱可塑性のプラスチックは多くの場合、熱を加えたときに、原材料や添加したものが溶け出してくる。塩化ビニルや塩化ビニリデンがとくに問題になっていたが、その他にもスチレンやアクリロニトリルを含んだABS樹脂やAS樹脂の場合、有害物質のスチレンモノマーや青酸〔＊〕が離脱する可能性が高く、これまた危険性が指摘されている。

熱を加えても柔らかくならない、いわゆる熱硬化性〔＊〕のプラスチックの場合、熱可塑性のものに比べて溶出量は相対的に少ない。しかしいくつかのプラスチックで有害物質の溶出が問題になった。フェノール樹脂、ユリア樹脂、そしてメラミン樹脂である。

これらの樹脂にはいずれもホルムアルデヒド（ホルマリン）〔＊〕が使われており、それが溶けだし問題になった。なかでもメラミン樹脂は、メラミン自体も膀胱がんを引き起こす危険性があり、学校給食の食器として利用されていたこともあって問題になった。そしていま、環境ホルモンの問題が起きて、危険だと分かったプラスチックの範囲が拡大したのである。

食器や容器から溶け出た物質が、体に入ったときにホルモンを攪乱して体に悪い影響をもたらすプラスチック製品が多い。ポリスチレン、ポリカーボネート、塩ビを用いた製品などである。添加剤を考えると、プラスチック製品は、無添加のポリエチレン製品以外は、まったく安全な製品はないと考えた方がよい。

ポリスチレンの食器・容器

環境ホルモン物質として問題になっているプラスチック材料の一つが、スチレンであり、通常、原料のスチレンモノマーからポリスチレン、あるいはスチロール樹脂と呼ばれる製品がつくられている。モノマーとは、単体のことである。発泡剤を加えて軽く、扱いやすくしたのが発泡スチロールである。ポリとは、沢山という意味であり、モノマーがたくさん集まった状態をいう。

スチレンモノマーは、それ自体有害物質として有名であるが、そのモノマーから簡単にできるダイマーやトリマーが、問題になっている。原料のモノマーが二つくっついたのがダイマ

熱可塑性
加熱によって、反応が起きることなく軟化するが、冷却すると固化する性質。加熱と冷却を繰り返しても可逆性が保たれる。このような樹脂を熱可塑性樹脂という。

青酸
シアン化水素の水溶液のことで、シアン化水素酸ともいう。シアン化水素は沸点が二六℃と低く、室温でも気化しやすく、毒性が強い。シアン化カリウムのことを青酸カリ、シアン化ナトリウムのことを青酸ソーダといい、いずれも猛毒物質である。

熱硬化性
加熱すると構造に変化が起きて、不融不溶になる性質。硬化するためこの名前があり、このような性質をもつ樹脂のことを熱硬化性樹脂という。

ー、三つくっついたのがトリマーである。これらが環境ホルモン物質としてリストアップされた。有害なのは、モノマーだけではなかった。製造する際に、製品の中にモノマーやダイマー、トリマーが不純物として入り込み、とくに熱や油を加えると、よく溶け出してくる。また光の反応などで、モノマーから簡単にダイマーやトリマーができてしまう。

環境ホルモンとしてリストアップされた化学物質の中で、もっとも生産量が多いのが、このスチレンである。中でも論争にまで発展したのが、発泡スチロールを容器としているカップ麺である。

発泡スチロールに入った麺にお湯を注ぐ。しばらく待つとでき上がりであるが、同時に有害物質も溶け出す。そのため本来、カップ麺や食器やトレーなど、食品と接触するものには不向きな樹脂だが、軽くて丈夫で弾力性があるため、運送しやすいという経済効率が優先されて大量に用いられてきた。

プラスチック製品は熱と油に弱いため、カップ麺のように熱湯を注ぐケースでは、容易に溶け出すことになる。国立医薬品食品衛生研究所・河村葉子室長の分析でも、二五種類のカップ麺で調べたところ、すべてから高濃度のスチレンモノマー、ダイマー、トリマーが検出された。九七年のスチレンモノマーの生産量は、三〇二万トンである。毎年多量のスチレンが、カップ麺などと一緒に人々の口の中に入り込んでいくことになる。

その他にスチレンを発生させる樹脂に、ABS樹脂とAS樹脂がある。ABS樹脂は、アクリロニトリル〔*〕とブタジエン、そしてスチレンの共重合物である。このABS樹脂は、身近なところでは、ラジオ・テレビのキャビネット、掃除機、自動車のバッテリーケース、靴のヒール、カバン、パイプ、合成木材などに使用されている。また、家庭用ゲーム機やパチンコの台などにも使用されている。

ポリカーボネート製食器

給食の食器の選択問題が揺れ動いている。まだアルマイト製を用いている自治体もあるが、圧倒的多数の自治体でプラスチックの食器を用いている。軽くて丈夫で、見た目もきれいだと

ホルムアルデヒド
鋭い刺激臭をもった、有害性が指摘されている無色の可燃性気体。アルデヒドは水素を取り除いたアルコールという意味。そのアルデヒドの中で最も簡単な構造をした化学物質。このホルムアルデヒドに一〇〜一五パーセントのメタノールを加えたものを、ホルマリンと呼ぶ。

アクリロニトリル
シアン化ビニルともいう。重合してアクリル樹脂や炭素繊維などをつくる。シアンを含んでいるため、燃焼すると猛毒物質の青酸ガスを発生させる。

いう理由で、ポリカーボネート製が増えてきた。その他に、いまだにメラミンやポリプロピレン製を採用しているところもある。

ポリカーボネート樹脂は、軽くて丈夫で、熱伝導率も低く、見た目もきれいで、理想的な食器だと思われていた。ところが、ポリカーボネート樹脂の原材料のビスフェノールAが環境ホルモンとしてリストアップされたのである。すなわち食器から環境ホルモンが溶け出す可能性があることが分かったのである。

ポリカーボネート樹脂はビスフェノールAにホスゲンを加えてつくる。ホスゲンとは、かつては毒ガス兵器として用いられていたものである。ポリカーボネート樹脂は、エンジニアリング・プラスチックと呼ばれ、耐紫外線の性能がよいことから、屋外で用いる計器や機械やそのカバー、あるいはシートやフィルムなどによく使われている。しかし、いま最も問題になっているのが、学校給食、病院の食事用、一般家庭の食器や容器、哺乳びんにも使われている点である。

ポリカーボネート樹脂を用いた子ども用の食器から、ビスフェノールAが多量に検出された報告もある。食器メーカーのオーエスケーが製造した抗菌剤使用の食器で、九七年九月に東京都が検査したところ残留基準の五〇〇ｐｐｍ（溶出基準は二・五ｐｐｍ）を越えた桁違いに高い数値が出たものがあり、回収された。

ポリカーボネート樹脂の生産量は、二〇〇〇年が三四万九七一二トンである。ビスフェノールAはまた、一〇〇パーセントフェノール樹脂、可塑性ポリエステル、酸化防止剤、塩ビ安定剤にも用いられている。九五年の生産量が二六万トンである。

缶詰の裏側の樹脂

ビスフェノールAは、エポキシ樹脂の原材料にもなっている。エポキシ樹脂は、寸法安定性、耐水性、耐薬品性、電気絶縁性がよいことから、絶縁塗料、金属下塗り塗料、接着剤、電子部品などに用いられているが、なんといっても最も問題になっているのが、缶詰の内部のコーティング用樹脂として用いられている点である。

缶詰の内側には、以前はスズメッキが施されていたが、六〇年代に缶ジュースの中にスズが溶け出し、相次いで中毒事件［＊］を引き起こ

スズ中毒
スズは昔から鉄鋼の表面にメッキして「ブリキ」として用いられていた。しかし、強い毒性を持っているため、缶詰などの内面のメッキに用いられた際に溶け出て、一九六〇年には缶ジュースなどで中毒をもたらした。

し廃止され、取って代わったのがエポキシ樹脂だった。ところが、そのプラスチックの原料が環境ホルモンだったことが分かった。このコーティング剤は缶以外にもレトルト食品などにも使われており、加圧したり、加熱すると溶け出る割合が高くなることが分かった。一部の生協では、缶詰の出荷を取り止めたところも出ている。それでも大半の缶詰はそのままである。エポキシ樹脂の二〇〇〇年の生産量は、二四万一九六二トンである。

ビスフェノールAを原料とした樹脂には、歯の詰め物（シーラント）に使われるものもある。この場合、口の中にずっと存在するため、徐々に溶け出て体内に入り込むことになる。

プラスチックの生産量の増大に伴って、環境ホルモンとして問題になっている材料、添加剤の生産量も増えつづけている。しかも直接食品と接触するもの、体内に摂取しやすいものに使われている場合が多い。

フッ素樹脂

その他に有害なプラスチックの代表がフッ素樹脂である。フッ素〔＊〕は、極めて活発な元素で、いくら引き離そうと思っても、すぐ他のものにくっつき、化合してしまう性質をもっている。その化合しやすい性質が猛毒性を発揮する原因になっている。しかし、いったん化合するとなかなか離れないため、安定性は高くなる。

日本では六種類のフッ素樹脂がつくられているが、代表的なものがポリ4フッ化エチレンで、フッ素樹脂の約九〇パーセントを占めている。中でも「テフロン」「シルバーストーン」と呼ばれている商品名が有名である。形としてはポリエチレンに似ていて、ポリエチレンの水素の位置にフッ素が置き代わった構造をしている。水素に比べてフッ素の方が原子が大きいため、ポリエチレンの融点が一三〇℃なのに対して、フッ素樹脂は三三〇℃近くに達し、熱に強い性格をもっている。しかもフッ素原子が密に並ぶため、触った時にすべすべしており、摩擦係数が小さくなって、それが利用されている。

熱に強く、化学的に安定で、酸やアルカリにも冒されず、有機溶媒にも溶けないというすぐれた性格はここからくる。電気を絶縁し、なめらかなため、工業製品に欠かせないローラーと

フッ素
非金属元素としては最も軽いハロゲン元素。元素名は、原鉱石のホタル石に由来している。一八八六年にはじめて単離された。極めて活性に富んでおり、すぐ反応するところに特徴があり、毒性も強く、水と反応して燃える。

かベアリングなどにも用いられている。このように実用性の高い性格をもったものである。

しかし、このフッ素のもつ性格が、人間にとって極めて危険になることがある。私たちの暮らしの中で、もっとも身近な製品は、フライパンやナベ、ホットプレートなどであるが、これらの製品を使って、通常、台所などで調理に用いられるときの温度はせいぜい二〇〇℃代前半である。ところが、万が一にも空炊きなどによって温度が上昇すると、フッ素が不安定な化合物となるため、猛毒物質に転じる。四七〇℃を超えるとパーフルオロイソブチレンが生じ、五〇〇～六五〇℃でフッ化カルボニル（フルオロホスゲン）が発生する。

パーフルオロイソブチレンは、シアン化水素〔*〕の二〇倍、サリンと同程度の毒性を持ち、許容濃度はシアン化水素の五〇〇分の一に設定されている猛毒ガスである。フッ化カルボニル（フルオロホスゲン）は、ホスゲンの塩素の部分がフッ素に置き代わった構造をしており、ホスゲンと同程度の毒性を持っている。ホスゲンは毒ガス兵器として用いられた物質である。その脱出限界濃度は二ｐｐｍとされており、二五ｐｐｍを超えると危険で、五〇ｐｐｍを超えると短時間で致死的だといわれている。

また、このフッ化カルボニルは、空気中の水分と結びついてフッ化水素となる。このフッ化水素はシアン化水素と同程度の毒性を持つ。シアン化水素とは青酸のことで、人間での最小致死濃度は一八〇ｐｐｍ（一〇分間で）くらいと見られている。

フッ素樹脂製品は、日常使っていて、とくに問題が起きるようなものではないが、このように高熱にさらされたときに問題になる。空炊きなどしないように、使い方に気をつけるのが肝心ということになる。

防水スプレーにもフッ素樹脂が使われている。スキーウェアや雨対策として布表面にかけて、水をはじくようにするものである。成分は、まず第一に、フッ素樹脂やシリコーン樹脂などの水を弾く、はっ水剤〔*〕の役割を果たしている樹脂が一パーセント以下含まれている。第二に、そのはっ水剤を薄めるための有機溶剤が約九〇パーセント含まれており、第三に、ＬＰＧなどの噴射剤が残りの部分である。すなわち成分としては圧倒的に有機溶剤が占めており、

シアン化水素
青酸の項（一九二頁）を参照。

はっ水
布や膜などの固体表面が水をはじく性質のこと。

Q：プラスチックには、安全なものと危険なものがあるのでしょうか？

A：使ってはいけないプラスチックがあります。四大汎用樹脂でいえば、塩化ビニルとポリスチレンはやめた方がよいプラスチックです。ポリエチレン、ポリプロピレンそのものは相対的に安全ですが、添加剤に危険なものが多いため、けっして安全とはいえません。

プラスチック製品は基本的に表示がなく、消費者にしてみれば、どれが塩ビか、どれがポリスチレンか、知ること、選ぶことができないのが現実です。そのため、なるべく表示されているものを見て、無添加のポリエチレン、ポリプロピレンを使用するか、プラスチック製品そのものの使用をやめることが大切です。

プラスチック製品は、使い捨て社会を広げてきました。ごみをいかに出さないようにするか。ごみになるものをつくらせない、使わない、その工夫の広がりが必要なのです。

Q：どのようにしたら、プラスチックの使用を最低限にできるのでしょうか？

A：プラスチックの絶対量を減らしていくために、プラスチック製品を使用しないこと、たとえば買い物にいくときに買い物かごをもっていく、ガラスビンの製品を選ぶなどの工夫が必要です。また、買い物の際に、発泡スチロールなどのプラスチック容器に入れられた食品は、なるべく買わないことです。

プラスチックをできるだけ使わない暮らし

代替品があるものがたくさんあります。食器や容器には、陶磁器やガラス、木や鉄などの製品を選べば問題ありません。これらの製品の中にはプラスチックでコーティングしてあるものがあります。要注意です。

Q：それでもプラスックのない生活など考えられません。どのように付き合ったらよいのでしょうか？

A：とくに問題になるのが、食器や容器のように直接口の中に入り込むものに使われているケースです。その場合、プラスチック製品は、熱や油が大敵であることを前提に使用する必要があります。とくにラップなどのプラスチックを用いて電子レンジを使用することは、やめるべきです。また、カップ麺などのように、容器にお湯を注いで食べる物は買わないことです。あるいは熱湯などとプラスチックが接触しないように、ポットやジャーなどのプラスチックの栓を避けるなど、対策を講じる必要があります。プラスチック容器で食品を保存しないなど、食品とプラスチックの接触を避ける工夫が、とにかく必要です。

とくに子どもに影響が大きいため、哺乳ビンや子ども用の食器、箸、おもちゃなど、赤ちゃんや子どもたちが口にしたり、使用する食器・容器・道具にはプラスチック製品を使わせないことが大切です。

その有機溶剤は揮発してはっ水剤だけが残るような形をとっている。

防水スプレーは、噴射されたフッ素樹脂が呼吸によって肺の最も深いところまで到達してしまう。最近では霧状にきれいに広がるように樹脂の粒子の直径を小さくしているため、肺胞部への到達の割合が高くなっている。これが呼吸器系に影響することになる。

さらにはフッ素樹脂は熱分解されると有毒ガスを発生させる。例えばストーブやファンヒーターなどが近くにあった場合、その影響もあり得る。その有毒ガスは、テフロンを加熱した際に発生する物質と同じである。

生分解性プラスチック

このようなプラスチック製品にとって代わる新しい材料の開発が活発になっている。その代表的な材料が、生物からつくり、主に微生物に分解させる生分解性プラスチックである。現在、化学企業の脱石油化学化〔＊〕が加速している。その中で、生分解性プラスチックの国際的な開発合戦が始まりつつある。

生分解性プラスチックとは、その名の通り、土に捨てると微生物が分解してくれることはもちろんであるが、製造も微生物など生物を利用する材料である。これまでプラスチックは化学産業のひとつの分野であった。しかし、この生分解性プラスチックの場合、バイオ産業の中に位置づけられている。従来のプラスチックとは根本的に異なる。

この生分解性プラスチックは、地球環境ブームが起きると、再生紙とならんで「地球に優しい」技術のひとつになった。しかし、安全性に問題がある。第一に、はたして添加剤を使わなくてすむかという問題がある。事実、例えば着色の要望は多いという。分解するため、添加剤が環境中にばらまかれることになる。また、微生物でつくる場合、安易な微生物への依存が、ある特定の微生物を異常に増やしたりといった、生態系に深刻な影響を及ぼす危険性がある。

さらには「分解性」だからということで使い捨てられることになり、これまでリサイクルに向かっていた流れを、ポイ捨てに逆行させることになりかねない。これまで消費者運動・市民運動、自治体の取り組みなどによって、ごみを

脱石油化学化
環境ホルモンやダイオキシンなど、化学物質の人体への悪影響が明らかになるにつれて、化学企業の間で脱石油化学化が加速している。ケミカルからバイオケミカルへと転換が進んでおり、中でも医薬品、食品、生物農薬、生分解性プラスチックなどの生産量が増えている。

減らし、リサイクルを進めようという動きが活発化してきた。その流れに水を差しかねないのである。

何より値段が高いこと、その上、丈夫で長持ちというプラスチックの長所を殺してしまうこと、微生物が多いところでは使えないこと、それらの理由によって、使用先に限界が出て、一定量しか出回らない。しかし、その一定量しか出回らないものによって、プラスチックは捨ててもいいものだという風潮が広がれば、塩ビなどのほかのプラスチックの使い捨てを助長しかねないのである。

⑯パソコン

天笠啓祐

パソコン家電時代

　パソコンは、マシンというよりも家電製品に近い扱いとなり、急速に普及している。わずか数年前までは、オフィス以外には一部のマニアの世界のものだったコンピュータが、家庭の中まで深く浸透した。現在の家庭への普及率は、二〇〇〇年三月時点で、三八・六パーセントとなり、ファクシミリを追い抜き、ビデオに迫っている。新聞を見ても、マルチメディア、インターネット、電子商取引〔＊〕などの言葉が連日登場している。

　九九年の出荷台数は一〇六五万台である。一〇年前の八九年の出荷台数が、二四一万台、一〇年間に四・四倍の伸びを示した。ましてや、二〇年前にはパソコンという言葉さえなかったことを考えると、驚きである。経済活動が沈滞し、他に目立った売上げを示す製品がない中で、驚異的なペースで売上げを伸ばしてきている。

　最近ますます売上げ増に拍車がかかっている。その売上げ増の原動力が、電子メールである。いま、若者の間で、電子メールが新しいコミュニケーションの手段になっている。移動通信での新しいコミュニケーションの手段の最初の主役はポケベルだった。そのポケベルは見向きもされなくなっている。

　携帯電話とＰＨＳが代わって広がった。そのうち、ＰＨＳの売上げが伸び悩み、携帯電話の普及が進んだ。二〇〇〇年三月末の携帯電話の加入台数は五一〇一万台で、幼児を除いた日本人の二人に一人が持っていることになる。ＰＨＳと合わせると、ついに固定電話をうわまわった。

電子商取引
　インターネットを用いた商取引。インターネット上で発注や支払が行なわれる。決済には金融機関が介入することになる。それぞれが身元を保証する本人確認が必要であり、将来的には、本人照合のための電子署名が広がりそうだ。

いまは、その携帯電話と組み合わせた形で、電子メールが主役になった。それが、モバイル・コンピューティング市場と呼ばれる、無線通信を介したネットワークの市場をアッという間に大きくした。

いまや「メール文化」という言葉さえ聞かれるようになった。ノート型パソコンや携帯情報端末と、携帯電話やPHSを組み合わせて利用する人が増えつづけている。九九年のモバイルコンピューティング人口は、七二三万人、二〇〇三年には五〇〇〇万人を突破すると予測されている。

若者が携帯電話やパソコンを、日常的に手軽に使っている一方で、中高年の男性を中心に、世の中から遅れてしまうのではないか、というパソコン恐怖症も広がっている。キーボード恐怖症［＊］ともいわれている。他方で、小さい頃からパソコンに触れさせようと、子どもにパソコンを買う親がふえている。職場では一人一台、教育現場にも浸透している。

教育現場でのコンピュータ設置率は、九九年度末で高校が一〇〇パーセント、小学校でさえ九七・七パーセントである。インターネットに接続している学校は、小中高校の全体で九八年には三五・六パーセントに達し、二〇〇五年度には一〇〇パーセントを目指している。

いまやコンピュータとネットワークは切っても切れない関係になった。携帯電話と並んで、若者文化の主役になったことが、爆発的な売上げ増をもたらしたといえる。なお、インターネットの利用者数は、二〇〇〇年二月時点で一九三八万人に達している。

しかし、家庭に入ったパソコンの場合、せっかく買っても埃をかぶっているか、せいぜいゲームかワープロくらいしか使わないというケースも多い。あまりメーカーの宣伝にだまされないことが大切である。パソコン自体は、暮らしになくてはならない機械ではないからだ。

パソコンが広がると起きる問題

このように携帯電話と一体化した形で、つくられている華やかなパソコンブームの影で、もっと深刻な事態が進行している。社会が過度にコンピュータ化したため、その歪みが顕在化してきたのである。

キーボード恐怖症
コンピュータになじめない人の間で広がっている拒否反応の一つ。キーボードを操作したり、操作を覚えることに抵抗感が強まり、やがてキーボードの前に座ることを恐れるケースも見られる。

パソコンという機械が職場や家庭に入る前から、多くのコンピュータ付き機械が入ってきていた。たとえば、冷蔵庫や洗濯機までもが半導体チップでコントロールされている。風呂や雨戸など、これまで考えられなかったものまで電子制御になっている。自動車も電子制御になっている。駅の改札も自動化された。銀行でのお金の出し入れも機械相手になった。スーパーのレジもコンピュータ化されている。もはや半導体チップが入っていない機械を探す方が、難しいくらいになってしまった。社会全体がコンピュータ化されてしまった。

私たちの暮らしは、コンピュータなしでは考えられないようになった。コンピュータは主に、人が行なっていた作業を代替する役割を果たす。そのため生活に入ってくれば、生活を便利にする機械である。しかしその便利さによって失われたものも大きい。その失われたものこそ、コンピュータ化の問題点である。

第一の問題点が、社会の脆弱化である。社会の隅々までコンピュータが入り込んだ結果、わずかなミスや事故、犯罪などで、大混乱が起きる状態になってしまった。西暦二〇〇〇年問題に象徴される、社会を大混乱に陥れる仕組みができてしまったのである。

その他にも、地震や大雪などで停電が起きれば、大混乱が発生する。阪神大震災でも体験したことだが、電気が止まったため、たとえ被害が小かったところでも、金融機関は営業できず、スーパーのレジは動かず、エレベータが止まった高層ビルの人は歩いて上り、カードキイの人は家に入れなかった。

第二の問題点が、新商品開発の加速化である。半導体チップは、新しい機能を次々に加えていくことを可能にした。そのため目まぐるしく新製品を売り出し、買い替え需要を促進してきた。ワープロやパソコンは、一年ごとに新製品が登場して、多数の新しい機能が加わり、なおかつ値段が安くなるという状態である。

現在、ほとんどの消費者向け製品が過剰生産の状態である。買い替え需要の促進は、新商品を売りさばく常套手段になっている。しかし買い替え需要は、捨てられるものを増やすことになる。すなわちごみの増大をもたらす。

第三の問題点が、情報化社会の進展にともなって、情報こそが最も価値のある商品になったことだ。それにともない、たとえば個人の情報がDM会社に流れていたなどといった、プライバシーの侵害が多発し始めた。クレジットカードでのトラブルも増えつづけている。

第四の問題点が、教育や医療に代表されるコンピュータ管理の進行である。いったん入力されたデータは一生涯消え去ることはない。管理社会は、ついに住民基本台帳法改正による国民総背番号化〔＊〕をもたらした。国家による国民管理の道が進行している。

第五の問題点が、新しい種類の環境汚染・健康障害が多発し始めた。目や肉体の疲労にとどまらず、精神的な疲労を増幅している。また、パソコンの現場で働く人たちの間で、流産や異常出産が広がっている。

ここでは、消費者に直結しているプライバシー侵害の問題と健康障害の問題に焦点を当てて述べることにする。

情報化社会が進むと消費者の権利が危ない

情報化社会とは、情報が最も価値のある商品になった社会のことである。情報が売買され、流通し、その結果、名簿横流しなどでプライバシーが侵害されたり、クレジットカードのトラブルが増え、消費者の権利が脅かされている。その傾向は、電子商取引やインターネット・ビジネスが活発になり、さらに広がっている。

情報化社会では、情報を支配するものが勝利者になるため、情報収集のためにあの手この手が使われる。その代表格が、セブンイレブンの「戦略情報システム」と呼ばれた、販売戦略である。セブンイレブンでは、レジがコンピュータの端末になっていて、中央のコンピュータとつながっている。商品を売る際に、バーコードを読み取るだけで、いつ、どこの店で、なにが売れたか、という情報が入力され、それ以外に店員によって、買った人の性別と年齢（推定）が同時に入力される。

こうして、収集された情報に基づいて、どのような商品が、どの地域で、どのような人に好まれるか、という「売れ筋」分析が行なわれ、それに基づいて、商品構成等が決定されていく〔＊〕。問題は、売れないものが淘汰される「死に筋」探しも行なわれることである。売れ筋だけが残り、死に筋が淘汰されると、生き残

住民基本台帳法改正による国民総背番号化
国民一人ひとりに背番号（コード）を付けてネットワークにのせる、国民総背番号制度のこと。一九九九年八月十二日に住民基本台帳法一部改正という形で、導入することが国会で決められた。

売れ筋・死に筋
レジを端末としたPOSシステムの普及とともに、売り上げ分析が瞬時に行なえるようになった。その結果売れている商品（売れ筋）を中心にした棚の構成が組まれるようになった。その反面、売れ行きの悪い商品は「死に筋」として排除の対象となった。どの店も同じ商品構成となり、消費者は多様な商品から購入する選択権を奪われた。

るのは通常、大企業の宣伝が行き届いた商品だけになり、商品構成での多様性が失われる。どこの店にいっても同じものしか置かれないため、消費者は、選択の自由が奪われる。

セブンイレブン方式の成功が引き金になって、同様の販売戦略が広がった。日本中で売れ筋商品だけを置き、良質なものを死に筋として淘汰する店が増えた。その結果、良いものを作ろうとするメーカーは生き残れなくなり、消費者は良いものを選ぶ権利が奪われる、という傾向が強まった。

カード社会の落とし穴

このような情報戦略が最も活躍しているのが、クレジットカードの世界である。いま大型小売店では、現金よりもカードでの販売が歓迎される。というのは、カードで販売した時点で、どういう人間が——例えば世代、性別、収入、家族構成など——どういう商品を好むかというデータが入力される。つまり情報がタダで飛び込んできてくれるからである。それは新商品開発の決め手になり、顧客情報のメンテナンスも同時にできる。しかも顧客の好みに合わせてダイレクトメールを出すことができ、売り上げ増に結びつけることが可能になる。

またそのような顧客名簿が高い値段で売買され、流失するケースも頻発している。「知らないところから、ダイレクトメールが多数送られてきて困る、どうして私の名前を知ったのだろうか」という人が増えている。その背景には、このような名簿売買がある。

クレジットカードは個人信用情報の上に成り立っている。支払いが滞るなどしてブラックリストに載り、個人信用情報に傷がつくと、深刻な事態に直面することが多くなる。例えば、近所の人と一緒に買い物などにいったとき、一人だけカードの買い物を拒否され悪い噂が立った、というケースを良く耳にする。ある高校生が就職試験を受け不合格だったことがある。学業成績も良く、落ちる要素がなかったため不思議に思い調査したところ、父親がブラックリストに載っていたことが原因だったことが分かった。

現在、インターネットを用いた商売が拡大しつつある。それと同時に、クレジットカード番

パスワード
合い言葉のこと。秘密保持のために用いられる暗証番号である。データの秘密を守るためにファイルに付けられたり、銀行の端末操作のように複数利用のシステムでは利用者本人を確認するために付けられる。

号やパスワード〔＊〕が盗まれる事件が頻発している。パスワードを盗まれたため、自分のパソコンにかってに侵入され、ソフトが消されてしまったとか、自分が知らないうちに、クレジットカード番号を使われ、多額の買い物が行なわれていた、という事件も起きている。このようなネットワーク犯罪に対する決定的な防止策はない。消費者は、最終的には自分で自分を守るしかないのだ。

情報化社会は、情報の収集には大変便利になった。しかし、同時に自分の情報も提供しているのである。便利なものには必ず毒がある、ということを忘れてはいけない。

ＶＤＴ症候群

一部のパソコンや、ほとんどのワープロでは、画面に液晶が使われているが、コンピュータはほとんどがブラウン管である。この表示装置をＶＤＴという。ビジュアル・ディスプレー・ターミナルの頭文字をとったもので、コンピュータの操作を行なうために必要な装置である。ゲームをするにも、勉強するにも、すべてＶＤＴを見ながら行なう。

ＶＤＴ作業は、労働条件、環境などの影響も加わって、コンピュータの現場で働く人に対して、健康障害を引き起こしている。異常出産が広がり、流産や死産、障害をもった赤ちゃんの出産などが相ついだ。眼精疲労が多発し、白内障・網膜剥離などの眼の病気も起きた。顔面湿疹も起きた。精神・神経的疲労も増大させた。ＶＤＴ作業に独特な肩腱腕を中心に起きる肉体的な疲労も起きている。その多様な健康障害を総称してＶＤＴ症候群と呼んでいる。

「ＶＤＴ作業を行なうと眼が疲れる」。これは、かなり一般的な状態になっている。九八年十一月に行なわれた労働省の調査（『技術革新と労働に関する実態調査』）では、八四六六人から回答を得ているが、その内七七・六パーセントの人が身体的な疲労・自覚症状を訴えている。中でも最も多かったのが、「目の疲れ・痛み」を訴えた人で、九〇・四パーセントに達している。すなわち、四人に三人が眼の疲れを訴えていることになる。画面の上を絶え間なく動くことで、眼はいつのまにか酷使されている。眼の疲れは、頭痛などの原因にもなり、イライラや集中力の低下などにもつながっていく。

そのような眼精疲労のレベルとは異なり、眼の病気そのものも数多く発生している。その代表が白内障〔＊〕である。

一九七七年、米ニューヨーク・タイムズ社の三四歳と二九歳の男性がVDT作業を六カ月と十二カ月行なった後に、白内障の初期段階になった。この症状を見たニューヨーク州のザレー財団研究所長のミルトン・M・ザレー博士は、「レーダーのオペレータがかかる白内障と似ている」という報告を出した。すなわち、マイクロ波による被曝によって引き起こされる熱効果によって起きる白内障の疑いが大きいというのである。ザレー博士はその後も、VDT作業によって白内障になったという、数多くの事例を報告している。

VDT作業によって起きる白内障は、その後、熱効果のほとんどない低いレベルの被曝でも起きるケースがでてきており、非熱効果〔＊〕も関係していると考えられるようになってきている。

また、白内障以外にも、緑内障や網膜剥離を起こしたケースも報告されている。

顔面発疹が起きた

イギリス・セントジョーンズ病院皮膚科のR・J・G・ライクロフトとC・D・カルナンは、ある工場のオフィスでVDT作業を行なっていた二人のオペレータが相ついで顔面発疹を起こしたことを報告している。ノルウェーのオスロ労働監督局のH・H・ティヨーン博士は、八〇年に、VDT作業にかかわった人で顔面発疹になった四〇人を評価したところ、そのうち一六人が労働条件がかかわって引き起こされた顔面皮膚炎とみなされる、と発表した。

『マイクロウェーブ・ニュース』八一年三月号によると、カナダ・オンタリオ公務員労働組合に報告された顔面発疹の症例は、過去一八カ月で一二例に上るという。しかしカナダ政府はこのことをまったく無視した、と伝えている。

この顔面発疹の原因として最も有力視されているのが、静電気である。ディスプレーには絶え間なく電子ビームがうちつけられているため、静電気が起きやすく、埃が吸い寄せられる。ノルウェー・クリスチャン・マイケルセン研究

白内障
眼の水晶体が混濁した症状をもつ障害のこと。先天性と後天性があり、後者の場合は、老人性、糖尿病性、超音波や電磁波、薬物などによって引き起こされる。

非熱効果
電磁波の健康への影響に関しては、加熱によって病気や障害を引き起こす効果と、それ以外の効果に分かれる。非熱効果とは後者を指す。がんや白血病、異常妊娠・出産、精神・神経障害を引き起こす効果のこと。現在は、この非熱効果の方が問題になっている。

所のウォルター・カート・オルセン博士によると、オペレータ自身も静電荷を蓄積させるため、両者の間に電位差が生じて皮膚に汚染物質が引き寄せられるのではないか、という考え方を打ち出している。

また電磁波を絶え間なく被曝することによって、免疫力が低下し、アレルギー状態になりやすいことも原因の一つと考えられる。

異常妊娠・出産の多発

異常妊娠・異常出産の多発は、電磁波がもたらす健康障害として大変衝撃的なニュースだった。日本にその情報が最初に入ってきたのは、八〇年夏のことだった。最初に伝えられたのは、カナダのトロント・スター新聞社からの報告だった。それは、同社で一九七九年五月から八〇年五月までの一年間に、VDT作業に従事していた女性労働者七人中四人が、相ついで「欠眼症」や「心臓奇形」といった障害をもった赤ちゃんを産んだ、という報告だった。

その後、VDT作業と異常妊娠・出産の関連性を示す報告が相次いだ。マイクロウェーブ・ニュース社が調査して告発していった事例を取り上げると、次のようになる。カナダ・ケベック州モントリオールにあるカナダ航空で、七九年二月から八一年二月までの二年間に妊娠した一三人のうち七人が流産。カナダ・オタワ市役所法務局で、妊娠した八人のうち四人が流産、一人が早産、二人が先天性呼吸器疾患の赤ちゃんを出産。アメリカ・ジョージア州アトランタ近郊にあるマリエッタ防衛補給機関で、七九年十月から八〇年十月までの一年間に妊娠した一五人のうち七人が流産、三人が障害児を出産。その他にも、子宮外妊娠と人工流産が一例ずつあった。

アメリカ・テキサス州ダラスのシアーズ・ローバック社で、七九年五月から八〇年六月の間に妊娠した一二人のうち七人が流産で、一人が死産。アメリカ・ワシントンD．C．のあるひとつのビル内の別々の会社で、七九年春から八〇年春にかけて妊娠した二〇人のうち七人が流産。カナダ・オンタリオ州トロント市役所法務局で、八〇年から八一年にかけて妊娠した一九人のうち一〇人が流産した。全員が複写機も使用していた。同じくオタワ市役所法務局で、妊娠した八人のうち四人が流産、一人が早産、二人が先天性呼吸器疾患の赤ちゃんを出産。

カナダ航空のドーバル空港チェックイン・カウンターで、七七年七月から八一年二月にかけて妊娠した一三人のうち七人が流産。カナダ・ブリティッシュコロンビア州バンクーバーのサン・メモリアル病院の経理課の職員で、二年間に妊娠した七人のうち六人までが異常出産。

アメリカでの流産の発生率は、一〇〇回のうち一六回である。それを見ただけでも、異常出産の割合が高いことが分かるであろう。

この報告を受けて日本でも、総評（当時）や自治労などの労働組合が大規模な調査を行なった〔＊〕。その結果、コンピュータの職場で働いている女性の間で、妊娠・出産の異常が有意に多いことが判明した。総評が八五年に発表した調査によると、妊娠・出産で異常を経験した人は、一時間以内の作業者の場合二五・八パーセント（六六人中一七人）であるのに対して、四時間以上作業すると五四・〇パーセント（六三人中三四人）とほぼ倍である。自治労の調査では、生後二八日以内死亡率が全国平均の約九倍に達した。

八八年には、米カリフォルニア州オークランドのカイザー・パーマネンテ病院で、農薬散布と妊娠の異常との関係を調べていくうちに、実は、妊娠三カ月の間にコンピュータを扱っている女性の間で、流産の割合が二・五倍も高いことが明らかになった。

この異常妊娠・異常出産は、VDTから出る電磁波が引き金になり、一日中同じ姿勢をとり、体の一部しか使わず、絶えず空調が行なわれている室内にいるといった労働環境が重なって引き起こしているものと思われる。

パソコンが精神・神経に悪影響

健康障害の問題の一つに、精神・神経障害がある。ひところテクノストレスという言葉が流行した。コンピュータが広がるにつれて、精神的にストレスを蓄積している人が増える現象を指した言葉である。前出の労働省の調査（『技術革新と労働に関する実態調査』）では、三六・三パーセントの人が精神的な疲労・ストレスを訴えている。

このストレス増大には、いくつかの要因があ

総評の調査
総評（現在の連合）のマイコン調査委員会が行なった調査。市民団体も加わり、一九八五年五月に「VDT労働と健康調査」という報告書にまとめられた。コンピュータの現場での健康被害に関する、日本で最初に行なわれた大規模な調査である。

パソコンで健康を損ねないために……

Q：OAエプロンは役立つのでしょうか？

A：電磁波を防ぐ手段は基本的にありません。電磁波の磁気は、分厚いコンクリートも簡単に抜けてしまいます。もちろんOAエプロンでも防ぐことはできません。そのため距離を取ることしか防ぐ手立てはありません。電磁波の強さは、距離の二乗に反比例するため、離れれば弱まります。距離がとれない場合は、次善の策として時間を短くすることで、影響を少なくできます。

Q：それでも仕事でパソコンを使わざるを得ません。現実的な対策はないのでしょうか？

A：電磁波による健康障害を防ぐため日本でも、労働省や労働組合などによって、VDT作業での連続作業時間や一日の総作業時間を規制する指針がつくられました。しかし、職場にパソコンが入り始め、一人一台の時代になると、もはやその指針は有名無実となってしまい、まったく守られていないのが、現実です。指針を守らせ、時間を短くする努力が必要です。

　この場合、一日六時間以内、一連続作業時間二時間というのが標準でした。これは成人の場合ですから、子どもの場合はさらに短い時間が求められると思います。現在、とくに目安というものはありませんが、テレビ・ファミコン等も含めて、一日三時間以内に押さえたほうがよいと思います。

Q：子どもがパソコンや携帯電話ばかり使っていて心配です？

A：電磁波の影響は、子どもほど大きいと考えられます。「体に悪い影響がある」ことを、繰り返し言い続けることが大切でしょう。

Q：その他に注意した方がよいと思われることはありますか？

A：パソコンから発生する電磁波は、ディスプレーの前方よりも、後方やサイドから強く出ているケースが多いため、後ろの人や、隣の人が使っているパソコンからの距離が問題となります。周囲を気にして見て下さい。

　教育現場では、パソコンを横に並べずに縦に並べるケースがあります。この場合、後方にあるパソコンから出る電磁波を至近距離で背中や後頭部に受けることになります。横に並べるように、また距離をとることが大切です。

　パソコンを用いた作業は、全身の疲労を引き起こすことが指摘されています。総合的な健康障害です。なるべく使わないにこしたことはありません。便利さを求めてきた結果、パソコンが広まったのです。便利さを問い直すことが大切です。

る。一つは、機械を媒介としたコミュニケーションが広がったため、人と人の関係が稀薄になったことが上げられる。コンピュータに一日中向かっているため、デスクを接して座っている人とも、まったく話をしない人達が並んでいる、そういった光景を目にするようになった。

また、コンピュータは、入力するとプロセスが機械の中に隠れ、結果だけが出力される。そのため、教育などの分野で使われると、人格形成で最も大切なプロセスが見えなくなってしまう。それが第二の問題である。プロセスが抜け落ちる代わりにマニュアル化〔*〕が進行した。マニュアルは、人格形成にはつながらない。

プロセスが見えなくなり、マニュアル化が進行すると、学習能力が低下する。全体を通して把握することも、体で覚えることもなくなり、技能が低下する。医療現場で医者の技能が低下し、検査データに頼る傾向が増えてきたのも、このことが原因の一つになっていると思われる。

第三の問題として、コンピュータに対する適性・非適性の差が大きいことが上げられる。一方でのめり込んでしまうタイプの人がおり、他方でまったくついていけない人がいて、前者をテクノ依存症、後者をテクノ不安症という。その適性の差もストレスの蓄積につながっていく。

グレイグ・ブロードが『テクノストレス』（新潮社刊）という本で表現したのは、実はこの現象を指している。テクノストレスは、新しい技術にまともに対処できないことから起こる症候群で、はっきりと異なる、表裏をなす二つの形で現れるのだという。ひとつはコンピュータ・テクノロジーを受け入れようとするあがきに起因し、いまひとつは、テクノロジーへののめりこみが過度におよぶことによる、という。

コンピュータを管理の道具として導入するケースが多くなっている。データをコンピュータに乗せる際に、入力しやすくするために例外を切り落とし、頻度に応じて差別化がはかられる。管理が厳しくなると、人間社会の中にもこの原理が広がり、例外が切り捨てられ、差別が拡大する。差別されることによるストレスが、これに加わる。

パソコンの驚異的な広がりは、日本人全体を巻き込んだ新しい人体実験を行なっているともいえる。

マニュアル化
コンピュータなどの操作の手引き。マニュアルに基づいて操作を行ない、結果が得られるため、過程を考えない傾向が強まっている。子どもの育児を手引き通りに行なうマニュアル育児の広がりなど、社会現象としても広がっている。

Ⅳ　暮らしと化学物質

⑰ 水道水

有田一彦

水道水ははたして安全なのか。残念ながら、手放しに安全とは言い難いのが実状である。水道の水源環境は悪化の一方であり、不快な異臭味だけでなく厄介な微生物汚染の危険性もある。水道配管の腐食による赤水で困っていたり、鉛のような有害物質で汚染されている水道水もある。

そんな水道水に嫌気がさし、浄水器をつけるべきかどうか思い悩んだり、あるいはミネラルウォーターを水道水の代わりにしている人もいるはずだ。しかし、それらも完璧な対応策とは言い難い。

私たちは毎日飲む水道水について、いったい何を知っておくべきか、どんなことに注意しておけばいいのか。ここで紹介するのは、水道水に関する基本的な知識と、安全に暮らしていくための簡単な処方箋である。

蛇口の向こう側

蛇口をひねると望むだけ安全な水が出てくる。これが、近代水道が追求してきたサービスである。この利便性ははかり知れない。しかし、蛇口の向こう側がどうなっているか、何が起きているのか等といったことが見えにくくなり、消費者は水道料金というお金を払うだけのお客様でしかなくなってきたようだ。相手を知らずに対策をとることはできない。水道水の問題を考えるために、蛇口の向こう側を知ることから始めよう。

水道水が各家庭にやってくる経路は次図の通りである。まず川や湖、あるいは地下水の水源を始点とし、それを取水して浄化する浄水場と、浄水場から各家庭へ送配水する水道管設備、そ

日本は地下水軽視
日本の水道水源は七割以上が地表水で地下水は三割以下だが、ドイツでは、逆に地下水が七割程度で地表水の比率が少ない。この地下水優先思

水道水が家庭にやってくる経路

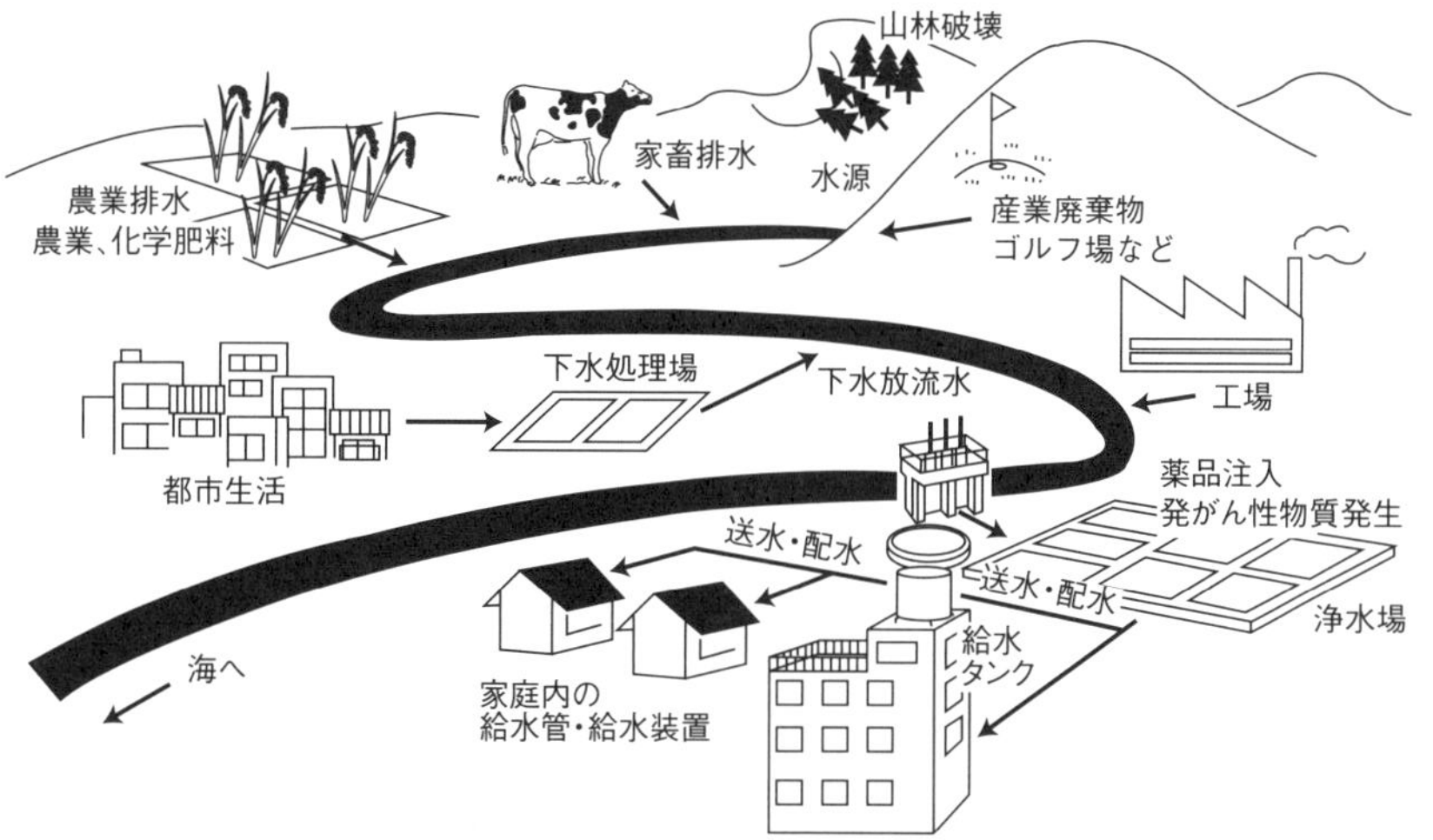

して家庭内の給水管設備があり、これらを通過して蛇口にたどり着く。さらに、各家庭で使用した水道水は下水となり、下水処理場や浄化槽を通って河川や海等に排水される。そして、自然の水循環の中で雨となって自分の水源に戻ってくる。どこかで水環境を破壊したり水を汚染すれば、いずれ自分たちの、そして将来の飲み水に跳ね反ってくることに注意してほしい。

まず水源。日本の水道水源の約七割は地表水である〔＊〕。すなわち、私たちは地表面にある湖沼、河川、あるいは人工的な貯水池、ダム等の水を水道水のおもな原料としているわけだ。

安全な水の供給のためには、まず何よりも良好な水源環境の保護保全が必要である。しかし、日本ではその基本ができていない〔＊〕。

水源地域の山林破壊をはじめ、大規模な埋め立てで水源環境を壊したり、リゾート開発と称して汚染源となるゴルフ場や観光施設等を許可するのも平気の平左。国土が狭い・土地がない等と理由をつけ、産業廃棄物処理場や処分地を水源地域に認可するのも日本ではよくある。

農薬や肥料が水源の水質汚染の原因になるこ

想はヨーロッパ諸国ではどこも同じで、汚染の影響を受けやすい地表水をできるだけ水道水源にはしないという考え方を表わしている。

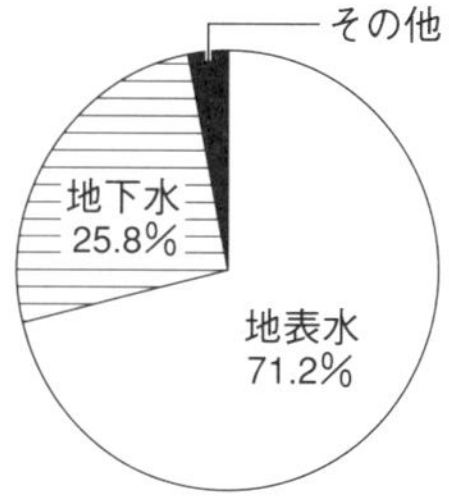

日本の水源（1997年度）
（平成11年版水道便覧より）

ヨーロッパの水源保護
スイスやドイツ等ヨーロッパの多くの国では、水源地への立ち入り制限、産業立地規制等、昔から水源保護政策が行なわれている。また、最近では農薬使用規制が設けられるのが一般的となっている。

とはわかっていても、それを取り締まる手だては皆無に近い。工場排水のたれ流しや違法投棄によるトリクロロエチレン等の地下水汚染事件も何度となく繰り返されている。浄水場のすぐ上流に下水処理や屎尿処理場の排水口があるのも信じがたい。医療廃棄物が原因だと噂される放射能汚染も、汚染源が追及特定されることはまずない。汚染行為を取り締まるべき行政機関が自ら開発行為を行ない、水源の環境破壊に繋がっている例も枚挙にいとまがない。これでは、安全な水道水を作るのは至難のわざである。

次に浄水場。浄水場は水をきれいにする場所である。一般的な浄水処理方法は、水源から得られた水（原水）にアルミニウム系化合物の凝集剤を入れて濁りを沈殿させ、次に砂でろ過して細かい汚濁物質を除去する。最後に消毒用の塩素を注入し、末端の水栓蛇口まで微生物汚染がないように配慮するというものだ。

しかし、この浄水処理は魔法でも何でもない。汚染物質がすべて除去できるわけではなく、むしろ消毒のために注入する塩素と水中の有機物質との化学反応でトリハロメタン等〔＊〕の有機塩素化合物のような発がん性物質が生成され、それが水道水に含まれてしまうこともわかっている。

最近では強力なオゾン酸化や粒状活性炭ろ過等の採用で、より水質の良い水を供給するように努力しているところもあるが、その反面、水道料金はどんどん高くなり、消費者の水道水離れを引き起こしかねない状況が出始めている。さらに厄介なことには、塩素消毒でも死滅しない病原性原虫クリプトスポリジウム等〔＊〕のような微生物による水道水被害も起きており、現在の浄水処理では水源の水質汚染に完全には対応できないことを知っておくべきだろう。

さて、浄水場で作った水は水道管を経由して各家庭の蛇口に送られる。いくら浄水場で水をきれいにしても、送水途中の水道管から汚染物質が溶け出してくれば、水道水はだいなしになってしまうことに注意してほしい。

給配水の水道管には、水道当局が管轄する送水管・配水管と各家庭の給水管の二つがある。送配水管の約六割は鋳鉄製で、腐食すると赤水の原因となる。アスベストを使った配管もまだ残っている。

水道当局はこれらの問題を解消するために管

トリハロメタン

塩素消毒は水道水の微生物学的安全性を確保する意味では欠かせない技術。しかし、その塩素と水中の有機物質が化学反応を起こし、有害な発がん性物質を生成することが一九七〇年代に明らかになった。クロロホルムなどのトリハロメタンといわれる物質がその代表である。二度にわたる動物実験によって、水道水中のクロロホルムの発がん性については当初指摘された危険性よりずっと少ないものであることが判明しており、これ自体は深刻になる必要はない。しかし、それ以外の塩素化合物の危険性はいまだ曖昧なままである。

クリプトスポリジウム

世界各地で病原性原虫のクリプトスポリジウムによる感染症が報告されているが、最も規模が大きかったのは、一九九三年米国のミルウォーキー市での事件。水道水にクリプトスポリジウムが入っていたため、四〇万人以上が感染し、約一〇〇名の死者が出た（死者四〇〇人とする厚生省

の内面を被覆（コーティング）して対処してきたが、使った素材が発がん性物質のコールタールエナメルやタールエポキシ塗料だったり、安全性が不明なモルタル樹脂等であり、健康面から考えると、きわめて心許ない。
　有害な鉛の水道管も未だたくさん残存しており、水道水中の鉛濃度が危険レベルを超えている場所もある〔＊〕。これら鉛や被覆材が剥離して水道水中に混じり各家庭の蛇口から漏れ出ている例も多数あるが、異変に気づいた消費者がいても当局は「健康には問題なし」と説明するのが普通であろう。

表1　水質基準

	項目名	基準値
1	一般細菌	100以下/mℓ
2	大腸菌群	検出されないこと
3	カドミウム	0.01 mg/ℓ 以下
4	水銀	0.0005 mg/ℓ 以下
5	セレン	0.01 mg/ℓ 以下
6	鉛	0.05 mg/ℓ 以下
7	ヒ素	0.01 mg/ℓ 以下
8	六価クロム	0.05 mg/ℓ 以下
9	シアン	0.01 mg/ℓ 以下
10	硝酸性窒素及び亜硝酸性窒素	10 mg/ℓ 以下
11	フッ素	0.8 mg/ℓ 以下
12	四塩化炭素	0.002 mg/ℓ 以下
13	1,2-ジクロロエタン	0.004 mg/ℓ 以下
14	1,1-ジクロロエタン	0.02 mg/ℓ 以下
15	ジクロロメタン	0.02 mg/ℓ 以下
16	シス-1,2-ジクロロエチレン	0.04 mg/ℓ 以下
17	テトラクロロエチレン	0.01 mg/ℓ 以下
18	1,1,2-トリクロロエタン	0.006 mg/ℓ 以下
19	トリクロロエチレン	0.03 mg/ℓ 以下
20	ベンゼン	0.01 mg/ℓ 以下
21	クロロホルム	0.06 mg/ℓ 以下
22	ジブロモクロロメタン	0.1 mg/ℓ 以下
23	ブロモジクロロメタン	0.03 mg/ℓ 以下
24	ブロモホルム	0.09 mg/ℓ 以下
25	総トリハロメタン	0.1 mg/ℓ 以下
26	1,3-ジクロロプロペン（DD）	0.002 mg/ℓ 以下
27	シマジン（CAT）	0.003 mg/ℓ 以下
28	チラウム	0.006 mg/ℓ 以下
29	チオベンカルブ（ベンチオカーブ）	0.02 mg/ℓ 以下
30	亜鉛	1.0 mg/ℓ 以下
31	鉄	0.3 mg/ℓ 以下
32	銅	1.0 mg/ℓ 以下
33	ナトリウム	200 mg/ℓ 以下
34	マンガン	0.05 mg/ℓ 以下
35	塩素イオン	200 mg/ℓ 以下
36	カルシウム、マグネシウム等（硬度）	300 mg/ℓ 以下
37	蒸発残留物	500 mg/ℓ 以下
38	陰イオン界面活性剤	0.2 mg/ℓ 以下
39	1,1,1-トリクロロエタン	0.3 mg/ℓ 以下
40	フェノール類	0.005 mg/ℓ 以下
41	有機物等（過マンガン酸カリウム消費量）	10 mg/ℓ 以下
42	pH値	5.8以上8.6以下
43	味	異常でないこと
44	臭気	異常でないこと
45	色度	5度以下
46	濁度	2度以下

（1993年12月1日施行）

は間違い）。ミルウォーキー事件の感染源ははっきりしていないが、下水処理場の放流水に含まれた原虫が水道水源に混入したことはほぼ間違いないとされている。
　この原虫が体に入ると、激しい下痢や腹痛などの症状が

各家庭の配管はどうだろうか。現在、一般に使用されている給水管は塩ビ鋼管や塩ビ管あるいは銅管だが、これらは施工ミスや老朽化によって腐食し、赤水や有害物質漏れ出しの原因となる。塩ビ素材については内分泌攪乱物質（環境ホルモン）の危険性を持ち出すまでもなく、塩ビモノマーの発がん性、可塑剤・安定剤の有害性を考えるべきだが、なぜかしらそういう議論は水道当局側から出てこない。

古い住宅では鉛の水道管もあるだろうし、給水設備の銅合金製品や塩ビ管からも鉛が溶出してくる。また、水道当局の送配水管（本管という）との接続部分にも鉛管がたくさん使用されているが、水道当局の資産ではないためか、まったく問題にされることがない。

また、マンションやアパート等の集合住宅の場合には、いったん地下や屋上の水タンクに貯えて各家庭に給水する場合もあり、そのタンクの維持管理がうまくいっておらず、細菌やカビでいっぱいになったり、有害物質が溶け出しているケースも多い〔＊〕。

以上、水源、浄水処理、送配水管そして家庭の給水管……、蛇口にいたるまでの経路には実にたくさんの水質悪化要因があることがわかっていただけたはずである。

水道当局側は「浄水処理をしっかりすれば問題なし」とか「水質基準（表1）を満足していれば大丈夫」等と解説するが、はたして本当だろうか。水質基準の根拠の曖昧さ、試験回数が少ないこと、試験データを消費者に公開しない自治体が多いこと等を考えると、そのまま当局の言い分を信じるのは早計であろう。さらに言えば、水道当局の水質試験では最も水質の悪い蛇口開栓直後の水を採水しないため、水質悪化の実態はいっさい闇の中であることも知っておいていただきたい。

どうしたらいいのか？

やっかいな「蛇口の向こう側」を知ると、もう水道水なんか飲めない、飲みたくないという人が出てくるのも当然である。しかし、すぐに安全な水道水を配ってくれと水道当局に注文したところで無理な話。また、口に入る水をすべて安全な水に置き換えるのは、コスト的にも内容的にも容易ではない。私たち消費者にとりあ

出るが、免疫能力が低下した人の場合には死に至ることもあり、注意が必要である。日本でも一九九六年に埼玉県越生町で八〇〇〇人以上の感染者を出した。

危険な鉛

鉛は神経系への有害物質として知られているが、とくに妊婦や幼児への影響が大で、カルシウム代謝や発達阻害という面も指摘されている。二、三〇年以上前には鉛管の使用が当たり前だったこともあり、現在でも鉛管は配管の至る所に残っている。本管からの引き込み接続部だけでなく、鉛は家庭内の給水・給湯配管設備や銅管設備からも溶けだしてくる。水道当局が管轄する水道管（水道本管）は取替が進んでいるが、住宅内部の配管についてはほとんど手つかずである。

あぶない受水槽

集合住宅では受水槽を設けて、いったん水道水を貯え、それから各戸に給水している。水槽容量が一〇立方メー

えずできることは、水道水を取り巻くやっかいな状況を認識した上で、水道水と上手に付き合っていく方法を身につけることである。以下、その方法を説明しよう。

(1) なま水を飲まないこと

水は沸かしてから飲む習慣を身につける。飲み水だけでなく、氷を作る水も同様である。また、薬を飲む時に水道水をそのまま使う人が多いので要注意だ。

先に説明した通り、いくら浄水場で水をきれいにしても、家庭の蛇口までやってくる途中で汚染される可能性は高い。集合住宅などの貯留水槽の水質管理は満足のいく状態ではない。さらに消毒用塩素でも容易に死なない病原性微生物の危険もある。水道当局は消費者それぞれの蛇口の水質について保証しているわけではない。以上のことを考えると、無条件に水道当局の安全宣言を信用するのは妥当かどうか。自分の身を守りたいのなら、最低限沸かしてから飲む方が賢明である。この習慣を身につける過程で水道水に対する関心も深まるし、後述するように非常時にも有効となるはずだ。

(2) 流し始めの水は決して飲用しない

蛇口開栓直後の水、とくに朝一番の水はアカンタレである。なぜかと言えば、夜間ほとんどの家庭では水を使わないため、給配水管の中の濁りや汚れが溜まっていたり、管壁から有害物質が溶け出してくるからである。したがって、できることなら前日夜のうちに朝一番に使う水を汲んでおくか、十分な捨て水を行なった後、飲用に使った方がいい。給水管に鉛が含まれている場合でも、十分な流水をすれば、汚染濃度は一桁以上上下げられるはずである。

(3) 給水設備を見直そう

住宅内配管による水質汚染を避けようと考えるなら、水道配管を赤水を出さないような素材に変え、有害物質が溶け出すような鉛や塩ビ等の素材を排除することが肝要である〔＊〕。とくに、自宅を新築したり、マンションを購入する時には水道配管の材質にも注意を払った方がよい。既存住宅の場合には改築の時でもない限り無理な話だが、鉛管が使用されているならその部分だけでも撤去取り替えをするか、鉛除去

トルを越えるものについては水道法やビル管理法の適用を受け、一年に一回程度の清掃が義務付けられているが、きちんと守られていない場合が多い。また、小さなタンクには何の法律規制もないため、ほとんど維持管理ができていないケースが多く、タンク内部の水質汚染は想像以上のものかもしれない。

脱塩ビ水道管

水道管は塩ビや金属管でないと建築許可がおりないと説明する人が当局の中にも多いが、それは誤り。水道法では一定の性能を満たす材質の管であれば、届出だけでよいことになっており、水道当局の許可は必要ない。実際、筆者宅ではポリエチレン管や架橋ポリエチレン管を使用した給水設備で設計して届け出を行ない、施工している。

の浄水器を真剣に考えた方がよいかもしれない。

(4) 水道水への理解を深めよう

自分の水道水はどこが水源で、どういう内容の処理がなされていて、どういう配管で送られてくるのか。自宅の給水設備はいったいどうなっているのか。蛇口の水質はどういう状況なのか、それらを知ることは水道水の問題を考える時の基本である。

関連情報を手に入れる最も簡単な方法は、最寄りの水道当局に尋ねることだ。概要程度はわかるはずである。水道当局が水質データを公表している場合には見ておこう。中には、水道水の水質データを消費者に教えない傲慢な水道当局もあるが、図書館などに試験年報や各種報告を置いていることもあるので、可能ならそれも活用できる。

いや、きちんと自宅蛇口での水質データが知りたいと考える向きもあろう。しかし、詳細な水質試験には専門的知識や費用がかかる。お金をかけるのを厭わない人は、最寄りの保健所に尋ねれば試験機関や料金を教えてくれるはずだが、お金をかけるのはちょっと……という向きには、簡単な試験方法を提案しておこう。

筆者が「ガーゼ試験」と呼んでいるもので、蛇口端にガーゼ等を数枚重ねたものを結わえつけて、それを通して水を使ってみるという方法だ。やってみれば一目瞭然。ほとんどの家庭でガーゼにうっすら色がついたり、何らかの異物が残っていたり、場合によってはムシまでがキャッチできるはず。驚くなかれ、それこそが水道水の実態なのだ〔*〕。

水道水には製造物責任法（PL法）が適用されるので、問題があればクレームを出し、場合によっては補償も要求できる。水質試験やガーゼ試験で問題が出るようなら、そんな水に黙ってお金を払うのはもったいない。相手にとって都合の良いお客様になる必要はどこにもないので、赤水や異臭のするような水道水であれば、料金を払い戻してもらいつつ、問題を改善してもらおう。

浄水器とミネラルウォーター

さて、水道水に不快な異臭がついているとか、

水道水の異物
蛇口から出てくる水道水の中には、水道管が腐食して出てくる赤い鉄分や目に見えない物質の他に、水道管の内面剥離によって混入してくるセメントモルタルや樹脂保護材なども含まれている。「高度処理」とか「おいしい水」と称して活性炭ろ過などを行なっている地域では、処理過程で発生した原生動物などの微生物が含まれる可能性もある。

浄水器の詰まり
浄水器を目詰まりさせ流水量を低下させるような物質とは、濁質や赤水原因である鉄化合物、あるいは浄水処理の際に使う凝集剤の水酸化アルミニウム化合物等である。

高濃度の有害物質汚染が明らかな場合、「生水を飲まない」「流しはじめの水は使わない」程度ではとても対処できるはずもない。そのような受認限度を超えるような汚染についてはどうしたらよいのか。思いつく対策としては浄水器やミネラルウォーターの利用だが、それらの性能だけではなく、問題点や限界を知っておくことも大切である。

まず、浄水器から。浄水器の基本的な仕組みは、水道水中の不純物を活性炭で吸着させ、特殊なフィルター（中空糸膜等）でろ過するというものである。その結果、水道水の不快な異臭や配管の錆びによる赤水、あるいは鉛などの有害物質をある程度は除去することができる。

しかし、浄水器も完璧な除去装置ではない。除去能力は時間とともに低下し、通水量もどんどん減ってくる［＊］。よく話題にのぼるトリハロメタンも、カートリッジが新品の時にはよく除去できるが、時間の経過とともに除去率が低下し、長期間使い続けると元の水道水よりも高濃度になってしまうという逆転現象を起こす。これはトリハロメタンの生成反応の一つである加水分解が浄水器内部で起こるためである。

また、浄水器内部では消毒用の塩素がなくなり、細菌などの微生物が繁殖してくることにも注意してほしい。この微生物入りの水を飲みたくなければ、夜間止めおいた後の使い始めには浄水器内部の水を捨てなければならない。活性炭の使用量が多くて吸着能力の高い浄水器ほど、その捨て水量は多くなることに注意しておこう。

さて、どの浄水器が良いのか、優れているのか。それこそ教えてほしいという声が聞こえてきそうだが、答は単純ではない。値段が手頃な製品は除去能力に不安があるし、有害物質の除去能力が高い製品は本体、交換カートリッジともに値段が高く、洗浄の面倒さや細菌などの漏出に問題がある。おまけに、鉛やその他有機物質がどの程度除去できるか等をはっきり示した製品は皆無に近い。消費者が浄水器の除去能力をチェックできるような安価の水質試験の提供を行なったり、活性炭の再利用等を目指す製品もない。残念ながら、まだまだ未完成な商品ばかりで、一押しというのがない［＊］。

もし、それでも何か購入しなければならない

浄水器の条件

筆者が考える『望ましい浄水器』とは、鉛などの有害物質の除去特性の明確化、交換カートリッジの統一、浄水器内洗浄装置、消費者による性能試験に対するメーカーサービス、使用活性炭の再利用、使用方法の広報活動や消費者教育の提供などが考慮された製品である。残念ながら、これらを満足する製品は一九九九年段階ではひとつもない。

怪しいアルカリイオン整水器

一九九二年に経済企画庁の外郭団体である国民生活センターが発表した報告によると、アルカリイオン整水器はカルシウム成分は多くない、アルカリ性は高くても制酸力は低い、酸性水のアストリンゼント効果は市販品以下、酸性水の殺菌力は水道水以下などというものであった（「たしかな目」一九九二・十二月号）。アルカリイオン整水器業界は、この指摘に対して科学的な反論を行なっていない。

としたら、活性炭と中空糸膜のろ過機能の双方を持った浄水器を選べばよいだろう。このタイプであれば、一般的な異臭味の除去や赤水対策には十分だ。もちろん、能力の高い高価な浄水器を選んでも構わないが、交換カートリッジも高いので、それぞれの蛇口の水質実態や懐具合（予算）と相談しながら考えて欲しい。

大切なことは、浄水器の能力を過信しないこと。つければ安全などと単純に考え、メンテナンスを怠ると、高価な浄水器でも水質の悪い水を飲んでしまうことになりかねない。適切にカートリッジを交換していくのなら、比較的安価な製品でも効果的である。要するに、浄水器を活かすも殺すも、使用者次第なのだ。

なお、アルカリイオン整水器や酸化水生成器のような〝浄水器もどき〟は科学的根拠が希薄で、実験的にもほとんど効果のないものであることがわかっている［＊］。この本の読者が購入するようなモノではないことを付け加えておこう。

次にミネラルウォーター。こちらの最大の長所は、蛇口から流れ出てくる水とは独立・無縁という点である。先の浄水器は水道水が出ないと何の意味もなさないが、ミネラルウォーターは水道水の水源や設備とは関係がない。その反面、ミネラルウォーター自身の水源や製造・販売方法を問題にしなければ、その安全性についてはわからないともいえよう。

農水省の品質表示ガイドラインでいうミネラルウォーターとは、ミネラル成分の有無とは関係がなく、水道水を瓶詰めにしてもミネラルウォーターとして販売できるのが現状である［＊］。採水地や製造年月日の表示があるものも少なく、水道水のような定期的な水質試験もなければ水質基準すら存在しない。品質管理のまずさから、ときどき異物が発見されるという「事件」が起きているのもご存じの通り［＊］。開栓して放置しておけば、細菌やカビだらけの水になることにも要注意である。最低限の目安としては、水源地とその保全内容を公開しているような製品を選ぶべきだろうか。

以上のように、浄水器にもミネラルウォーターにも、まだまだ課題はある。水道水の代替手段にするためには、今後の商品開発・改善はいうまでもないが、消費者側としては、それぞれの特性を十分把握した上で適切な使用方法を身

ミネラルウォーターの定義
農林省のガイドラインによると、ミネラルウォーターにも四種類の定義があるが、ミネラル成分の有無とは必ずしも関係がないことに注意（左表）。

農水省のミネラルウォーターに関する品質表示ガイドライン（1990年）

品名	原水	処理方法
ナチュラルウォーター	特定水源より採水された地下水	ろ過、沈澱及び加熱殺菌に限る
ナチュラルミネラルウォーター	特定水源より採水された地下水のうち、地下で滞留中または移動中に無機塩類などが溶解したもの	同上
ミネラルウォーター	ナチュラルミネラルウォーターの原水と同じ	ろ過、沈澱及び加熱殺菌以外に、複数の原水の混合、ミネラル調整、ばっ気、オゾン殺菌、紫外線殺菌などの処理を行なったもの
ボトルドウォーター	飲用適の水	処理方法の限定はなし

につけていくことが重要だ。

非常時の水

水道水の安全性についてあれこれ触れてきたが、水の安全性とは水質の問題だけではない。たとえば今この時、あなたが住んでいる地域で大地震が起きたとする。阪神淡路大震災クラスの地震なら被害は甚大だ。もし運良く命が助かったら、次に必要なものは水や食料、そして寒い時であれば暖をとる毛布や暖房器具であろう。大地震を想定するまでもない。渇水や洪水による水不足、あるいは不慮の事故による断水等が発生すれば、平常時にはそれほど考えることのなかった「蛇口の向こう側」が用をなさなくなってしまい、水道水が使えなくなってしまうことになる。そういう非常時に備えて、消費者は何か準備しているだろうか。

まず、地震を考えてみよう。大きな地震でも数日内には救援活動が本格化し、飲み水の配給もはじまるはず。したがって、個人や家庭で問題となるのは災害発生直後の二、三日の水である。家庭の蛇口へ至る途中の配管や設備が破壊されてしまうと、水は細菌やウイルスで汚染され、中にどんな有害物質が入っているかもわからない状態となる。道路から溢れてくる水やビルなどの貯水槽に残った水も同様で、直接飲むのは止めた方がよい。どうしても飲むのであれば、沸かしたものを使おう〔＊〕。水質的に不明な水は体の汚れを落としたり、雑用水に使う方がベターである。

飲み水としては、日頃から災害時を想定して最低限の確保をしておこう。一人一日二～三リットル、乾燥食材を食べるために必要な水も考慮するなら、もう少し必要である。具体的には四人家族二、三日分で約三〇～四〇リットルといったところであろうか。大地震なんか、めったに来るモノではない、心配ないとお考えの方もいるだろうが、極端な災害状況を想定して考えておけば日常的な水道事故による断水や給水停止に対処するのは簡単である。是非一考をお勧めしたい。

渇水時はどうか。こちらは二、三日で済まないことも多い。近年の例で言えば、一九七八年福岡市の渇水で約三〇〇日、一九九四年高松市で約一二〇日等、かなりの長期間にわたってい

カビ入りウォーター

一九九五年九月からマスコミを賑わせたカビ入り事件は、ミネラルウォーターの品質管理がズサンであることを証明した。消費者からの苦情で多くの会社の製品からアオカビや細菌、プラスチック片などの異物が発見されたが、その原因については調査が不十分だったのか、それともマスコミの都合なのか、詳細には報道されなかった。

米国等では地震などの災害が発生した場合、真っ先に飲み水注意報(boil water notice)を発令し、水を沸かしてから飲むことを住民に知らせることになっている。日本では、二四時間三六五日の平常時給水しか考えていないため、この手のお知らせについては何も考えていないのが普通であり、消費者自身が独自に判断しなければならない。

る。その間、私たちは飲料水を求めて何時間も給水車待ちに並んだり、洗濯用水に窮したり、時間給水に合わせた生活を余儀なくされる。渇水は天災で降雨が少ないせいだと思うのは大間違い。実際には水源河川やダムの調整ミス、水利権の分配問題などの人為的色彩も濃い〔＊〕。

　では、長期にわたる渇水に対処するためには、どうしたらよいか。単に行政になんとかしてほしいと期待するだけでは、ダム建設や遠距離導水のような環境破壊型の巨大プロジェクトに賛同しかねない。自然環境を大切にしようという消費者であれば、水使用の無駄を減らす努力がまず必要である。雨水を貯めて家庭のトイレに使ったり、庭の撒き水に活用するのも難しいことではない。しかし、それだけではどうしても限界がある。やはり、足元の地下水源をもう一度見直し、天候に左右されない水源として保護保全を行なうことが行政機関に求められよう。

　今日明日の水がまったく飲めないという場所は少ないかもしれないが、水道水を取り巻く状況は決して楽観を許すものではない。水質汚染の緊急避難策として、浄水器やミネラルウォーターの採用を考慮することもできるが、安易に頼ると面倒な問題を起こしかねない。また、平常時の水質問題だけでなく、非常時の水のことにも心に留めていてほしい。

　見えなくなってしまった、あるいは見えにくくなってしまった「蛇口の向こう側」をしっかり見つめることで、これからの水道水のことを考えていただきたい。

【参考文献】
・鯖田豊之『水道の文化』、新潮選書、一九八三年
・嶋津暉之『水問題原論』、北斗出版、一九九一年
・グループレインドロップス編著『やってみよう雨水利用』、北斗出版、一九九四年
・有田一彦『あぶない水道水』、三一新書、一九九六年

渇水の理由

　一九七八年の福岡市の渇水は、水源ダムの操作ミスに小雨が重なって起きたものであり、同じく一九八七年や一九九〇年の首都圏における渇水騒ぎも、利根川水系ダムの過大放流によって増幅されたものである。また、一九九四年の高松市の渇水は、同じ早明浦ダムを水源とする徳島市では水不足が起きていないことからも明らかなように、ダムの水利権が水不足の非常時に適合していないためによるものである。これらの渇水を天災であるとするのは、水を牛耳る建設省や水資源開発公団等の責任を不問にするだけだ。

⑱住まい

足立和郎

あなたは今、どんな所にお住まいだろうか。家族が増えたり子供が成長するに従い、住まいの買い替えや改築、またはマイホームを建てようと考えている人もいるとは思う。いずれの場合にしてもまずその前に、本稿を読んでからもう一度、住まい造りについて考え直してみてはどうだろうか?

近ごろ話題を呼んでいる健康住宅・自然住宅・エコハウスなどは、安全な素材と省エネルギーだけのことを指しているのだろうか。一般的にはそう受け止められがちだが、実はこれらの定義には、もっと広い意味あいが含まれている。

さて、ここで皆さんにお伝えしたい事柄は、「健康住宅・自然住宅→天然素材の家→太陽光発電の家」と考えるだけでいいのだろうか?ということにある。

多くの場合現実には、使用する建材の、ごく一部分のみを安全な素材(?)に置き替えただけの住宅、あるいは太陽光発電パネル・太陽光利用の床暖房システムを備えた住宅というだけで、健康・自然・エコと銘打っているのがほとんどだ。

しかしここでは、将来への長期的展望で環境に配慮した住まいづくりや、健康的な住まい選びについてお話しすることにしよう。

三〇年で建て替えられる日本の住宅

図1を見ると、木造住宅は、築後三〇年までに壊される比率が五五パーセントぐらいに留まっているのに対し、木造以外の建物は、築後三〇年までに九〇パーセント近くが解体されている。

鉄骨造・コンクリート造・木造などを合計して平均すると、日本の建築物や住宅は、三〇年ですべて建て替えられている計算になる。ちなみに諸外国の例を上げてみると、イギリス一四一年。アメリカ一〇三年。フランス八五年。ドイツ七九年。そして最短は日本、という順になっている。

気候風土の違いこそあるものの、やはり三〇年というサイクルは、余りにも短かすぎるとは思わないだろうか？

地球環境汚染の観点（資源問題・環境汚染問題など）で考えるなら、三〇年しか持たない家を建てるより、長年住むことができる家（改築したい時に、建て替えることなく、簡単に改築できる構造体の家など）を建てることが肝心だ。

構造体が細過ぎる最近の日本の家

木造住宅は、築後五〇年以上経ってから壊される割合が高く、日本の気候風土・湿度（高温多湿）・地域性などを含めて考えた場合、都市中心部や密集地を除けば木造〔＊〕が適していると言えるだろう。

とはいえ、都市中心部や大規模建造物の場合、いかに木造建築が人や環境に良いとされていたとしても、経済面・法律面・技術面など乗り越えるべき厳しい問題が数多く、思ったように建てられないことの方が多い。

ただし、最近の木造住宅のほとんどが、新建材を多用して建てられているため、本来の木造住宅とは言い難い。

そして現在壊されている多くの建物が、老朽化で壊されているのではなく、「バリアフリーにしたいが、半分壊すなら建て替えた方が早い。または安く上がる」とか「建て売り住宅を購入したけど、構造体が細過ぎて早く傷んだ（早期の段階から劣化や傷みが激しいため、改築できない）」などの理由で解体されているのも、大きな問題となっている。

これから木造住宅を建てる、または購入する場合、次の事柄に気をつけよう。

① 基礎や構造体が堅固な木造住宅を建てる、または購入する（土台や柱には最低四寸角、一二〇㎜×一二〇㎜以上を使用。または使用している物件）。

② 住宅金融公庫の仕用書〔＊〕以下の建物

木造
ここでいう木造とは新建材の家ではなく、自然素材を使用した呼吸する家。

住宅金融公庫の仕様書
融資を受ける物件の構造体・基礎・金物補強その他の様々な部分についての詳細が定められている記述書。建物を建築する際の目安となるもの。

は購入しないように心掛ける。ただし〝住宅金融公庫の仕用は最低ライン〟と考えること。

図1　除去住宅の経年変化の分布

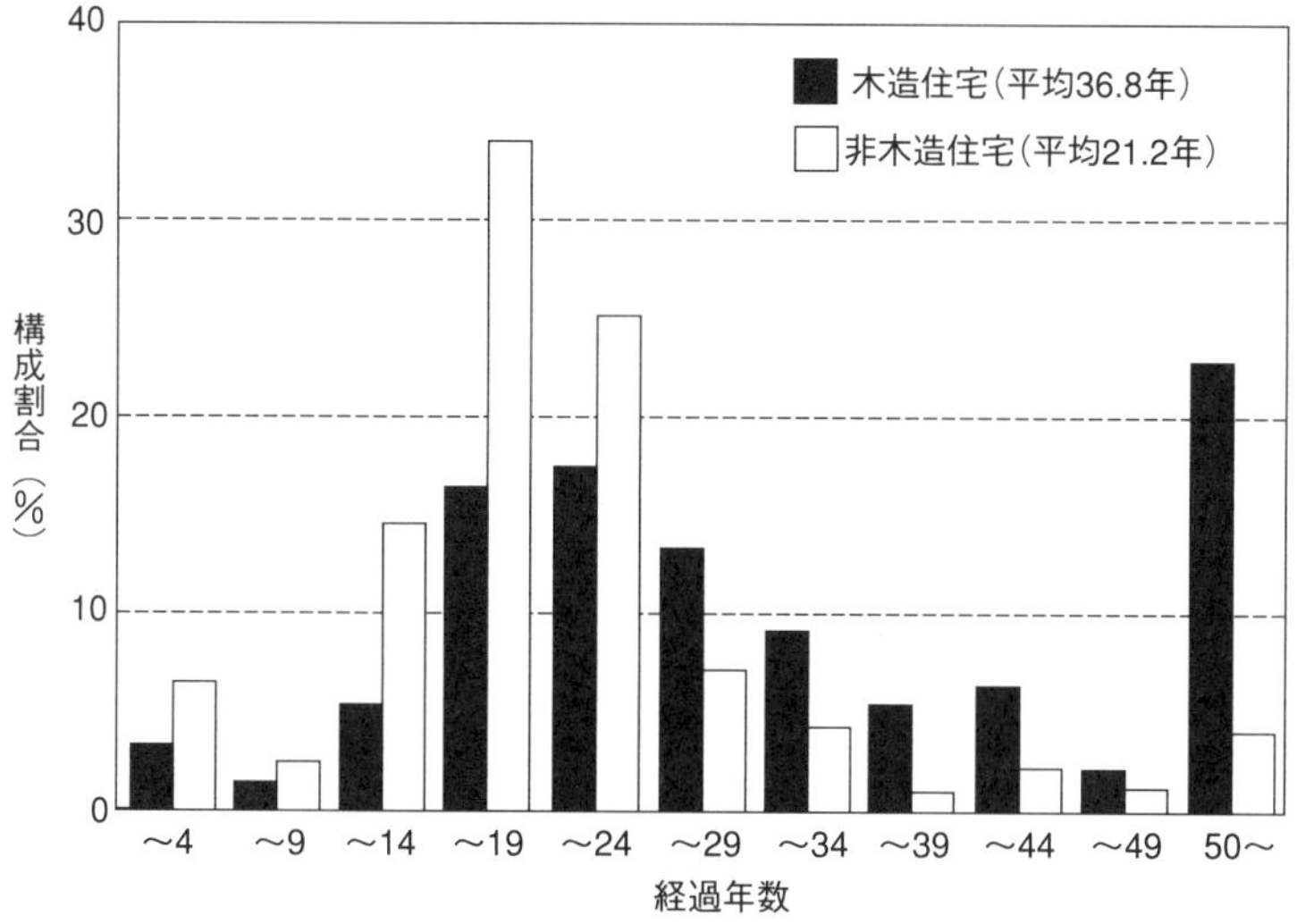

出典：住宅金融公庫建設サービス部「Better Living102」より。

耐用年数を長くするためには

まず、生活様式、家族構成、目的用途が変化することを前提に、いつでもそれらに対応できるよう適格な設計（増改築しやすい構造体・骨組にする）施工を施しておくことが大切だ。設計・施工者自身も、その場かぎりの工事をしないこと。長期的な展望で、注文する側も、設計・施工する側も、初めの計画をしっかりと煮詰めることが重要だ。

建築物や住宅の増改築のシステムを確立した上で、適格な助言を（中立の立場で）アドバイスできる公的機関や、設計士を養成する取り組みが必要とされている。

立場上、メーカーや施工業者のセールスマンなどは、面倒な改築工事や金額のはらない修理工事より、新築の契約を取ろうとしがちで、「もうそろそろ寿命ですね。改築費、かなり掛かりますよ。建て替えた方がお得だと思いますが」と話しを持ちかけることもあるようだ。二十年以上経った建物では、建て替えを推める傾向が強い。

良い家を建てるには、まず土地探しから

よい住まいに長く住むためには、まず良い場所（地域・立地条件）を選ぼう。

せっかく、自然素材と国産材で良い住宅を建てても、立地条件や周辺環境の悪い土地に建てたのでは何の意味もないと言える。

一般的には、これらは当たり前のこととして（家を買う前提として）受け止められがちで、頭では理解（解ったつもり）している人も多いように見受けられるが、実際に住みだしてから気が付いたという人たちが大半である。いざ暮らし始めてみると、予想していなかった事態に直面したというケースは意外と多いもので、気候風土や地域性の分からない場所に住まいや土地を購入しようとする場合には、それ相応の下調べを欠かさないことが大切だ。

そして、次のような場所には要注意。

●近すぎる山、川、海など（災害の有無を確かめる。土砂崩れ・洪水・津波など）。

●湿気っぽい土地（田んぼの埋め立て地・真上に貯水池・河川の真横・沼や湿地帯の側など。これらに近過ぎる場所を選ばない）。

●埋め立て地、工場跡地（産業廃棄物処理場［＊］の埋め立て跡地や工場で使用されていた、有害な化学薬品で汚染されている可能性もある）。

●高圧線［＊］、変電所のすぐそば、または真下。

●田畑のすぐそば。農薬飛散の問題が大きい（野菜の種類や気候の違いで農薬使用量が多いこともあるので、何を栽培しているのか？　農薬散布の状況や回数はどうか？　その辺をよく調べる。田植え時期の春から秋にかけて窓が開けられないというケースも多く、アレルギーの人はとくに注意が必要）。

●高速道路・幹線道路・高層ビル・マンションなどのすぐ近くや真下なども、十分な下調べが必要（排気ガスや騒音、ビル風、ビルの照り返し＝コンクリート熱、日照などの問題がある）。

他にも様々な問題があるが、個々によって重要視するポイントも違うので、自分の状況に見合った下調べを行なう。

伝統的な住宅の良い点・悪い点

夏の暑い日に日本の伝統的な木造家屋に入る

産業廃棄物処理場
処理場跡地などから大量のダイオキシンや重金属類などが、高濃度で発見され、社会問題となっている。

高圧線
電磁波問題があり、欧米ではすでに社会問題となっている。

と、エアコンもついてないのになんとも言えない涼しさを感じることがある。

それらは、茅葺き屋根［＊］（または日本瓦）に深い軒、そして室内には土壁と畳・ムク材の板張りという具合で、すべて自然素材で構成されている。

深い軒や日本瓦は夏の暑い日射しを遮断することで涼しさを提供し、室内の自然素材は蒸し暑さ（湿度）を調節する働きをしてくれた。しかし、冬ともなれば話は別で、耐えがたい寒さが全身を襲い、いくら暖房しても追いつかなかったり、囲炉やストーブの炎が直接当たっている面は暖かく感じても、その裏側は寒くて仕方ないという経験をしている人もいるだろう。これは伝統的日本家屋のよい点と悪い点を少々オーバーに表現したものだが、日本の住宅は、夏過ごしやすいための南方型（高床式）で、気候風土に密接に拘わっていることを意味している。

今までの伝統的な住宅は、高温多湿の夏を涼しく過ごせる夏型の家という部分に重点を置いた結果、冬を犠牲にしてきたという問題点が残されている。

高気密・高断熱住宅をどう考える

最近では北方型（高気密・高断熱［＊］）の住宅が多くの人々の関心を集めているが、それらについて少し考えていきたいと思う。

日本はアジア・モンスーン地域の中に位置する国である。モンスーンとは季節風のことで、夏の風向きと冬の風向きとが正反対になる地域をモンスーン地域と呼ぶ。そしてモンスーン地帯での夏は蒸し暑く、湿度もかなり高くなるのが特徴だ。

日本における北方型住宅は、カナダ・北欧などの寒い地域の国から技術を学び、北海道から広がりを見せ始めた。今では関西や北九州でもメーカーや施工業者の宣伝を目にするようになってきた。

しかし、それらの国々との気候風土の決定的な違いは、日本がアジア・モンスーン地域の中に位置するということだ。そして北海道や一部の地域を除いては高温多湿だということにある。そのため、日本独自のオリジナル型適気密・適断熱住宅が求められ、今なお研究が続け

茅葺き
ススキやアシなどの素材で葺かれた草屋根の総称。昔は麦わらも屋根材として使用されていた。

高気密・高断熱
住宅一棟当たりの●間面積を極力抑えるために考え出された施行方法の一つ。ただし、考え方や施行方法が多様に存在するため、確固とした定義はないといわれている。

られている。

しかし今までの高気密・高断熱住宅は、気密と断熱性が重要視されるあまり、開口部が少なく、風が通りにくいという欠点があることが分かってきた。その結果、夏の暑さが室内に籠もりやすく、一般住宅以上に夏の冷房に頼らざるを得ない生活になった。北方型住宅は、冬の暖房費の節約には貢献したものの、夏の冷房費が嵩むという事態を引き起こした。

現在ではその失敗をもとに、風の流れを重要視する設計がとられるようになったが、初期の高気密・高断熱住宅を購入した人たちは、たまったものではないだろう。

住宅はまだまだ進化の途中。新型タイプや新商品など、あまり結果の出ていないものを購入する際には、危険が伴うこともあるので暫く様子を見てみるなど、十分な注意が必要だ。

北海道などでは中途半端に気密・断熱を高めた結果、「断熱材の使用方法や種類選びの間違いから内部結露などの問題が起こり、木構造（柱・土台・壁）が腐る」という大問題も発生している。近ごろではその失敗を考慮に入れて、日本の気候風土に適した寒冷地対応型の気密・断熱住宅が提案されるようになった。遠く離れた寒さの厳しい北欧やカナダでも、同じ様な問題が過去において起きている。

次にお話しする気密化と有害建材による室内汚染（シックハウス症候群）〔＊〕も、北欧やドイツでは、二十年位前から問題化している。

室内化学物質汚染の恐怖

アルミサッシュの普及で住宅の気密性が高まり、コンクリート住宅などでは戸建住宅よりはるかに気密度が上がった。そして昭和四十年代頃からは新建材（有害な化学物質を大量に含む）の普及に伴い、昔ながらの構法や内装材（自然素材）があっという間に追いやられ、新建材に取って替わられ始めた。

気密の高まった住宅の室内では有害な化学物質が充満し、新築やリフォームをした直後から体調を崩すシックハウス症候群が多発している。しかし報告されているものや本人がシックハウス症候群だと自覚しているものは、氷山の一角にすぎない。

万一、新築住宅に入居後・改築後または引越

シックハウス症候群
住宅建材などに使われている化学物質が室内の空気中に揮発し、人体に悪影響をもたらして起こる病気。目のちらつき、喉の痛み、頭痛、めまい、耳鳴り、鼻水、腰痛、下痢、味覚障害、睡眠障害、記憶障害、慢性疲労といった身体症状に加え、イライラ、情緒不安定、無気力といった精神的なストレスも引き起こす。とくに新築の住宅には揮発性の化学物質が充満しているため、シックハウス症候群が起きる確率が高い。

化学物質過敏症
シックハウス症候群と類似した症状の他に、たばこの煙、排気ガス、新聞、雑誌、文房具類、合成洗剤、化粧品、消臭剤など様々な薬剤に反応する。

し後などに体調を崩し、なかなか治らない場合には、シックハウス病を疑ってみてほしい。また、これをきっかけとして化学物質過敏症〔＊〕になることも多々あるため、症状が悪化したり複雑化しないよう、早期からの対処が肝心だ。

住宅建材が体を蝕んでいる

それでは問題の多い素材について見ていきたい。

①シロアリ防除剤

危険な物質として第一に挙げられるのがシロアリ防除剤である。クロルピリホスなどの有機リン系農薬が、床下に大量散布されている。床下への農薬散布の規制が定められていないため、無秩序に使用されているのが現状。これにより喘息やアトピーなどのアレルギー症状の他に、下痢、喉の痛み、あるいはかぜのような病状や、不定愁訴的症状〔＊〕など、様々な健康被害が多発している。

〔対策〕

床下の通風をよくし、シロアリが好まない木材を使用する。ヒバ、桧、米ヒバ、オーストラリアサイプレスなどが有効とされている。

②合板および集成材

下地材用のベニヤ、または合板フローリングなどを製造する際の接着剤の中に大量のホルマリン〔＊〕が使用されている。合板は、接着剤や化学合成塗料によって素材の通気性が妨げられている。

〔対策〕

使用するのなら、ホルムアルデヒドの揮発しないもの、Ｆｃｏ合板〔＊〕でもホルムアルデヒドの揮発はゼロではないので少量でも使用する場合は注意が必要。

③壁紙（ビニルクロス）

塩化ビニルを柔らかくする可塑剤、燃えにくくする難燃剤、防カビ剤、着色剤、発泡剤、安定剤など様々な化学物質や重金属類が使用されている。化学物質の固まりと言ってもおかしくない素材。

〔対策〕

薬剤処理のされていない紙（和紙も含む）や織

不定愁訴的症状
頭痛、イライラ、倦怠感などの症状の訴えが、なにによるものか分からない状態で、個々、またはその時々により、様々な定まらない症状が出る。

ホルマリン
ホルムアルデヒドの三七パーセント水溶液をホルマリンという。気体・液体においても皮膚や目、鼻の粘膜への刺激が強く、呼吸器疾患、皮膚炎、神経障害、生殖機能障害などを引き起こす。また発がん性が指摘されている。

Ｆｃｏ合板
ＪＡＳ（日本工業規格）で定められた基準値において、ホルムアルデヒドの放出量が最も少ない合板のことをいう。
ホルムアルデヒドの放出量が平均〇・五㎎／ℓ以下の合板をいう。

物の壁紙を使用する。防火一級・二級品と表示されているものはカタログの表示をよく読んで、薬品の安全性や種類、または有無を確かめること。薬品が使用されている壁紙は、極力避けるほうが無難。

④塗料

トルエンやキシレンなど発がん性があるといわれている物質類が数多く含まれている。

［対策］

自然塗料・天然系塗料〔＊〕を使用する。最近ではいろいろなメーカーの商品が入手可能。ただし天然系塗料といえども、体質によってはなんらかの反応を起こすこともあり、匂いを嗅いで確かめるなどの注意が必要。くれぐれも過信は禁物。

⑤畳

畳の裏面に使用する防虫シートには、有機リン系農薬が水田の二十倍以上の割合で注入されている。輸入ワラにはポストハーベストによる農薬汚染の問題がある。ワラ床自体も気候風土や建築条件によっては、ダニ・カビの発生が起こり易くなるなど、問題点を含んでいる。

［対策］

畳の注文時には防虫シートの使用を止める。湿気の多い所や気密性の高い住宅やマンションなどには、ワラ床畳の使用は避ける。

この場合畳床には、安全性の高い新建畳床を注文する。（ダニ・カビの発生が少なく、吸放出性に優れた床もある）

ただし畳床の一部にわらが入っている場合（新建畳床＋わら床など）、地域差や住宅の条件差によってはカビやダニが発生することもあるので要注意。環境ホルモンの疑いがあるスチレン畳床は使用を避けよう。

⑥接着剤

様々な接着剤が住宅に使用されているが、その中でもトルエン、キシレンなどの有機溶剤が含まれる接着剤には要注意。壁紙用の接着剤にもホルマリンや防カビ剤、その他の薬剤が多量に使用されている。

［対策］

カタログなどを取り寄せ、内容物を確かめて安全性の高い接着剤を使用する。壁紙用接着剤

自然塗料・天然系塗料
日本、ドイツ、北欧、北米製などが入手可能（参考文献1、2参照）。

安全性の高い新建畳床
桧をスライスした床、インシュレーションボード（圧縮木質繊維）、炭火コルク、圧縮ポリエステル繊維ボードなどを、ケースや用途に応じて組み合わせた畳床が売られている。

炭化コルク
粒コルクを高熱で圧縮し、半炭化状態にして固めたもの。熱処理時にコルク自体から出るヤニで結合するため、接着剤は無使用。輸入品だが、安全性は高い。

には「ノンホルマリン」と表示されているものが数多く出まわっているが、その他の薬剤が多量に使用されているケースも多々あるので要注意。

⑦CCA木材〔＊〕

発がん性のあるクロムや砒素が使われているため、埋めても焼却しても環境汚染を引き起こし、それらを直接手で触る職人さんにとっても、大変危険だ。ログハウスや住宅の土台に大量に使用されている木材用防腐剤（クレオソート、その他）についても同じく有害だと言える。

〔対策〕

住宅の土台や湿気の多い場所に、CCA加工を施さなくてはいけないような腐り易い木材を使用しないこと。ヒノキ、ヒバ、杉の赤身部分（材木を輪切りにした時、赤い色をした部分）など、湿気に強い材木を選ぶ。

⑧断熱材

地域性や寒さの度合いによって素材や厚みを考慮する。これを怠ると住宅が内部から腐ったり、虫やカビの大発生という事態も起こし兼ねない。発泡ポリスチレンなどは湿気には強いが、燃やせばダイオキシンの発生源とも言われている。ガラスウールやロックウールは湿気に弱く、入れる場所や工法を誤ると壁の中で結露をおこし住宅を腐らせる原因となる。施工する側（職人さん）にとってもチクチクと体に刺さったり、吸い込んだ場合には発がん性があると指摘されている。

古紙を利用した断熱材はリサイクルという点ではエコロジーと言えるかもしれないが、この素材でひどいアレルギーを起こした人がいる。このケースの場合、施工ミスと、古紙に含まれる難燃剤などの化学物質に反応したようだ。

〔対策〕

気候風土や地域性（暑さ・寒さ・湿度・風通し・換気・日照など）、または適材適所を考慮に入れた素材選びをする。そして天然系のエコロジカルな断熱材〔＊〕を選ぶこと。予算が少ない場合には、発泡ポリエチレン系、またはポリエステル系の断熱材を選ぶのも一つの方法（ポリスチレン系と間違えないこと）。

場合によっては、エコ建築家への相談を（その他素材または詳細については、参考文献参照のこと）。

CCA木材
ヒ素、クロム、銅の化合物を加圧注入した青緑色がかった防腐加工木材。

エコロジカルな断熱材
植物系、木質繊維系、コットン、ウールまたは炭化コルクなどの素材がある。

コンクリート住宅・高層マンションの怖さ

マウス（ハツカネズミ）に子どもを生ませ、その成長を比較した実験をご紹介しよう（図2）。

木製のケージ（飼育箱）、金属製のケージ、コンクリート製のケージなどで育てた実験結果である。実験を行なったのは静岡大学農学部の研究チームで、実験方法は、それぞれの飼育箱を、各一〇箱ずつ用意し、中におがくずを敷いて、マウスを八週間飼育してから交配。そのあとオスを別にし、メスと生まれた子マウスを二三日間観察。その結果、「生後一〇日目の子マウスの生存率」は木製が八七パーセントだったのに対し、金属製は四二パーセント、コンクリート製ではなんと七パーセントしか生き残らなかった（九割以上のマウスが死んだことになる）。それだけではない。生き残った子マウスの発育状況を調べると、木製は体重も順調に発育しているのに対し、金属製、コンクリート製は、それに比べ体重面でも劣っていた。しかも、「木製以外では親マウスによる子殺し」すら起きていた。さらに注目すべきは、生殖器への悪影響の問題。各飼育箱で育ったネズミの、オスの精巣、メスの卵巣・子宮の重量を比較した場合、金属製、コンクリート製で育ったマウスの生殖器の重さは、木製のマウスの半分（金属やコンクリート巣箱で育つと、生殖機能の発達が半減する）という結果が出ている。

マウスと人間とを単純に比較することはできないが、コンクリートの建物は、子どもたち（人間や生物）にとって、少なくとも安全ではないと言える。

高層住宅の問題点

近ごろ都市中心部に近い高層マンションが人気を集めているが、それらの落とし穴についても知っておくべきだろう。

一戸建てに住む妊婦が流産する割合が八・二パーセントに対して、マンションの六〜九階に住んでいる妊婦は一八・八パーセント。一〇階以上では三八・九パーセントと異常にその率も増え、高層階に住む主婦ほど飲酒・喫煙率が高いと言われている。また、高層階に住む子どもほど発育不足や虚弱児が多いということが、東海大学医学部の研究でわかってきた。高層階に暮らす人ほど外出が億劫になりがちだったり、子どもたちもテレビゲームや漫画で過ごす傾向が見られ、運動不足や食欲の低下（または偏食がち）など、ますます不健康に陥りやすいという。最近では「高層マンションに住む人と戸建木造住宅に住む人とでは、戸建木造住宅に住む人の方が九年も長生きをする」という記事も、雑誌で紹介されるようになった。中でも、高層マンションは、気密性が高いほど湿気が籠もりがちで、上階へ行くほど外部と内部の温度差が大きくなり、冬はとくに結露が生じ易くなる。その他の様々な要因が重なると、結露によるカビの発生やダニの繁殖を招くことも多々ある。そのうえ新建材による化学物質汚染で、アレルギー（アトピー、喘息他）などが悪化するケースが多発している。高層ビルや高層マンションが、人体や環境にもたらす悪影響面について考慮するなら、極端に高すぎる高層建造物類は造るべきではない。

　マンションの場合、なるべくなら六階以下の階に住むようにした方が無難だろう。

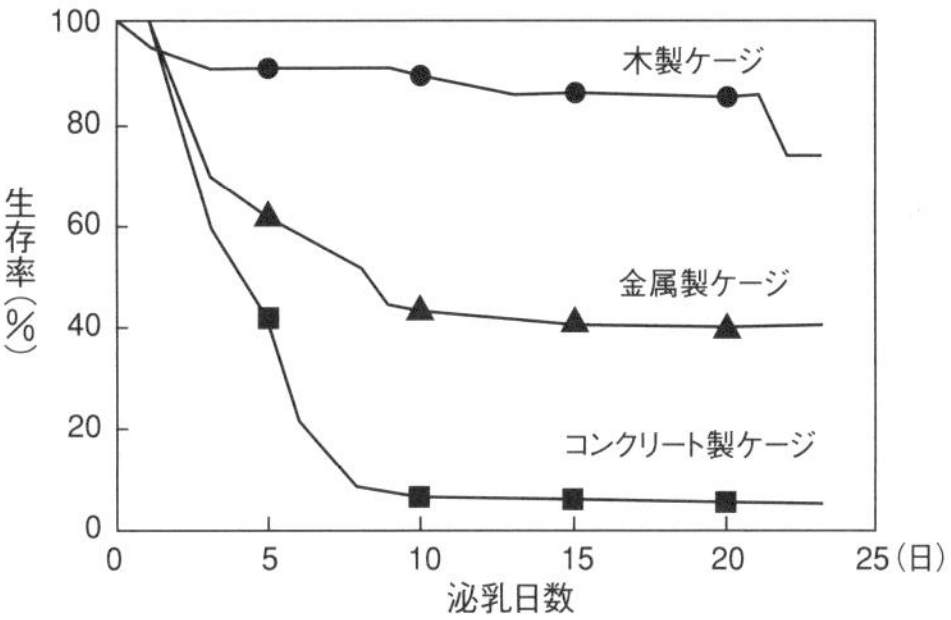

図1　マウスの子どもの生存率

（注）—●— 木製ケージ群　—■— コンクリート製ケージ群
—▲— 金属製ケージ群

伊藤晴康ほか「生物学的評価方法による各種材質の居住性に関する研究――マウスの飼育成績による評価」『静岡大学農学部研究報告』1986年。『健康な住まいを手に入れる本. 改訂版』（コモンズ）より。

木を切ることすべてが環境破壊？

わが国では木材消費量の八割を輸入しているため、熱帯雨林の伐採問題という視点で考えた場合、環境破壊につながるといわれている。

　確かに熱帯雨林の無計画な伐採は、地球環境に大きく影響を及ぼすという紛れもない事実がある。しかし日本のスギ、ヒノキの人工林や天然林（環境保全に配慮して適正に伐採されている林・産炭林など）を熱帯雨林と混同して議論するというのは、かなり疑問が残る。

　まず日本の森林面積で考えていくことにしよう。日本の森林面積は二五一五万ヘクタール（全国土の六七パーセント）に相当し、その内訳は、「人工林四一パーセント、天然林その他五八パーセント」となる。これらのうち森の蓄積量（材木として使用できる量）は三五億立方メートル（m³）あり、戦後植林された人工林を中心に毎年約七四万立方メートルずつ増加している。にも拘わらず「日本国内における木材使用量の八〇パーセントを輸入に頼っている」という現実がある。

　そのうち建築に当てられる木材は、全使用量中（国産二〇％＋輸入八〇％）の三分の一にすぎない。「豊かな森林資源があるのに輸入に頼らざるを得ない」事の原因として、①山の守り手の高齢化、または後継者不足、②険しい山の多い日本では人件費が嵩む、③搬出コストが高い、

　室内汚染のない住宅を得るためのポイントは次の通りである。
①　密閉された建物の室内に初めて入った時に、化学的な臭いがしていないか十分に確かめる。ただし、住宅展示場やモデルルームに入っても、化学的な臭いに気付かない人の中には、日常生活（家庭内）において数多くの化学薬品を使用している場合があり、その場ですぐには気付きにくい面が往々にして見受けられる。
　嗅覚は、日常茶飯事的に数多くの香りを同時に嗅ぎ続けることにより（とくに化学物質）、その働きが鈍る（嗅覚麻痺、または重度の場合嗅覚障害）といわれており、展示場などに入った時点で「不健康住宅に気づける嗅覚を取り戻すこと」が大切だ。そのためには普段の生活の中から不必要な化学薬品類（芳香剤、消臭剤、脱臭剤、芳香消臭剤、香りの強い合成洗剤またはシャンプー、リンス類、化学的な香水または化粧品類、住まいや衣類の危険な防虫剤・抗菌剤など）を減らしていくことが肝心。ただし、無香性でも内容物を確かめる。

　また素材を吟味して「健康住宅」を建てたとしても、その後の生活が化学薬品漬けでは意味がないといえる。
②　壁紙の材料及び接着剤を確かめる。壁紙にビニールクロスを使用していないか？　接着剤にホルマリンや有害な薬剤を使用していないか？　を確認する。
③　床の材質を確かめる。床材にＦｃｏ合板フローリング以上のものが使われているかどうか確認する。無垢材（無垢材を使用した集成材でも、有害な薬剤を使用しているケースもある）ならベスト。塗装にも気をつける。

「シックハウス症候群」「室内化学物質汚染」を避ける住まい

④ 畳について。裏側に「防虫シート加工」が施されていないか確認する。

室内で洗濯物を乾かすことの多い家庭や共働きで換気通気のできない家庭、または湿度の篭《こも》り易い建物や地域においては、カビ・ダニの発生の問題が多い。わらが使用されている畳床は避けること。

⑤ キッチン・戸棚・家具等の素材を確認する。システムキッチンや作り付け家具に使用されている合板類やパーティクルボードにＦｃｏ（低ホルマリン）合板又はＥ０合板などの低ホルマリンの素材を使用しているかどうか。安全な塗料が使われているかどうかを確かめる。

⑥ 合板類にＦｃｏクラス以上の物を使用しているかどうかを確認する。

⑦ シロアリ防除がされているか、いないか？ を確認する。シロアリ防除は、あらゆるアレルギー疾患の諸症状やその他の疾病を引き起こす原因となり得るので要注意。

購入済みまたはすでに住んでいる人の対処方法について

① 室内の臭いがおさまるまで通気、換気を頻繁に行ない、できるだけ窓を閉めきらずに生活する。夏の冷房時、冬の暖房時にも揮発した化学物質が籠もらないように窓を開け、空気の流れを作る（夜間も同じ）。四～五年。時にはそれ以上続くことも十分に考えられる。長期戦で考えること。

② それとは別に、「ベークアウト」（注）という方法がある。入居前に室内を高温にして、有害な化学物質を揮発させる方法。

③ ホルムアルデヒド封じ込め剤の使用。キッチンや吊り戸棚の合板部分または押入などの合板部分に塗装可能な塗料。

④ 入居前に手を打つ。リフォーム可能な箇所は、安全性の高いものにリフォームする（場合によっては専門家への相談を）。

住まいは、一生に一度の買い物だ。後悔しないためには、本文や参考本をよく読んでもう一度、ゆっくり勉強していただきたい。詳しいことは参考文献1、2を参照のこと。リフォームの方法や安全性の高い建材リスト表が付いているものもある。

（注）ベークアウト

一定時間室内温度を高め、ホルムアルデヒドやトルエン、キシレンなどの放散を促進させた後、換気を行なう事を繰り返し、建材・施工材からのホルムアルデヒドやトルエン、キシレンなどを排除することをベークアウトといい、施行時、引き渡し前における除去方法として有効な場合があるとされている。ただし、その効果は化学物質の種類によって異なり、手法については現在、各方面で研究が重ねられている。しかし、未だ除去効果が明らかなベークアウトの条件、手法が確立されていないことから、今後の検討課題である。

などの問題点が挙げられる。

そうした日本の状況から、国産材は輸入材（大規模林業〔*〕）に比べ二〇パーセント高いという結果を引き起こし、ひいては手の届かない高級品という誤ったイメージが持たれるようになった。実際は、無節（高級品として出荷される材木）でなくても多くの良い木材が存在することを知ってほしい。

こうした様々な理由が、国産材の普及を妨げているということをお話してきたが、日本における適正な森林伐採は、むしろ大切と言えるだろう。ただし、「五〇年、一〇〇年というサイクルで住み続けることのできる家（耐用年数の長い家）を建てる」、または「紙の無駄使いを止め、リサイクル率を高める」など、環境問題を考慮に入れた上での森林保護が望まれる。資源は無限ではない。

機械的エコシステム〔*〕の落とし穴

いいことづくめでメインテナンスフリーと思われがちな太陽光発電システムには、パネルが汚れると効率が落ちるというデメリットがあり、定期的なパネル清掃に高額な費用がかかるという側面もある。

一般情報としては環境によいとされるソーラーパネルだが、莫大な電気エネルギーを使って大量生産されたのち、使い捨てされていたのではなにもならない。また、自宅の屋根で発電していたとしても、それにあぐらをかいて湯水のように使っていたのでは無意味といえる。

今後は一過性の（個人の省エネルギー対策のみの）エコシステムではなく、製造から廃棄まで環境負荷のかからない材料であることがのぞまれる。

そして、いかによいといわれているエコシステムや自然素材類といえども、「適材適所をわきまえた使い方、使い分け方ができてこそ、はじめてその素材の良さが活きてくる」ということを忘れないでほしい。

「豊かさ＝大きな家」ではない

最近の傾向として言えるのは、大多数の人々が、テレビコマーシャルと同じような便利な機械類を備えた大空間に大開口の家を好むように

大規模森林
家族単位で支えられている日本の小規模林業に比べ、大企業的に大型機械を導入して経営される林業

機械的エコシステム
太陽光を利用した床暖房、太陽光発電、設備の大がかりな雨水利用（地下に貯蔵庫を設置している）などを行なう際に使用されるシステム機器類のこと。

なったということ。しかし、たとえそうした大きな家に住めたとしても、幸せをもたらしてくれない家（シックハウス）では意味がない。逆に、小さく住んでいても大きな幸せをもたらしてくれる家もある。

さて、皆さんは、どんな選択をするだろうか。ここから先はそれぞれの手の中にある駒に任せるとして、私から皆さんへのアドバイスは、「多くを望むより、よい素材を選んでポイントを得たプランニングをすること（簡素簡単で得る豊かなくらし）」をおすすめしたい。いつまでも心豊かに安心して暮らせる家づくり（年月を重ねても、住む人とともに成長できる家づくり）を試みてほしい。

【参考文献】

1　足立和郎編著『ナチュラルハウスをつくろう』白馬社、一九九八年

2　小若順一・高橋元編著『健康な住まいを手に入れる本』コモンズ、一九九九年

3　『環境共生住宅A―Z』（株）ビオシティ、一九九八年

4　高橋元訳『エコロジー建築』青土社、一九九五年

5　『住のエコロジー』NHK出版、一九九三年

6　反農薬シリーズ⑪『住宅が体をむしばむ』反農薬東京グループ出版、一九九四年

7　月刊『食品と暮らしの安全』日本子孫基金

8　季刊『チルチンびと』風土社

9　『建築知識』株式会社建築知識、一九九八年五〇一号（九月号）および五〇七号（三月号）

10　『建築技術』株式会社建築技術、一九九八年五八五号（十一月号）

⑲ アスベスト

永倉冬史

アスベストは石綿（せきめん、あるいはいしわた）とも呼ばれている。石綿という名前のとおり、綿のように柔らかな繊維であるが、天然の鉱物繊維で、熱や酸・アルカリに強い性質を持っている。

以前は中学校や高校での理科の実験で、ビーカーに入れた水をアルコールランプで沸かす時、四角い金網を使用した。あの金網の真ん中の白い部分にアスベストが使われていた。アルコールランプの炎が当たると、真っ赤になるが、燃えることなく、冷めるとまたもとにもどる白い部分である。魚を焼く網などにも使われていた。

アスベストは鉱物繊維で、六種類のアスベストが知られている。日本では、クリソタイル（白石綿）、クロシドライト（青石綿）、アモサイト（茶石綿）の三種類が主に使用されてきている（図1）。

アスベストは非常に細い繊維である。一本の繊維の太さは十万分の三ミリほどで、髪の毛の五千分の一くらいである。熱や薬品に強く、また摩耗に耐える性質を持つ。とくに白石綿は、「ピアノ線より強い」と言われるほど切れにくく、紡いで織ることもできる。しかも安いので、断熱材、防音材、建材など、約三〇〇〇種類の製品として大量に使われてきた。現在でも、私たちの身の回りのあちこちにアスベスト製品があふれている。

アスベストは発がん物質

アスベスト繊維は非常に細い繊維なので、空気中に飛散しやすく、空気中の繊維を呼吸とともに吸い込むと、気管から気管支、さらに肺の

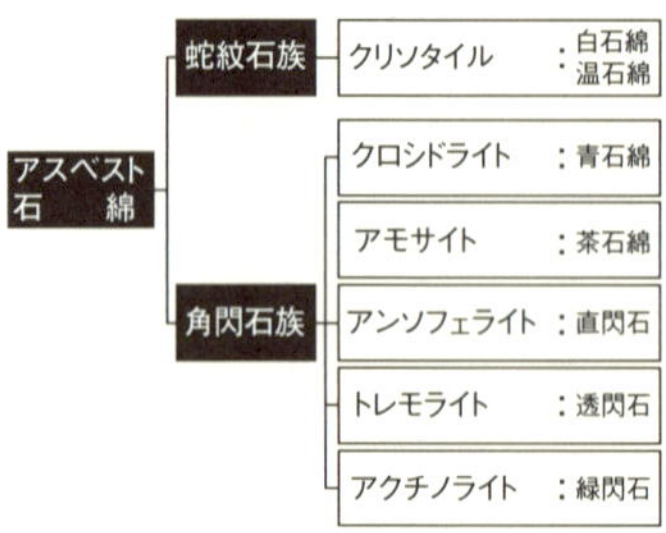

図1　アスベストの種類

一番奥の肺胞にまで入り込み、がんを引き起こすおそれがある。アスベストは発がん物質なのである。クロシドライト（青石綿）、アモサイト（茶石綿）は、クリソタイル（白石綿）よりも発がん性が強い。

アスベスト業界などは「アスベストは管理して使用すれば安全」として、白石綿を使用した建材などを製造し続けている。しかし白石綿の発がん性は多くの研究機関が認めている。一戸建ての建築現場やビルの解体現場、廃棄物処理場、中間処理場などアスベスト製品を取り扱う現場では、アスベスト繊維を飛散させないよう厳密に管理することは事実上不可能である。

アスベストによって起こるがんとして、はっきりしているものが二つある。一つは最近急増している肺がんである。もう一つは悪性中皮腫といって、肺のまわりをおおっている薄い胸膜（昔は肋膜と言った）や腸のまわりの腹膜にできるがんである。この悪性中皮腫は非常に進行が早く、診断されてから一年以内に亡くなる場合がほとんどで、今のところ、有効な治療法は知られていない。

悪性中皮腫は、ごく少量のアスベストを吸い込んでも発病する可能性があることがわかっている。

肺がんはいろいろなアスベスト以外の発がん物質でも起こるが、悪性中皮腫の原因はアスベストと考えて、まずまちがいない。肺がんと悪性中皮腫のほか、喉頭がん、胃がん、大腸がん、直腸がんなどもアスベストによって起こるのではないかと疑われている（図2）。

アスベスト繊維をある程度吸い込むと、胸膜の広い範囲で線維が増加して厚くなってくることがある。これを胸膜肥厚といい、病気ではないがアスベスト以外では起こらないので、アスベストを吸い込んだ重要な証拠となる。これは、肺のレントゲン写真で確認することができる。大工さんなど、アスベストに直接触れる仕事をしている人のなかには、胸膜肥厚が確認できるケースが多い。

アスベスト繊維を長期にわたり大量に吸い込むと、肺が繊維化し、アスベスト肺（石綿肺）になるおそれがある。アスベスト肺は粉塵によって起こる病気、じん肺の一種で、アスベストやアスベスト含有製品を扱う仕事をしているなど、比較的大量のアスベストを吸い込んだ場合

図2　アスベストによる病気

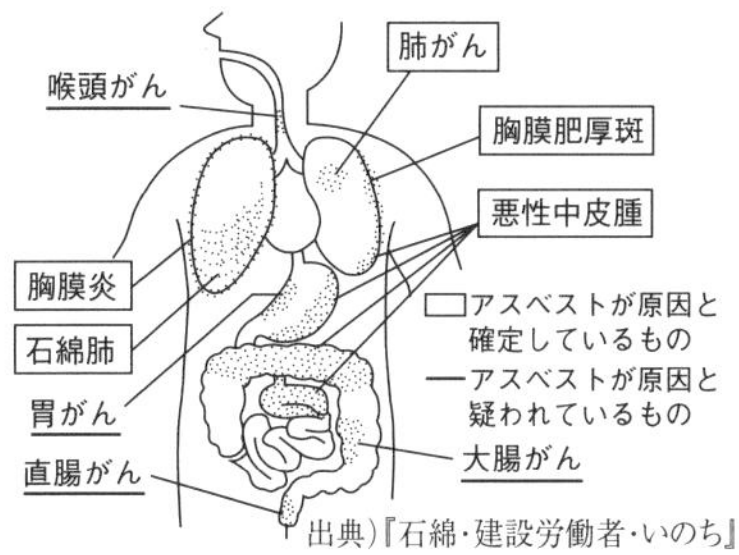

出典）『石綿・建設労働者・いのち』

に起こる。

アスベスト肺については、それ以下ならアスベスト繊維を吸い込んでもアスベスト肺にならない「安全な濃度」があると考えられている。しかし、肺がん、悪性中皮腫などの発がん性については「安全な濃度」はないと考えられており、アスベスト繊維を少し吸い込んでも、がんになる可能性がある。アスベスト繊維をたくさん吸い込めば、それだけ発がんの可能性が高くなるのである。

こんな恐ろしい例がある。アスベスト製品製造工場で働いていた父親がアスベスト肺で亡くなり、奥さんは悪性中皮腫で亡くなってしまった。三人の子供のうち、二人は悪性中皮腫と診断された。奥さんも、子供たちも、工場へは行ったことがなかったが、父親の作業服についてきたアスベスト繊維を吸い込んでしまったことが原因であった。

また別の例では、姉妹が二人とも悪性中皮腫で亡くなった例を調べたところ、子供の頃、アスベスト含有建材でできた小屋の屋根にのぼって、二人でワイヤブラシでこけを落としたことが原因であることがわかった。

アスベストは「静かな時限爆弾」

アスベスト繊維を吸い込んでも、自覚症状はなく、すぐにがんになるわけではない。潜伏期間が非常に長く、吸い込んだ量にもよるが、肺がんや悪性中皮腫で一八年から四〇年、アスベスト肺で八年から二五年くらいしてから発病する。このため、いつどこでアスベストを吸い込んだのかわからなくなってしまっていることが多い。吸い込まれたアスベストは体内で長い間徐々に肺や胸膜などをむしばみ、突然発病する。アスベストは「静かな時限爆弾」なのである。

アスベスト繊維を吸い込んだ場合の発病率については、アスベスト製品製造労働者などのデータがある。肺がん、悪性中皮腫などは、吸い込んだアスベスト繊維の量に比例して発がんする可能性が大きくなると考えられている。大量のアスベスト繊維を吸い込んだ場合のデータをもとにして、少量を吸い込んだ場合を推定したさまざまな研究機関の報告をもとに計算すると、たとえば一リットル中にアスベスト繊維（白石綿繊維と他のアスベスト繊維の混合）が一本

表1　アスベスト繊維1本/ℓの空気を50年間呼吸した時の生涯発がん率

（対10万人）

報　告	肺がん	中皮腫	合計
EPA（米環境保護庁）	10	40	51
CPSC（米国消費者製品安全委員会）	2～19	11～111	13～130
NRC（米国がん研究所）	18	69	88
ORC（カナダ王立オンタリオ委員会）	17	55	87
HSE（イギリス健康安全委員会）†	17	＜6.9	＜23

アスベスト繊維は白石綿と他のアスベスト繊維の混合　†白石綿のみ

出典：Non-occupatinal Exposure to Mineral Fibres,p.471（1989）

含まれている空気を一〇万人が五〇年間呼吸した場合、一三人から一三〇人が肺がんあるいは悪性中皮腫で死亡すると推定される。これは、日本の人口一億二〇〇〇万人のうち、一万五六〇〇人から一五万六〇〇〇人がアスベストによる肺がん、悪性中皮腫で死亡するという計算になる（表1）。

アスベストは、ほかの発がん物質との相乗作用で、肺がんを起こしやすくなることがわかっている。例えば、たばことアスベストとの相乗作用では、たばこを吸う人は吸わない人の一一倍肺がんになりやすいが、アスベスト製品製造工場の労働者は一般の人の五倍、さらにそのうちたばこを吸う人は五三倍も肺がんになりやすい。アスベストの発がん性とたばこの発がん性は、たし算ではなく、かけ算で増加する（図3）。

ただし悪性中皮腫の場合は、アスベストとたばこの相乗作用はない。

旧厚生省の人口動態統計の死亡データによると、中皮腫による死亡者数は、一九九七年、九八年ともに年間ほぼ六〇〇人程である（表2）。アスベストによる悪性中皮腫と肺がんの死亡比率は、一対一から一対二と考えられており、アスベストの被害者は、年間一二〇〇人から一八〇〇人ということになる。一九九九年にアスベスト全面使用禁止を決めた欧州連合は、今後二〇年から二五年間にアスベストによる死亡者数は二倍にはねあがると推測している。一九九八年現在も年間一二万トンを輸入するアスベストの使用大国である日本は、これからどれほどの被害者が発生するか懸念されるところである。

広がるアスベスト汚染

アスベストはこのように非常に恐ろしい発がん物質である。しかも、建材を始め、身近な日用品にも多用されており、私たちの身の回りにあふれている。これらのアスベスト製品から飛散したアスベストは、非常に細く軽いため、空気中に飛散するとなかなか落ちてこない。風に乗って一一二〇キロメートルも飛んで行ったという報告もある。肉眼では見えず、においもないため、空気中に飛散したアスベスト繊維の測定は、特殊なフィルターや吸引器を使用し、専門家に計測してもらわなければならない。また、自然界ではほとんど分解しないため、環境中に

図3　アスベストとたばこの相乗作用

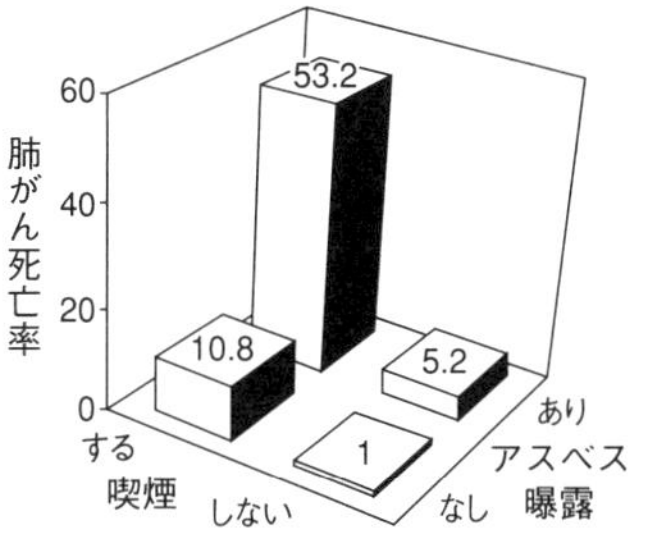

どんどん蓄積していく。私たちの気がつかないうちに、アスベスト汚染は確実に広がっている。

大人は一年間に約四〇〇万リットルの空気を呼吸する。空気一リットルに〇・一本のアスベスト繊維が含まれているとすると、一年間に約四〇万本ものアスベスト繊維を吸い込んでいることになる。

東京および周辺住民で、肺の中にアスベストがある目安となる「含鉄小体」が検出された人は、一九三〇年代には一〇パーセントであったが、八〇年代には八〇パーセント以上に増加している。

いろいろな病気で亡くなった方の肺の中からアスベスト繊維が見つかるのは一九六五年から七四年には五二パーセントであった。ところが、一九八四年から八八年には九九パーセントの人の肺からアスベスト繊維が検出されている。

私たちの肺は知らず知らずのうちにアスベストに汚染されているのである。

アスベストはどんな所に使われているか

アスベストは、非常に優れた特性を持っているため、「夢の物質」と言われ、建材をはじめ産業用品から日用品まで、約三〇〇〇種類の用途に使用されてきた。

一九七〇年代には、アスベストの六割以上が石綿スレートを中心とする建材に使用されてきた。鉄道の駅のプラットホームの屋根、工場や倉庫の屋根や壁には波形石綿スレート（図4）が大量に使われた。ビルの天井、部屋を仕切る間仕切り壁、床材（ピータイル）、戸建て住宅のサイディング材などに、さまざまなアスベスト建材が使われた。工場や屋根の煙突にはアスベストセメント円筒が、水道管にはアスベスト管が使われた。

アスベストはセメントと混ぜられ、鉄骨に吹き付け材として吹き付けられた。これは鉄骨の耐火被覆材として耐火・断熱に、あるいは吸音のためにコンクリート建物の天井や壁に吹き付けたものである。

また、アスベストは紡ぐことができるため、アスベスト糸やアスベスト布も大量に作られた。これらは、造船、製鉄、自動車などに使用され、さらに、電線や管の被覆・充てん材、防火カーテン、防火幕、保温材、パッキンなどに

表2　日本における中皮腫による死亡者数（人口動態統計による）

年	性別	合計	胸膜中皮腫	腹膜中皮腫	心膜中皮腫	その他部位	部位不明
1995	男性	356	201	35	3	7	110
	女性	144	74	16	3	4	47
	合計	500	275	51	6	11	157
1996	男性	420	283	23	5	12	97
	女性	156	75	22	3	1	55
	合計	576	358	45	8	13	152
1997	男性	451	281	31	3	9	127
	女性	146	74	17	2	3	50
	合計	597	355	48	5	12	177
1998	男性	429	283	39	2	7	98
	女性	141	78	23	1	4	35
	合計	570	361	62	3	11	133

使用された。ソーダ工業や硫安工業では電気分解工程の隔膜として、アスベストで織った布が使われた。

配管の継ぎ目のパッキンやガスケットにもアスベストは利用され、アスベスト紙は電気絶縁用に、また床材のクッションタイルの裏打ち材などとして大量に使われた。空調用の配管や化学工場、石油精製プラントなどの膨大な配管の保温材にもアスベストが使われた。

また、摩耗に強い特性を利用し、自動車や鉄道、エレベーターなどの産業機械のブレーキライニングやクラッチなどに多用されている。

このほかにも、アスファルトと混ぜて、道路舗装、堤防の舗装などに使われたり、ベアリング用グリースに混ぜたり、接着剤や塗料にも充てん材として使われた。醸造メーカーはお酒やビールをこすときに、アスベストのフィルターを使っていた。米国製のたばこ「ケント」のフィルターは、一九五二年から一九五六年まで発がん性の強い青石綿を使っていた。喫煙者はたばこの煙と一緒に青石綿繊維を吸い込んでいたことになる。

トースターや電気オーブン、ヘアドライヤーなどの断熱材、電熱線の保持材にもアスベストは使われてきた。

しかし、アスベストの発がん性が広く知られるようになると、アスベストの用途は大幅に制限されるようになった。一九七五年には、飛散性の高いアスベスト吹き付けは原則的に禁止された。アスベストのかわりに、ロックウール（岩綿）と呼ばれる人造繊維が耐火被覆として吹き付けられるようになった。

ただし、ロックウールに五パーセント以下のアスベストをまぜている場合があり、七五年以降の吹き付け材についても、アスベストが含まれていないかどうかサンプル調査する必要がある。一九八七年には、小中学校の吹き付けアスベストが大問題になり、アスベストの代替化が進められた。九五年には、ピータイルなどの内装材、パッキン、ガスケット、ジョイントシート、保温材、クラッチはほとんどがアスベストを使用していないノンアスベスト製品になっている。自動車用のブレーキライニングはノンアスベスト製品になっているが、補修用のアスベスト製のブレーキライニングが生産されている。

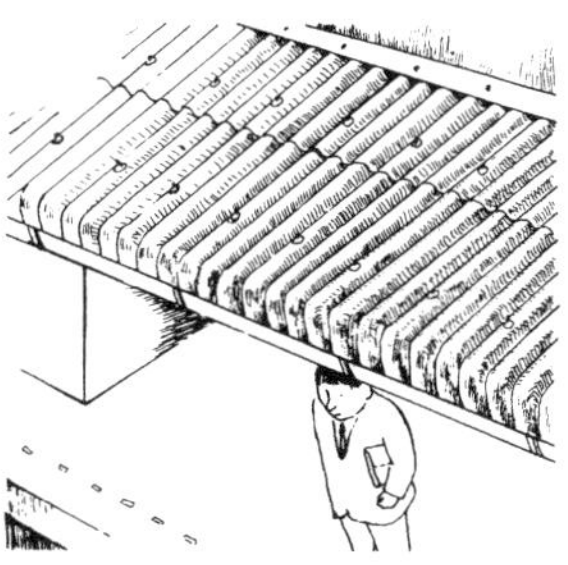
図4　波形石綿スレート

一般住宅に使われているアスベスト

アスベスト製品は、代替化は進んでいるものの、石綿スレートやコロニアルという商品名で知られる薄い屋根瓦などのアスベスト含有建材としていまだに大量に生産されている。

最近の一戸建て住宅の屋根には、コロニアルあるいはカラーベスト（クボタ）、フルベスト（松下電工）などの商品名のついた薄い平板状の瓦が使われる例が急増している。これらは、アスベストをセメントで固め、表面を着色層で覆ったもので、日本工業規格（ＪＩＳ）では「住宅屋根用化粧スレート」と呼ばれており、重量の一〇～一五パーセントはアスベストである（表３）。

平均的な一戸建て住宅の屋根を住宅屋根用化粧スレートで葺くと約一〇〇〇枚、重量で約三トンになる。アスベスト含有率を一五パーセントとすると、屋根の上に約四五〇キログラムのアスベストが乗っていることになる。

化粧スレートはそのままではアスベストが飛散することはないが、屋根を葺くときなど切ったり、割ったり、釘を打ちつけたりすればアスベストが飛散する。さらに、長年の間に風雨にさらされて、表面の着色層がはがれ、劣化するとアスベストが飛散する。酸性雨はセメントを溶かすので、化粧スレートの劣化を早める。関東では新築後一〇年くらいでかなり劣化が見られるようである。

木造住宅でよく使われるもう一つのアスベスト建材が、サイディング材と呼ばれる外壁材である。サイディング材は、木材系のもの、ウレタンを金属板ではさんだ金属系のものもあるが、最も多いのは窯業系のもので、これにアスベストが多用されてきた。しかし、最近ではアスベストを使わない窯業系サイディング材が増えている。

近年、欧米諸国を中心にアスベスト代替品の開発がすすみ、現在では、高圧・高温用のパッキンなどごく特殊なものを除いて、すべてノンアスベスト製品で代替可能である。アスベストを使用する必要はまったくなくなっていると言っていい。

皆さんが一戸建ての住宅を建てようとする場合、アスベストを含有していない建材を指定し

表３　主な住宅屋根用化粧スレートの商品名

メーカー	商　品　名
クボタ	カラーベスト・コロニアル、カラーベスト・アーバニー、カラーベスト・ランバート、カラーベスト・ミュータス、カラーベスト・ジュネスⅠ、Ⅱ
松下電工	アルデージュ、アルデージュ・シンプル、エバンナ、フルセラム・うろこ、フルセラム・ヒシ、フルセラム・玄昌Ⅰ、Ⅱ、フルベスト20、ニューフルベスト24、フルベスト・ニューウェーブ
大和スレート	エタニット・ベルカラーP-6、エタニット瓦ベルリーナ・ベレ、やまと瓦、ハイルーフ20、ニューハイルーフ、ヨーロッパ・ダッハ、ヨーロッパ・ダッハリーベ、ヨーロッパ・ダッハビーバー

図5　ビルを解体するときのアスベスト対策

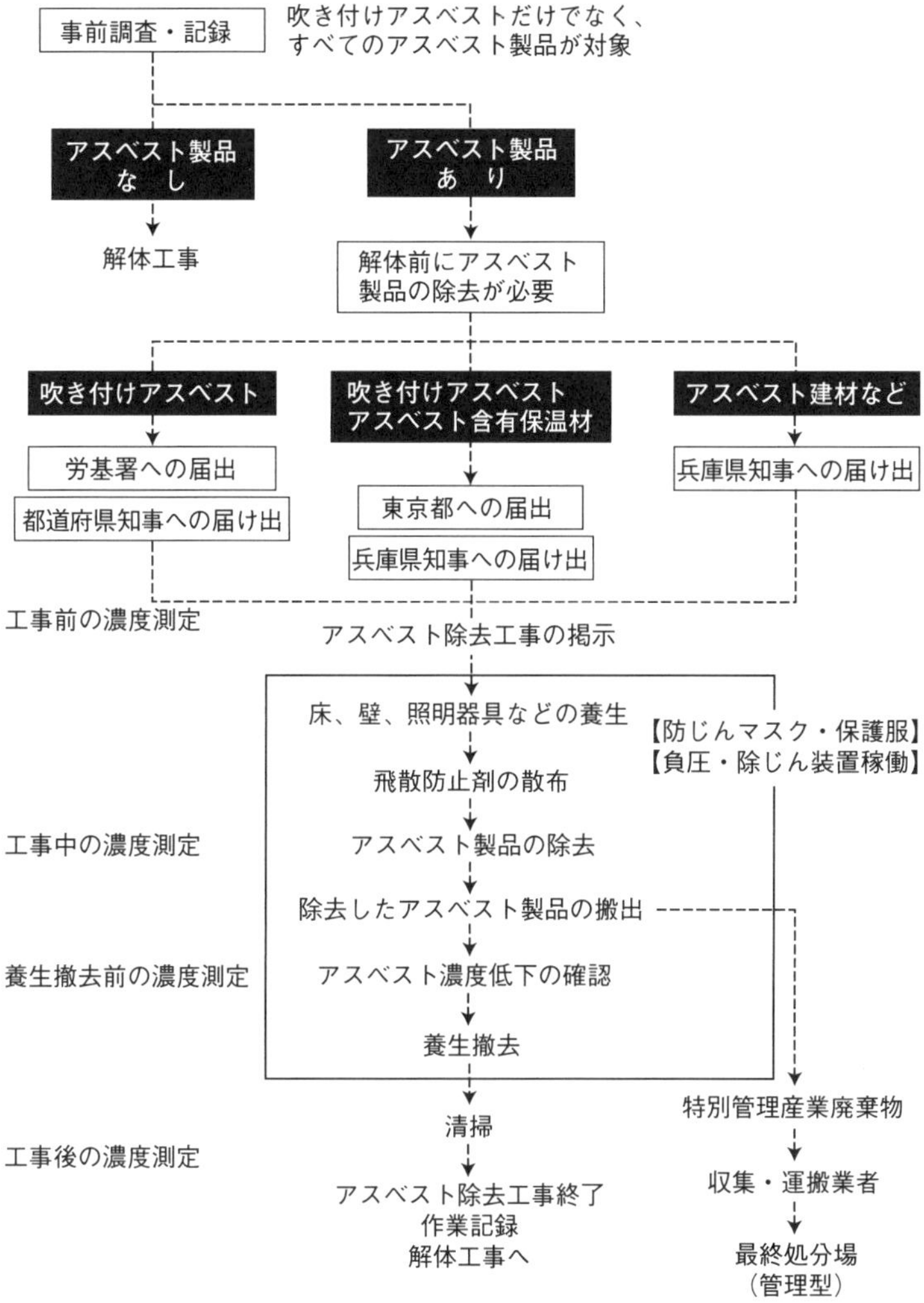
事前調査・記録
吹き付けアスベストだけでなく、
すべてのアスベスト製品が対象
アスベスト製品
なし
アスベスト製品
あり
解体工事
解体前にアスベスト
製品の除去が必要
吹き付けアスベスト
吹き付けアスベスト
アスベスト含有保温材
アスベスト建材など
労基署への届出
都道府県知事への届け出
東京都への届出
兵庫県知事への届け出
兵庫県知事への届け出
工事前の濃度測定
アスベスト除去工事の掲示
床、壁、照明器具などの養生
【防じんマスク・保護服】
【負圧・除じん装置稼働】
飛散防止剤の散布
工事中の濃度測定
アスベスト製品の除去
除去したアスベスト製品の搬出
養生撤去前の濃度測定
アスベスト濃度低下の確認
養生撤去
特別管理産業廃棄物
清掃
工事後の濃度測定
収集・運搬業者
アスベスト除去工事終了
作業記録
解体工事へ
最終処分場
（管理型）

アスベストは発がん物質である

アスベストは発がん物質である。空気中に飛散したアスベスト繊維は、呼吸によって人体に取り込まれる。アスベスト繊維はにおいもなく、吸い込んでも自覚症状もないが、一八年から四〇年といわれる長い潜伏期間を経て、突然発病する可能性がある。

このように危険な物質であるにもかかわらず、日本でアスベストがいまだに使われている一番大きな原因は、行政、メーカー、建設労働者、医師、市民など日本の社会全体が、アスベストの危険性と使用の実態をよく知らないことにある。

社会の関心を高め、アスベストの使用を禁止するために次のような方策を行なっていく必要がある。

一、アスベスト建材を使わない。

一番身近に使われているアスベスト建材は、コロニアル、カラーベスト、フルベストなどの住宅屋根用化粧スレートである。最近の戸建て住宅の西洋風瓦に大量のアスベストが使われている。

もしあなたが家を新築あるいは改築するとき、アスベスト建材を使わないよう、建築業者に注文をつけることがたいせつである。

都内の新改築工事なら、東京都公害防止条例に基づいて民間ビルにもノンアスベスト製品（アスベストを使用していない代替品）を使うよう求めることができる。

地方自治体の建物にアスベスト製品を使わないよう、要望しよう。それを通じて、アスベストに関する地方自治体の認識を深めることができる。

二、ビル解体のアスベスト対策を求める。

アスベスト製品を除去せずにビルの解体工事を行なえば、大量のアスベスト繊維が飛散し、解体労働者だけでなく周辺住民の健康がおびやかされる。

身近なところでビル解体工事が予定されていたら、アスベスト製品を調査しているか、その結果を記録してあるか、解体業者あるいはビル所有者に聞いてみよう。

吹き付けアスベストだけでなく、アスベスト建材なども調査しなければならない。

調査した結果は、アスベスト製品がなくても、調査結果を記録しておかなければならない。アスベスト製品があれば、特定化学物質等作業主任者をおき、飛散防止対策を講じ、防じんマスクをして、除去しなければならない。これらの対策は、労働安全衛生法・特化則で定められており、守らなければ労働安全衛生法違反である。もし守られていなかったら、労働基準監督署に連絡して、指導を求めることができる。

三、学校や幼稚園、保育園にアスベスト

がないかを調べ、もしあったらすみやかに除去を求める。

一九九九年七月、東京都文京区の保育園で、〇歳児や一歳児などが保育されている、ベニヤ板一枚を隔てたすぐ隣の部屋で、アスベスト対策が取られないまま、アスベスト含有の天井板がはがされ、吹き付けアスベストが一部かき落とされるという事件が起こった。これは、区の工事担当者がアスベストについて危険性や使用実態をよく知らないままに、保育園の改修工事を一般工事業者に発注してしまったために起こったものである。この工事は当然アスベスト工事として、アスベスト専門業者に発注しなければならなかった。改修工事が行なわれているときには、白い粉じんがもうもうとたち、その中で幼児たちが遊んでいたという。

幼稚園、保育園、さらに小学校、中学校、高等学校、大学などには吹き付けアスベストをはじめ、いまだにアスベスト製品が大量にあり、子供たちがアスベスト粉じんにさらされる危険性がある。

学校でのアスベスト曝露による被害は、オーストラリアやフランスなどから報告されており、すみやかに調査し、除去する必要がある。

四、地震に備えて、アスベストの調査と除去、臨時アスベスト調査員制度、防塵マスクの備蓄を求める。

一九九五年一月の阪神・淡路大震災では、日本のアスベスト対策がいかにおろそかにされてきたか明らかになった。ビルだけで一四〇〇棟以上が倒壊したといわれ、神戸市東灘区内の青石綿吹き付け鉄骨マンションの倒壊現場では、鉄骨からはがれた青石綿のかたまりが、ガレキの上に転々と落ちていた。

またそれ以上に問題となったのは、壊れたビルを解体するときのアスベスト繊維の飛散である。被災地では、アスベストが使われているかどうかも調べず、飛散防止対策もしないままあちらこちらでビルが解体された。そのため、市街地全体のアスベスト濃度を高めてしまった。

ビルの解体工事によるアスベスト飛散で一番被害を受けるのは、防塵マスクもしないで解体工事に従事している労働者である。十年、二十年後に、肺がん、悪性中皮腫などの被害が急増するおそれがある。

また、被災地の住民、特に子供たちの健康も心配である。一般環境がアスベストで汚染されたときにどの程度の被害が出るか、被災地で大がかりな「人体実験」をしているようなものである。

このような貴重な経験をふまえて、国や地方自治体の施設のアスベストを調査し、早急に除去する必要がある。

民間ビルのアスベスト調査・除去には、助成措置も必要である。さらに、震災が起こってしまった場合、アスベストをボランティアで調査する「臨時アスベスト調査員」を養成しておくことや、地方自治体レベルで防じんマスクを備蓄しておくことも効果的であろう。

て建てることが重要である。

解体・改修工事現場のアスベスト対策

解体工事や改修工事で、吹き付けアスベストやアスベスト含有建材をはがしたりすると、膨大な量のアスベスト繊維が飛散する。このような事態を招かないように、ビルを解体・改修する前にアスベストの事前調査と除去が必要である。

労働安全衛生法に基づく特定化学物質等障害予防規則（特化則）の第三八条の一〇によって、アスベスト製品の調査と記録が義務づけられている。吹き付けアスベストだけではなく、アスベストを一パーセントを越えて含有する製品はすべて調査・記録の対象となる。よく見のがされがちなものに、空調用ダクトの保温材、たわみ継手、パッキン、上下水道など配管のエルボ部（曲がっている部分）などの保温材、アスベスト水道管などがある。また、煙突の内側に大量の飛散性の高いアスベストが張り付けられてある場合もある。

アスベスト繊維がとくに飛散しやすい吹き付けアスベストは、解体工事の前に除去しなければならない。吹き付けアスベストに限らず、アスベスト製品の除去作業は、アスベスト飛散防止対策が必要で、専門業者に依頼する必要がある。作業員の健康を守るための対策が労働安全衛生法で定められている。

作業手順、方法については、旧労働省、旧建設省がマニュアルを発行している。飛散防止対策とは、工事箇所をポリエチレンシートで密閉（養生という）し、特殊な高性能フィルターをつけた集じん機で養生内部の空気を外に出して負圧にし、アスベスト粉じんが養生から漏れないようにする。

そして、飛散防止剤をアスベストに吹き付けて湿潤化し、アクリル樹脂などでアスベスト繊維どうしを結合させ、飛散を少なくする。その上で、作業員は防じんマスクをつけ、アスベスト繊維を通さない使い捨ての保護服を着て除去作業を行なう。このとき「特定化学物質等作業主任者」の資格を持つ主任者がマスクの装着状況などを監督する。養生から外に出るときは、クリーンルームと呼ばれる三つに区切られた出入り口で、保護服を脱ぎ捨て、顔などについた

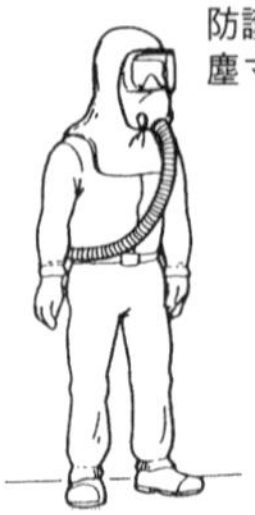

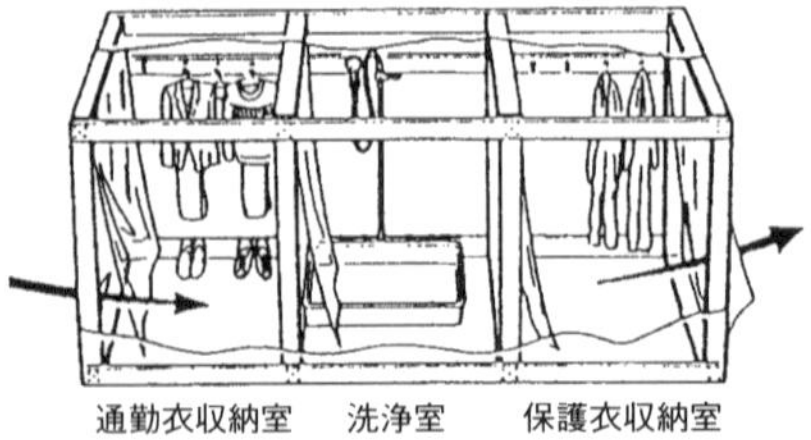

アスベスト繊維はシャワーで落とす（図6）。

吹き付けアスベストを処理したあと、室内のアスベスト濃度を測定し、室外と同等になったことを確認してから養生を撤去する。アスベスト濃度測定は作業前、作業中、養生撤去前、作業後の四回必要である。

ビル解体に先立って吹き付けアスベストを除去する場合には、労働基準監督署への届出が義務づけられている。大気汚染防止法でも、吹き付けアスベスト等が使用されている建物の解体・改修工事について、都道府県知事への届出が義務づけられている。また、東京都、兵庫県では、吹き付けアスベスト処理工事は知事への届出が条例によって定められている（図5）（兵庫県では波型スレートに含有されているアスベストも届出対象）。

石綿スレートやピータイルなど、アスベストを固めてあるものでも、破砕すればアスベスト繊維が飛散するので、解体する前に除去しなければならない。これらのアスベスト建材も、吹き付けアスベスト同様、負圧にした養生内で除去作業する必要がある。

除去した吹き付けアスベストや、アスベスト含有保温材、アスベスト繊維が付着している養生シート、保護服などは特別管理産業廃棄物の一つ「廃石綿等」に指定されており、厳重に管理しなければならない。吹き付けアスベストはセメントで固めて二重袋に詰め、アスベスト廃棄物と明示する。養生シートなども袋に詰めて、アスベスト廃棄物と明記し、廃石綿等の許可を受けた収集・運搬業者の手で管理型最終処分場に運ばれ、埋め立てられる。廃棄の各段階でマニフェスト（管理票）に記載しなければならない。

アスベスト建材の廃棄については、特別管理産業廃棄物に指定されていない。しかし、一般の処分場に埋め立てると、埋め立てのときにブルドーザーなどで破砕され、アスベスト粉塵が飛散する。旧厚生省の調査で安定型処分場からアスベスト繊維が飛散していることが確認されている（表4）。さらに、建築廃材は中間処理場で破砕・分別される場合が多く、ここでもアスベスト繊維が飛散する。アスベスト建材も吹き付けアスベストと同様、特別管理産業廃棄物として処分すべきである。

近年、解体工事現場などで話を聞くと、現場

図6　アスベスト除去工事の模式図

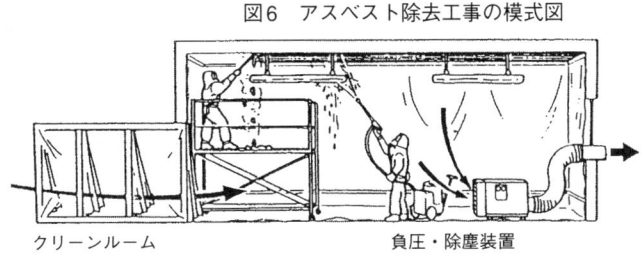

監督は、アスベストがあることはわかっていても工事費用を出す施主（工事の発注者）が、解体工事費用を安くあげようと、アスベストを隠すような傾向があると嘆くことがある。また、大手スーパーの解体工事の見積もりの段階で、吹き付け材を分析したところアスベストが検出された。ところがその業者は、アスベストが含まれていないという分析報告書を提出したほかの業者に発注を替えられてしまったという「事件」も起きている。

いまだにある小・中学校、幼稚園・保育園のアスベスト

いまだに小中学校や幼稚園・保育園などには大量のアスベストが残っていることがある。一九八七年、全国の小・中学校にアスベストが見つかり、大きな社会問題になった。吹き付けアスベストは撤去されたり、薬剤で封じ込められたりして対策がとられた。しかし、この時の調査がズサンであったため、実際には吹き付けアスベストが残っている小・中学校がたくさんある。アスベストを含有する吹き付け材の商品名は少なくとも三八あるが、調査に当たって旧文部省がリストアップした商品名はたった三つだけであった。

また、吹き付けアスベストの二割は除去しないで「封じ込め」、「囲い込み」で済ませている。「封じ込め」は薬剤でアスベストを固める工法で、「囲い込み」は、アスベストを吹き付けた天井などを天井板で見えなくしてしまう工事であり、どちらの場合も吹き付けアスベストは残ったままである。

一九九九年七月には東京都文京区が発注した区内の保育園の改修工事で、アスベスト粉じん対策がとられない違法工事が行なわれ、〇歳児や一歳児などの幼児がアスベスト粉じんにさらされた例がある。公共工事においても、アスベスト対策がなおざりにされている例である。

アスベストは怖い発がん物質である。環境に蓄積し、知らず知らずのうちにアスベスト汚染は広がっている。日本ではいまだにアスベストは禁止されているわけではなく、アスベスト建材は大量に生産されている。

また、過去に大量に生産されたアスベスト製品は私たちの身の回りにあふれている。アスベ

表4　厚生省の調査結果

施設名		アスベスト			
		風上		風下	
		試料数	平均値	試料数	平均値
一般処分場	一・T	4	2.67	8	6.59
	一・U	4	9.92	8	19.70
産廃処分場	公・F	4	4.36	8	5.68
	公・G	4	3.19	8	6.71

単位：本/ℓ

出典）厚生省生活衛生局水道環境部「最終処分場におけるアスベストの挙動に関する研究」

ストの使用を禁止させ、私たちの身の回りのアスベスト製品を一つ一つチェックして、アスベスト繊維が飛散しないように廃棄し根絶していくことが、アスベスト繊維による悲惨な被害を少しでも減らしていく唯一の方法である。アスベスト被害は、アスベスト製品製造業者や大工さんや解体業者だけではなく、直接アスベストに関わることなく生活している人たちにも忍びよっている。

解体工事現場の近隣の住民の方や、学校、保育園の父母、職場のアスベスト問題と取り組んでいる労働組合、全国労働安全衛生センターなどの、粘り強い話し合いの積み重ねがすこしづつアスベスト対策の質を向上させている。しかし、行政はアスベスト対策の現状について必ずしも正しく認識してはいないし、民間の解体工事などのアスベスト対策は、ほとんど無法状態であるのが現実である。アスベストに対して、私たちはさらに目を光らせていく必要がある。

【参考文献】

・広瀬弘忠著『静かな時限爆弾―アスベスト災害』新曜社、一九八五年
・川村暁雄著『グッバイ・アスベスト―くらしの中の発がん物質』、日本消費者連盟、一九八七年
・海老原勇著『石綿、アスベスト　健康障害を予防するために』、労働科学研究所出版部、一九八七年
・環境庁大気保全局企画課監修『石綿・ゼオライトのすべて（大気汚染物質レビュー）』、日本環境衛生センター、一九八七年
・環境庁大気保全局大気規制課監修『アスベスト排出抑制マニュアル　増補版』、ぎょうせい、一九八八年
・アスベスト問題研究会・神奈川労災職業病センター編『アスベスト対策をどうするか』、日本評論社、一九八八年七月
・神奈川労災職業病センター、『石綿被害の闇を切り開く――たちあがった造船退職者たち』、一九八八年
・環境庁大気保全局企画課監修『アスベスト代替品のすべて』、日本環境衛生センター、一九八九年
・海老原勇ら著『石綿・建設労働者・いのち』、全建総連アスベスト対策委員会、一九八九年
・アスベスト根絶ネットワーク編著『アスベストなんていらない―発がん物質アスベスト追放宣言』

リサイクル文化社、一九九〇年
・アスベスト根絶ネットワーク編著『ノーモア　アスベスト―これからの有害廃棄物対策』、くろうじん出版事務所、一九九四年
・アスベスト根絶ネットワーク編著『ここが危ない！アスベスト―発見・対策・除去のイロハ教えます』、緑風出版、一九九六年
・名取雄司著『アスベスト読本―造船の街からの警鐘』、じん肺・アスベスト被災者救済基金、一九九八年

⑳ 農薬

植村振作

はじめに

農薬はもともと農作物の病虫害を防ぐ目的で開発された。ところが、今日では農地以外の所でも使われるようになった。たとえば床下、家屋・家具、畳、図書館、街路樹、下水路など至る所で防虫剤、防かび剤、除草剤などが使われる。日常生活のほとんどの場が農薬によって汚染されているといっても過言ではない。その結果、水も空気も食べ物も汚染されてしまっている。農薬汚染から完全に逃れることはできない。しかし、摂取量を減らすことは可能だ。

狭い意味では、農薬は農薬取締法に基づいて農水省に登録された「農薬」だけを意味する。しかし、狭い意味の「農薬」と同じ殺虫・殺菌成分などを含む薬剤が身のまわりで使われている。それらの薬剤による環境汚染や健康への影響なども合わせて考えなければいけない。狭い意味での「農薬」を考えただけでは不十分である。本項では、狭義の「農薬」だけでなく、公園や下水道、床下、室内などで使われる、除草剤、防疫用殺虫剤、衣類防虫剤、防ダニ剤、蚊取り線香などを含めた広い意味で農薬という呼び方をする。

農薬の取り込み経路

農薬と言えば食べ物を通して口から取り込むことを誰しも考えるが、それだけではない。鼻（呼吸）や皮膚からも摂取する（図1）。たとえば、室内で殺虫剤をまけばその蒸気が呼吸を通して、床やテーブルに付着した薬剤は皮膚接触によって体内に入ってくる。農薬摂取を減らすには、これらの三経路からの取り込みを総合的に減らすことを考えなければならない。そのためにはどこでどんな農薬が使われているかを知る必要がある。

小麦粉製品中の残留農薬

図2に、日常生活での有機りん系農薬摂取頻度調査（横浜市衛生研究所、近藤氏他）の結果を示した。これは有機りん系農薬の摂取調査であってすべての農薬についてではない。しかし、どんな経路でどんな農薬を摂取しているかを知るひとつの目安になる。

とくに摂取頻度の多い農薬はクロルピリホス、マラチオン（マラソン）、フェニトロチオン（スミチオン）、クロルピリホスメチル、ダイアジノンである。これらのうち、食物からの摂取頻度の高いマラチオン、フェニトロチオン、クロルピリホスメチルは輸入小麦のポストハーベスト農薬だ。これらの農薬はパンやうどん、そうめん、ビスケットなどの小麦粉製品にはほとんど含まれている。小麦粉を加工・調理すれば農薬はなくなってしまうか分析できない程度に減ってしまうのではないかと多くの人は期待するかもしれないが、ポストハーベスト農薬はそう簡単にはなくならない。もともと高濃度に汚染されているので最後の食べ物まで残ってしまう。玄麦［＊］中の濃度の数十分の一か百分の一程度に下がっているに過ぎない。学校給食パンからこれらの有機りん剤が検出されることがあるのは輸入小麦が使われているからだ。小麦粉を原料にする食品からはこれらの農薬が大抵検出される。

ダイアジノンは水田などでまかれたものが上水道に入ってきたものと考えられる。また、輸入柑橘類からは防腐剤（OPP、DMTP、TBZ、イマザリルなど）が、ウーロン茶から有機塩素系農薬（BHC、ジコホール）が高率で検出されたとの報告もある。

残留農薬は無・減農薬栽培野菜が少ない

もちろん国産農産物からも残留農薬が検出される。その一例として、「一九九七年度農産物残留農薬調査報告」（東京都衛生研究所年報四九号）の一部を表1に示した。通常（慣行）栽培の野

玄麦
精白していない、硬い殻をかぶった麦。米では玄米に対応。

菜では、三二パーセントの野菜から何らかの農薬（有機りん系二八パーセント、カーバメート系二五パーセント、有機塩素系四五パーセント）が検出され、無・減農薬栽培では一六パーセントから検出された。無・減農薬栽培野菜からも農薬が検出されることがあるので、〝無・減農薬といっても信用できない〟と言われることがあるが、検出される農薬の種類も少なく、検出率も明らかに低い。通常栽培とは明らかに違う。

　通常（慣行）栽培の食用菊では、殺菌剤イプロジオンが一六〇〇〇ppb〔*〕、殺菌剤プロシミドンが八九〇〇ppbと、残留基準または登録保留基準を遥かに越えて検出された例がある。ホルモン撹乱物質（環境ホルモン）の疑いのあるメソミル、ベンゾエピン、クロルピリホスなど種々の農薬も検出されている。

　農薬の使用量は農作物の種類や栽培方法によって異なる。露地栽培野菜と施設栽培野菜での

図1　摂取経路

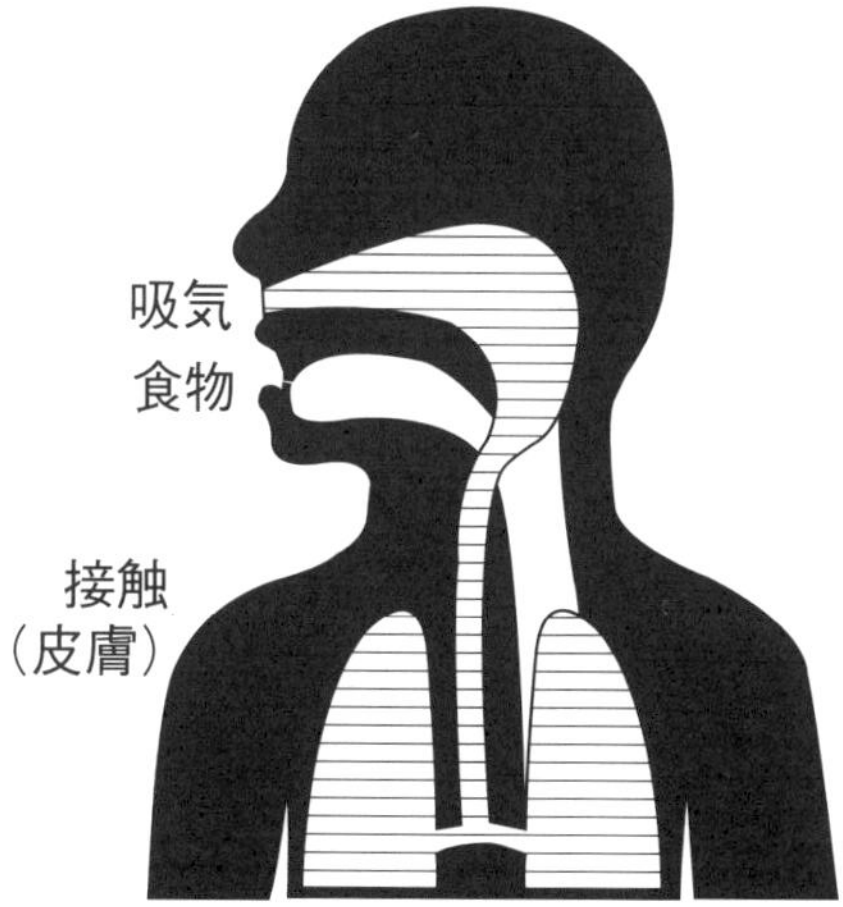

図2　日常生活における有機リン系農薬の摂取頻度

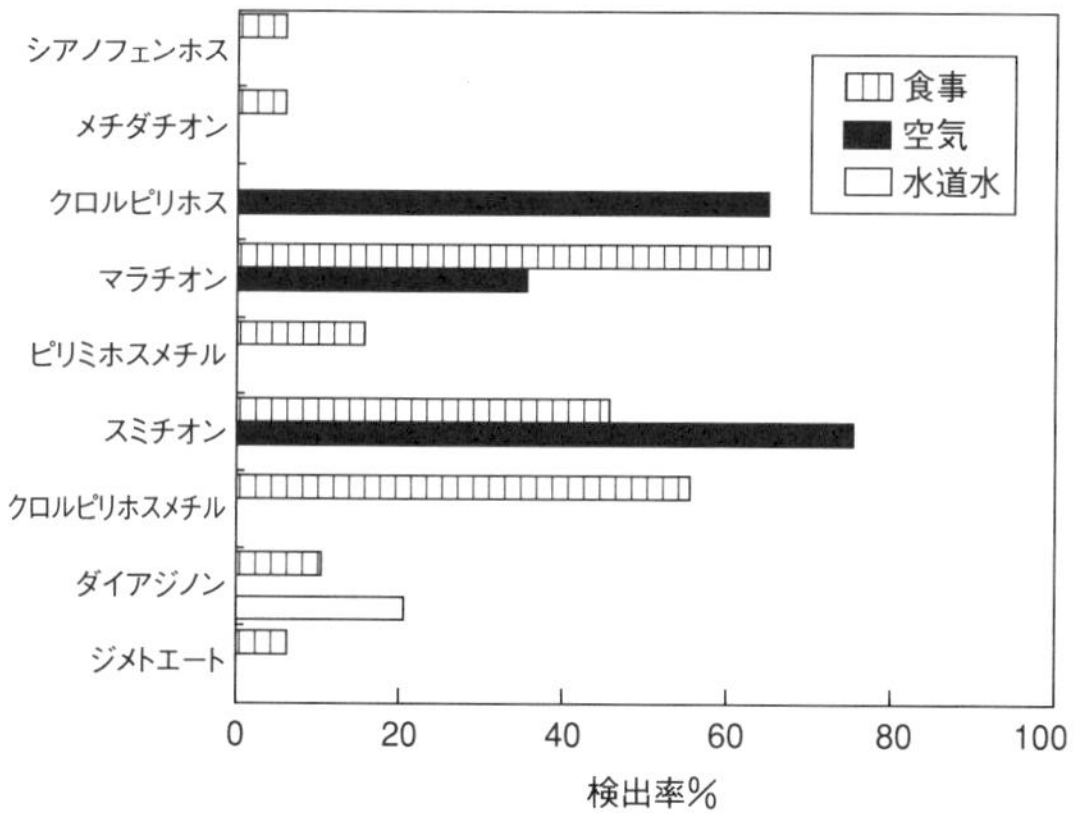

第26回横浜市衛生局研究発表会（91.8.29〜30）講演要旨より。

＊ppb　一〇億分の一を表わす。

農薬使用量を比較するために、図3に農水省の調査結果「農業生産環境調査①農家調査結果の概要」（一九九九、八、二五）の一部を示した。

有機農業を営む農家を手伝う友人は〝トマトに傘をさしてやるとできが良い〟という。もともとトマトやメロンは雨に弱い。この二者を除き、施設栽培野菜での農薬使用量がはるかに多い。その中でもピーマン、いちご、スイカは際立って多い。表1のピーマンで種々の農薬が検出されているのは、産地での農薬多量使用の反映と考えられる。

室内空気汚染——衣類防虫剤、ダニ駆除剤

先に述べた通り農薬は食べ物だけを通して体内に入るのではない。

たとえば、タンスの中に入れていた衣類防虫剤はいつの間にかなくなる。それは薬剤が気体になって衣類に吸着したり、室内の空気中に逃げていったためだ。室内に蒸発した防虫剤は呼吸を通して体内に入り込む。その摂取量は多い。厚生省が調べた結果では、衣類用防虫剤パラジクロロベンゼン（いわゆるパラ剤）の摂取量は図4に示すように家庭内にいる時間の長い主婦が最も多く、平均値でさえ厚生省の基準「耐容平均気中濃度〇・一ppm〔＊〕」を越えているほどだ。パラジクロロベンゼンには発がん促進作用が動物実験で知られている。ホルモン攪乱物質（環境ホルモン）の疑いも持たれている。

室内でダニ駆除のためにくん煙剤をたいたり、蚊取り線香を使ったりすれば、室内の空気はこれらに含まれる殺虫剤によって汚染される。それだけでなく、くん煙剤や蚊取り線香の殺虫成分を含んだ煙状の粒子（エアロゾル）は室内の床や家具、カーテンなどに付着し、その後再び徐々に蒸発する。その結果、エアロゾルが見えなくなっても室内の空気には薬剤が含まれる。畳やじゅうたんに付着した薬剤に触れれば、皮膚から吸収される。

公共施設——図書館、博物館、美術館

図5は大阪府立中之島図書館の閲覧室で散布されたスミチオンの大気中濃度の経時的な変化である。散布後二カ月経っても散布直後の一〇分の一程度まで減少するだけである。一旦室内

＊ppm　一〇〇万分の一を表わす。

表1　国産農産物の残留農薬調査結果

農作物名	農薬名	検体数	検出率/%	最小値/ppb	最大値/ppb
食用菊	ベンゾエピン	5	20	ND	20
食用菊	メソミル	5	20	ND	10
食用菊	DDVP	5	60	ND	60
食用菊	MEP	5	40	ND	60
食用菊	イプロジオン	5	40	ND	16000
食用菊	クロルピリホス	5	20	ND	80
食用菊	プロシミドン	5	60	ND	8910
コマツナ	チオジカルブ	3	33.3	ND	1500
コマツナ	プロシミドン	3	33.3	ND	40
コマツナ	メソミル	3	33.3	ND	1700
ピーマン	TPN	4	25	ND	30
ピーマン	イプロジオン	4	25	ND	120
ピーマン	チオジカルブ	4	25	ND	10
ピーマン	トリアジメノール	4	25	ND	10
ピーマン	ビンクロリゾソン	4	50	ND	250
ピーマン	プロチオホス	4	25	ND	120
ピーマン	ベンゾエピン	4	25	ND	10
ピーマン	メソミル	4	75	ND	490
無・減農薬ピーマン	プロシミドン	4	25	ND	10
無・減農薬ピーマン	メゾミル	4	25	ND	10
ホウレンソウ	DDVP	4	50	ND	50
ホウレンソウ	TPN	4	25	ND	50
ホウレンソウ	メソミル	4	25	ND	480
モモ（全）	TPN	5	20	ND	20
モモ（全）	酸化フェンブタスズ	5	40	ND	60
モモ（全）	クロルピリホス	5	20	ND	510
モモ（全）	テブフェンピラド	5	20	ND	110
モモ（全）	ビテルタノール	5	40	ND	480
モモ（全）	プロシミドン	5	40	ND	150
モモ（果肉）	ビテルタノール	5	40	ND	10
モモ（果肉）	プロシミドン	5	40	ND	50
レタス	EPN	8	25	ND	60
レタス	イプロジオン	8	12.5	ND	290
レタス	ジエトフェンカルブ	8	12.5	ND	180
レタス	チオジカルブ	8	37.5	ND	6800
レタス	プロシミドン	8	12.5	ND	570
レタス	メソミル	8	50	ND	4100
無・減農薬レタス	TPN	8	12.5	ND	Tr
無・減農薬レタス	ジエトフェンカルブ	8	12.5	ND	Tr
無・減農薬レタス	プロシミドン	8	25	ND	640
無・減農薬レタス	ベンゾエピン	8	12.5	ND	10
無・減農薬レタス	メソミル	8	12.5	ND	Tr

ND:不検出　Tr:痕跡

で薬剤を散布すれば、かなり長期に亙《わた》り室内空気が汚染されていると考えなければならない。

図書館だけでなく博物館・美術館などの館内の空気が汚染されていることがある。収蔵品の保存・保護目的で収蔵庫において、本来は農業目的以外では使用できない殺虫剤（農薬）が使われていることがある。そのような薬剤に汚染された絵画が展示された美術館に行って体調をこわした人もいる。空気の農薬汚染は想像もできないところに潜んでいる。

シロアリ防除剤、畳防虫剤

とくに、長期にわたって、室内空気が汚染されるケースは、薬剤によるシロアリ防除が実施された場合だ。敷地・家屋に使われるシロアリ防除剤は室内で使用される他の殺虫剤に比べれば著しく高濃度で多量だ。シロアリ防除剤を散布したために健康をこわして住めなくなり、せっかく手に入れた家を放棄したり、移転したりしなければならないケースがある。何年にもわたって家屋周辺・室内の空気がシロアリ防除剤によって汚される。蒸発したシロアリ防除剤によって食料品たとえば床下収納庫に密閉されない形で保存した米が汚染されるとの報告もある。シロアリ防除剤に汚染された米を洗って炊いても薬剤は半分程度にしか減らない。どのようなことにもいえることだが、一旦汚してしまうと元の状態にもどすのは難しい。

畳の防虫剤も高温になれば室内に蒸発してくる。化学物質による環境汚染問題を追求している市民グループの求めに応じて実施された東京都の調査では、高温時には、農薬の空中散布農地周辺大気中の農薬濃度と同じ程度に畳から蒸発した防ダニ剤（殺虫剤）で室内空気が汚染されることが分かった。

アレルギー性疾患と室内空気汚染薬剤

最近は急性毒性の強い農薬の使用量は相対的に少なくなった。逆に、低毒性ということで生活のいたる所で安易に使われるようになった。その結果、アレルギー性疾患を増やしている可能性がある。ダニの死骸が喘息を引き起こすということで防虫畳を使い、その畳から蒸発する殺虫剤の蒸気を吸い免疫機能が亢進し（薬剤感

図3　一作当たりの農薬使用量（kg／10a）

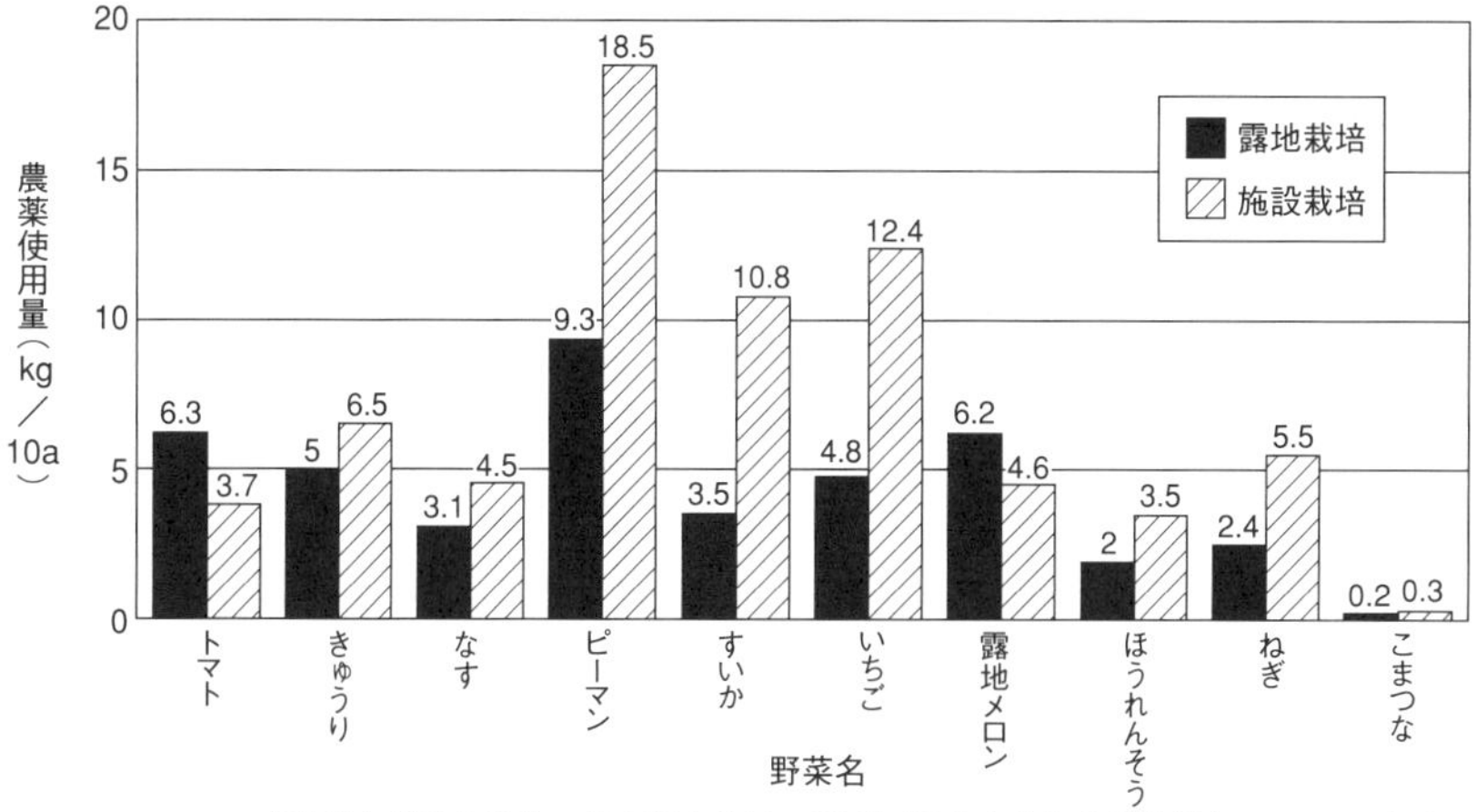

「農業生産環境調査―農家調査結果の概要」（農林水産省統計情報部1999.8.25）より。

図4　パラジクロロベンゼン被曝量

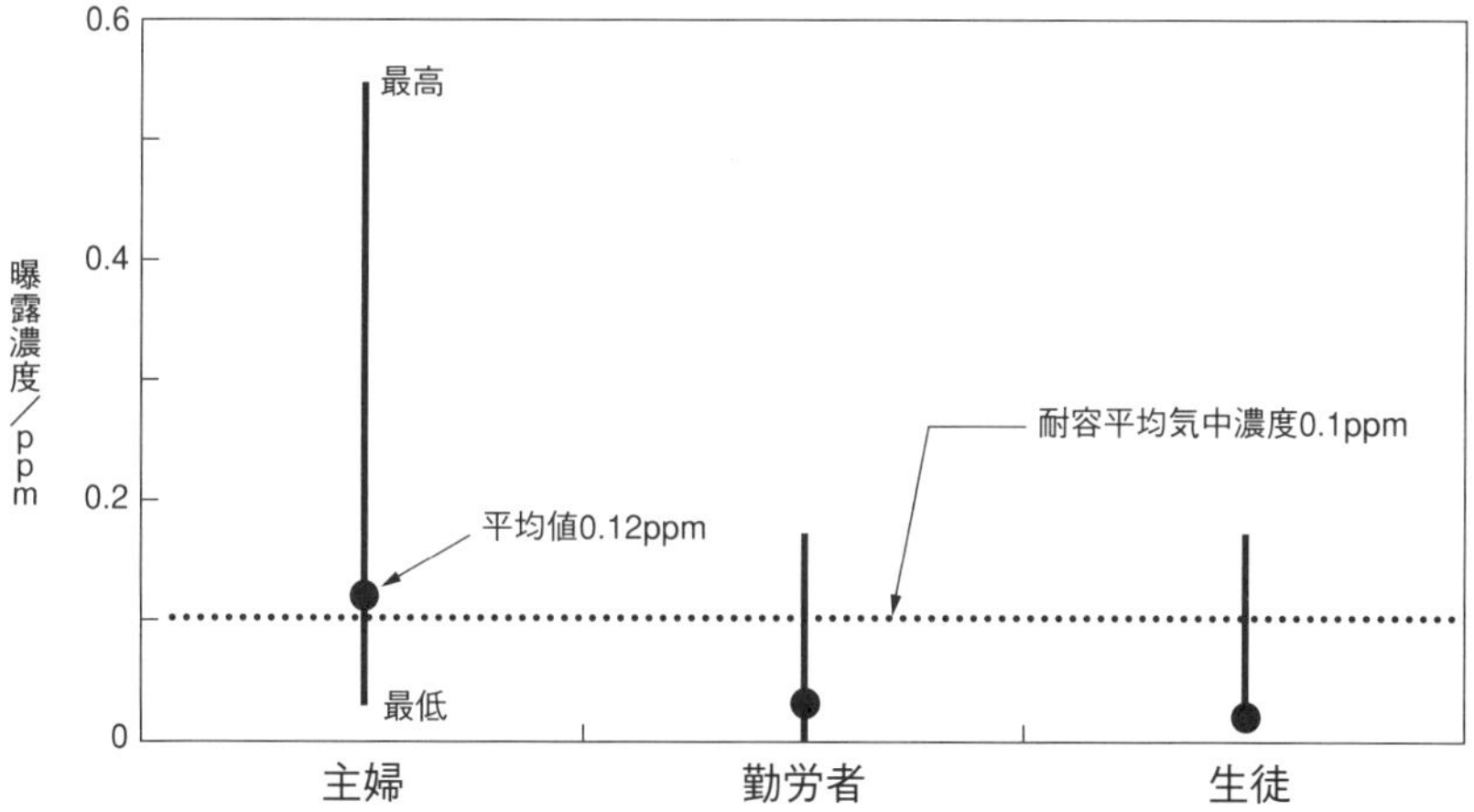

受性が高くなり）、その結果アレルギー症状が強く現れるようになる、という悪循環に陥っているのではないかと思われる。

　北里大の宮田氏らの最近の研究で、極微量の有機リン系殺虫剤〔＊〕や衣類防虫剤〔＊〕を予め投与されたモルモットはスギ花粉アレルギー性結膜炎が強くなることが知られている。もしこのことが人にも当てはまるとすれば、極微量の農薬というのは、農薬散布をした街路樹周辺で薬剤散布後一時間ほど経ってから子どもたちがそこで一〜二時間遊んだ時に呼吸を通して摂取する薬剤の量に相当する。言い換えると、日常取り込むかもしれない程度の農薬によってアレルギー性疾患が増悪する可能性があることを意味する。喘息やアトピーなどのアレルギー性疾患を減らす目的の薬剤使用が、逆にアレルギー疾患を増やす原因を作っている可能性がある。

環境庁発表「環境ホルモン」だけが問題ではない

環境庁が発表したホルモン攪乱物質（環境ホルモン）の疑いのあるリストにあげられている物質の大半が農薬だ。それでも、その中には今日暮らしの中で使われている農薬でホルモン攪乱物質の疑いのある数多くが見落とされている。公共施設や畳で使われるスミチオン、柑橘類や野菜で多用されている殺菌剤チオファネートメチル（トップジンＭ）、街路樹やダニ薫蒸剤に使われるＤＤＶＰ、畳防虫剤バイジッド、輸入柑橘類防腐剤ＴＢＺ、衣類防虫剤パラジクロロベンゼン、街路樹用スミチオンの効き目が低下した時などに使われる殺虫剤ディプテレックスなどは生殖毒性や胎児毒性などが知られており、ホルモン攪乱物質の疑いがある。環境庁が発表した「環境ホルモン」だけが問題ではない。日常的に身のまわりで使われている農薬もホルモン攪乱物質の視点から見直す必要がある。

あなたならどうする

自然には虫もいれば、カビも生える。それが自然というものだ。日常的に虫を皆殺しし、草を枯らし、カビひとつ生えない生活をするのは

有機リン系殺虫剤
スミチオン、ディプテレックス

衣類防虫剤
パラジクロロベンゼン

図５　公共施設の室内空気農薬汚染例

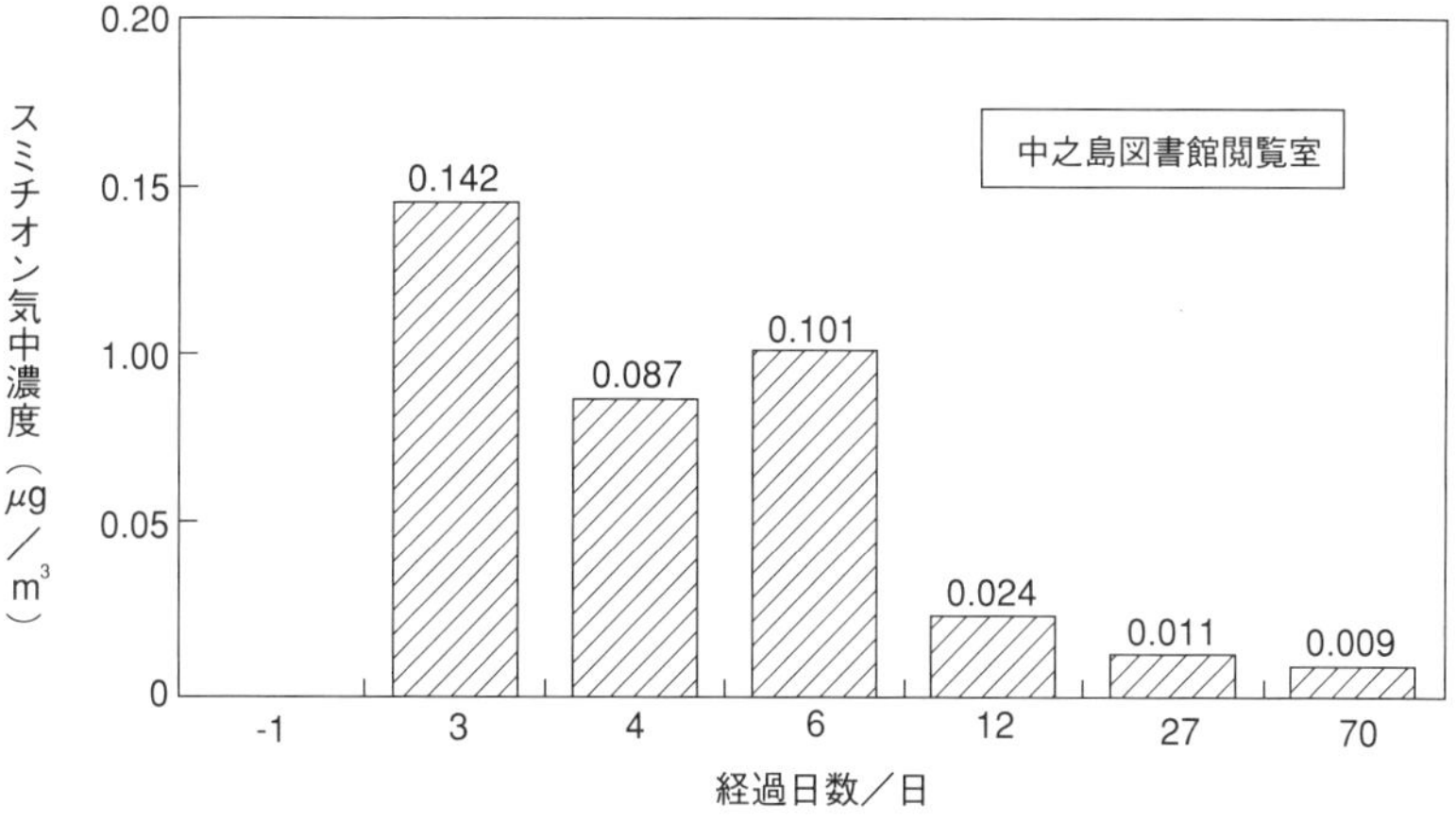

不自然だ。人為的な薬剤を多用する不自然な生活には無理がある。適当に自然に頼った生活をするのが良い。

施設栽培すれば一年中ピーマンができる。しかし、そのために多くの石油エネルギーや図3に示すように多量の農薬を使わなければならない。いちごも同様だ。農産物に農薬が付着しているかどうか外見上は分からない。食べ物からの農薬摂取を減らそうと思えば、時季はずれのものを食べないことが第一だ。旬のものほど無理なくできている。真冬に喜んでいちごを食べるような愚かさは避けたい。

旬のものでも通常の野菜果物では農薬が使われていると思ってよい。散布されれば量の多少はあるが残留する。「環境ホルモン」は超微量でも生体への影響が懸念されている。そう考えれば可能な限り「無・減農薬」栽培農産物を求めるのがよい。座して安全は得られない。「無・減農薬」運動を進める市民グループ（生協、産直グループ）が各地で活躍している。そこでより安全な農産物を求めるなどの行動をするのがいい。

室内でくん煙剤や蚊取器を使えば空気はもち

ろんのこと戸棚に入れた食器・食品なども汚染される。せっかくの無農薬米も汚染される。

異常増殖したゴキブリ退治には空気汚染の恐れのない薬剤（硼酸団子など）を使う。衣類防虫剤や蚊取り線香の有効成分も農薬だ。衣類は先ず虫干しだ。その上に必要ならば残留性のない薬剤（樟脳）や虫が嫌うポプリなどを必要最小限に使う。防虫網を有効に利用して、できるだけ蚊取り線香・蚊取器なども使わないのがよい。

シロアリ防除には薬剤に頼らない方がよい。すでにシロアリ防除剤が散布された家では、そこから簡単に逃げることはできない。換気すれば室内空気の薬剤濃度は著しく低下する。一旦汚染されたところでは、消極的であるが換気に努めることだ。カビ発生防止にも効果的だ。

右記のように個人の工夫によって農薬汚染からある程度逃れたり、防ぐことができる。

しかし、公園や街路樹、公共施設などで農薬散布された場合には、そこに寄りつかないということ以外個人的には対処のしようがない。それでは困る。隣のシロアリ駆除剤が流れ込んでくることもある。電車やバスの車内にも農薬が定期的にまかれる。公共交通機関を拒否することはできない。社会的に生活環境全体から農薬汚染を減らすことが必要だ。公園や街路樹、公共施設などでの農薬散布を考え直すよう行政と話し合うこともよい。農薬などの化学物質による環境汚染を社会的に減らす運動を進めている市民グループ〔＊〕がある。そのようなところの運動を参考にしながら、それぞれ個人の環境、状況に応じた方法で、農薬汚染を減らして欲しいという声を社会に発することが大切だ。

【参考文献】

・植村振作、河村宏、辻万千子、冨田重行、前田静夫著「農薬毒性の事典」、三省堂、一九八八年

・植村振作、反農薬東京グループ編著「床下の毒物――しろあり防除剤」、三省堂、一九九九年

・反農薬東京グループ著『農薬いらずの庭づくり』、反農薬東京グループ刊、二〇〇〇年

環境汚染を社会的に減らす運動を進めている市民グループ

たとえば「反農薬東京グループ」（〒二〇二東京都保谷市東伏2―2―28―B）

Ⅴ　エネルギー

㉑石油とエネルギー

宮嶋信夫

一、はじめに

一九九八年の世界の気温は観測を始めてから最高だった。地球の気温を上昇させる温室効果ガス〔＊〕のほとんどを占める二酸化炭素の濃度も過去最高だった。過去百年間で高い温度を記録した年の一〇年は一九八三年以降に発生している。そのうちの七年はこの十年間に起きた。

こうした事の結果、米国の航空宇宙局のコダード研究所の研究ではグリーンランドの氷河は過去のどの時期よりも早いスピードで海へ流れこんでいる。予測された以上のスピードであるため海面が次の百年で二〇インチ（五〇・八センチメートル）以上上昇するとの予測はさらに早くなるおそれがあるという。温暖化の影響は南極、北極で大きくなるとの予測は実証され、北極海の氷は一九七〇年以来一〇年ごとに三パーセントずつ減少しているともいう。

このような地球の気温の上昇が主として大気のなかの二酸化炭素の濃度が上がることによることは知られている通りである。

石油や石炭、天然ガスなど化石燃料を燃やせば二酸化炭素の発生は避けられない。人間が工業化を進め、交通手段や家庭での生活が便利になればなるほど、化石燃料を中心としたエネルギーの消費は増加し二酸化炭素の発生量は増えていく。それが地球の気温を引き上げていき地球全体の気象を変えて海面の上昇、降雨量の変化、台風の大型化など異常気象の発生につながっていくことが分かってきた。あと百年後には地球の気温は現在よりも二度上がる可能性が極めて高いことも国連と世界気象機関が作った気候変動に関する政府間パネルの調査で明らかに

温室効果ガス
太陽からの熱によって地球は温められ、地表からその一部を赤外線として放射する。大気中での赤外線を吸収する気体が増加するとその分だけ余計に地球表面は暖かくなる。そのような気体を温室効果ガスという。二酸化炭素、メタン、亜酸化窒素、フロンなど六種類の気体。

なった。

　そのような事態が訪れた場合、人類が被る被害ははかり知れない。今のうちに対策を取らないと未来の世代に現在生きている世代が被害を与えることになる。それを食い止めるために世界は力を合わせようということに合意し、温室効果ガス削減を取り決めたのが、一九九七年十二月京都で開かれた気候変動枠組み条約の第三回締約国会議（通称京都会議）であった。そこでは予定の会期を延長し、やっと合意したのが二〇〇八年―二〇一二年の温室効果ガスの排出量を一九九〇年に比べて先進国全体で五パーセント、EU八パーセント、アメリカ七パーセント、日本は六パーセント削減することであった。それでも温室効果ガスの濃度を減らすことにはならず、現在の濃度の水準にとどめるにはさらに削減する必要があるというのが世界各国の共通認識となっている。

　二一世紀に向けて世界が一致して努力すべきエネルギー問題はどのようにして二酸化炭素の排出量を減らすか、そのために二酸化炭素排出量の少ないエネルギーに転換するか、または化石燃料の消費量を減らすか、という問題になっている。石油危機〔＊〕を体験した一九八〇年代までは石油の供給をいかに安定化させるか、石油に代わるエネルギーを開発するかというのが各国政府の共通課題であった。

　ところが二一世紀はそれどころか地球と人類の未来のために石油など化石燃料の消費量をどのように減らしていくかが差し迫った問題として登場している。

二、温室効果ガスの濃度上昇の原因は何か

　ところで温室効果ガスの濃度が現在のように高くなったのは、人間が生活の向上を求めて工業生産力を高めてきた産業革命以来の努力の結果である。だから現代に生きる人全体が、責任を負う必要があるという議論が広がっている。筆者はこれに疑問がある。なぜならば温室効果ガスの濃度が高くなってきたのは、産業革命以来のことではなく、ついこの五〇年間のことにすぎない。そしてその原因は、現在のクルマ社会に象徴されるように、耐久消費財があまりにも多く普及し、むだに使い、そして服飾品などのようにファッション化して短期間に使い捨て

石油危機
　一九七三年に発生した第一次石油危機、一九八〇年に発生した第二次石油危機を指す。ともに中東産油国の供給制限政策により発生し、石油価格の急激な上昇と供給不安をもたらし、先進国がいかに石油供給の不安定な上にあるか知らされた。

図1　世界のエネルギー消費の長期推移

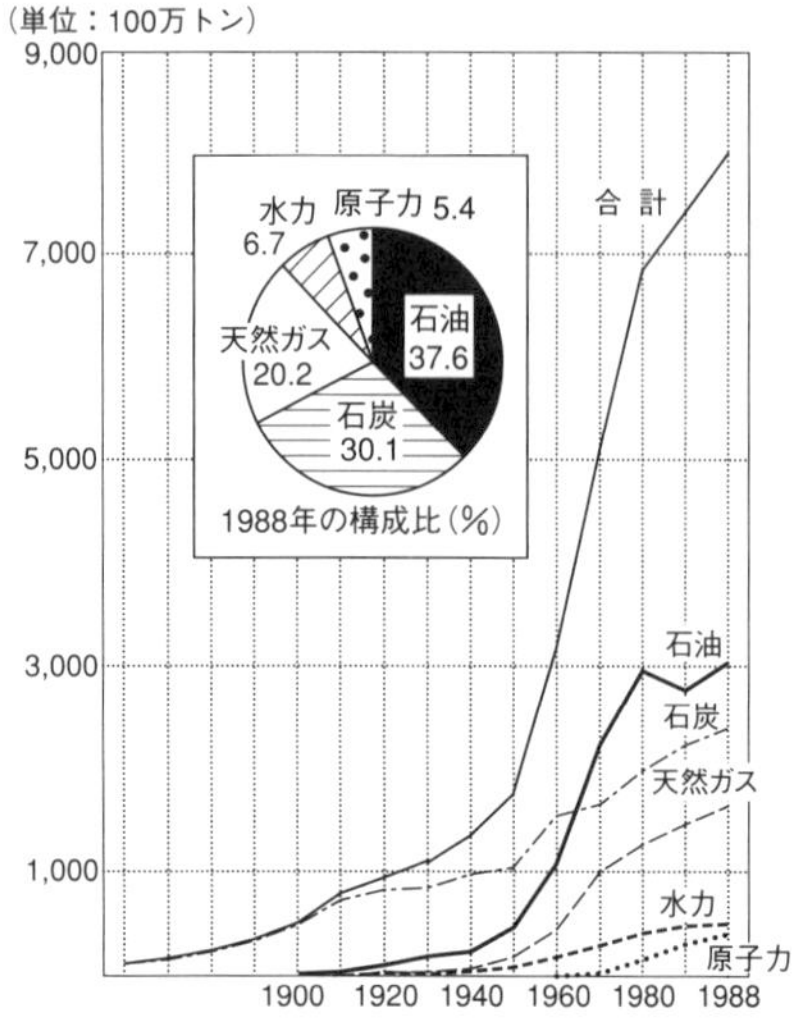

る、生産と消費のあり方にある。

一方では輸送手段としてエネルギー効率が高く、環境にも好ましく、自動車のように事故の頻発で年間数十万の人が死亡したりけがしたりすることもない鉄道を廃止、縮小してきたのも現在の経済システムである。家庭電気器具など他の耐久消費財のあり方についても同じだ。そうした耐久消費財を中心とした大量生産、大量消費、そしてそれをうながすための大量廃棄というシステムがエネルギーの大量消費を生み出しているのである。

その証拠として産業革命以来のエネルギー消費の伸び率を見ればよく分かる。産業革命以来のどの時期も一〇年間の伸び率は一・二倍からせいぜい一・五倍程度であった。ところが戦後の一九五〇年代、六〇年代の一〇年間には一・八倍という最高の伸び率を示している。その主な要因は家庭電気、自動車などの耐久消費財の大量生産に示される歴史上例を見ないほどの経済成長にあった。

さらにそれを助長したのは石油価格の値下がり［＊］であった。日本の原油の輸入価格は戦後の一九五〇年前後にはキロリットル当たり八〇〇〇円前後であった。ところが消費量が急増した一九六〇年代の後半にはおなじく四〇〇〇円程度にまで値下がりした。この期間には、インフレの進行が著しく他の資材はすべて一〇倍以上に値上がりした。だから石油の実質価格は二〇分の一程度にまで値下がりしたことになる。こうした石油の実質的な値下がりが日本などの石炭産業を破綻させ、産油国の価格引上げ攻勢を引き起こした。そのことは世界のエネルギーの中で一位であった石炭を石油が駆逐し、エネルギー全体の消費量が急増したことを示す

石油価格の値下がり

第二次大戦後中近東で大規模油田の開発が相次いだが、原油コストはそれ以前の主産地、アメリカ産の原油価格よりはるかに安く、石油製品の価格低下や石炭から石油への転換の要因となった。

表1　1990年度から1997年度までの二酸化炭素排出量推移（電力配分後）（単位百万トン）

総排出量

年度	1990	1991	1992	1993	1994	1995	1996	1997
排出量	1124.5	1147.8	1162.3	1143.8	1213.9	1219.4	1235.6	1230.8
排出量伸び（1990年度比）	1.00000	1.2073	1.03359	1.01717	1.07951	1.08438	1.09876	1.09453

部門別排出量

年度	1990	1991	1992	1993	1994	1995	1996	1997
エネルギー転換	77.4	78.5	79.6	79.0	82.9	82.8	81.6	83.5
産業	490.3	487.2	476.5	470.4	488.8	490.3	496.8	493.3
民生（家庭）	138.1	139.9	147.6	148.0	155.2	160.1	158.9	155.4
民生（業務）	124.5	132.0	136.9	129.4	143.5	143.3	142.8	142.5
運輸	212.4	222.1	227.3	229.0	240.4	247.0	253.3	257.7
工業プロセス	58.8	60.4	61.0	60.3	61.3	61.2	61.1	59.5
廃棄物	12.8	14.7	16.1	19.1	19.3	19.8	21.0	20.7
その他	10.2	13.1	17.3	8.7	22.5	15.0	19.9	18.1
エネルギー転換	6.9	6.8	6.8	6.9	6.8	6.8	6.6	6.8
産業	43.6	42.4	41.0	41.1	40.3	40.2	40.2	40.1
民生（家庭）	12.3	12.2	12.7	12.9	12.8	13.1	12.9	12.6
民生（業務）	11.1	11.5	11.8	11.3	11.8	11.7	11.6	11.6
運輸	18.9	19.3	19.6	20.0	19.8	20.3	20.5	20.9
工業プロセス	5.2	5.3	5.2	5.3	5.0	5.0	4.9	4.8
廃棄物	1.1	1.3	1.4	1.7	1.6	1.6	1.7	1.7
その他	0.9	1.1	1.5	0.8	1.9	1.2	1.6	1.5
合計（確認）	100.000	100.000	100.000	100.000	100.001	100.000	100.000	100.000

部門別（1990年比の伸び）

年度	1990	1991	1992	1993	1994	1995	1996	1997
エネルギー転換	100.00	101.34	102.79	101.96	106.98	106.88	105.33	107.86
産業	100.00	99.36	97.17	95.94	99.69	99.98	101.32	100.62
民生（家庭）	100.00	101.29	106.86	107.12	112.38	115.88	115.08	112.52
民生（業務）	100.00	106.04	109.98	103.94	115.31	115.07	114.72	114.48
運輸	100.00	104.57	107.05	107.83	113.20	116.32	119.37	121.36
工業プロセス	100.00	102.70	103.75	102.62	104.27	104.15	103.88	101.20
廃棄物	100.00	115.09	126.05	149.29	151.46	155.25	164.18	161.71
その他	100.00	128.50	169.37	85.25	220.00	146.71	195.09	177.62

次の図で示される（図1）。

同じことは大気中のCO_2の濃度の動きにも示されている。産業革命以前から一八六〇年ごろまでの大気中のCO_2の濃度はほとんど横ばいで二八〇ｐｐｍ（ｐｐｍは一〇〇万分の一）程度であった。それが一〇〇年後の一九六〇年には三一五ｐｐｍに増えたがその三〇年後の一九九〇年には三五五ｐｐｍ、九六年には三六〇ｐｐｍにまで増えた。最近の三六年間でそれ以前の一〇〇年間の一・五倍にまで濃度が上昇したが、今なお加速度的に濃度は増している。

このような現実を前にして一九九二年ブラジルで地球サミット〔＊〕が開催され、世界の国のほとんどの首脳が出席したが、その際に採択された気候変動枠組み条約では西暦二〇〇〇年の世界の先進国のCO_2排出量を一九九〇年の水準で安定化することを約束した。それは現代に生きる人間の将来の世代に対する責務であると謳い各国は実行を約束した。

ところがその後、世界各国政府代表と気象専門家で構成する「気候変動に関する政府間パネル」が研究調査を進めた結果、CO_2の排出量を横ばいにするだけでは地球気温の上昇を防ぐには極めて不十分だということになり、京都会議の排出削減決議へと対策は厳しくなっていく。

ところで現実のCO_2の排出量は果してブラジルでの合意通り横ばいで推移しているか。日本の現実を次に見てみよう。九五年の実績は目標とは違ってすでに九〇年を八パーセント上回った。なかでも増加率が高いのが運輸部門で五年間の増加率は一六パーセントに達している。それが乗用車の燃料増加によることはいうまでもない（表1、図2）。

次に増加率の高いのが家庭用エネルギーで、家屋形式の変化にともなう空調施設のエネルギー消費増加による。しかしエネルギー問題の核心が何かを典型的に示すのは自動車交通問題である。

地球温暖化問題が発生する以前から石油危機後の省エネルギーブームのなかで自動車業界と政府が強調していたのは自動車一台当たりの燃料消費量の削減であった。自動車メーカーは燃費の向上を競ってそれをセールスポイントにした時期もあったし、政府は省エネルギー政策の柱の一つにしていた。

地球サミット
国連決議により一九九二年ブラジルのリオデジャネイロで開催された。公式名称は国連環境開発会議で、世界各国の首脳約一五〇名が出席して地球環境問題を討議し、気候変動枠組み条約、リオ宣言、行動計画としてのアジェンダ21などを決めた。

三、日本の現実の意味するもの

ところが現実に政府と自動車業界が実行したことはそれに逆行していた。日本の乗用車はもともと圧倒的に小型車の比率が高かった。ところが近年の傾向は、小型車が減少してきて燃料消費量の多い普通車の比率が急激に増加してきたことである。その原因は、小型車を優遇して普通車に対する税率を割高にしていた自動車税を政府が改め、小型車と普通車を同率にしたことにある〔＊〕。この結果、普通車の購入価格は大幅に割安になり、小型車は事実上割高になったのである。

図2　部門別エネルギー消費量の推移

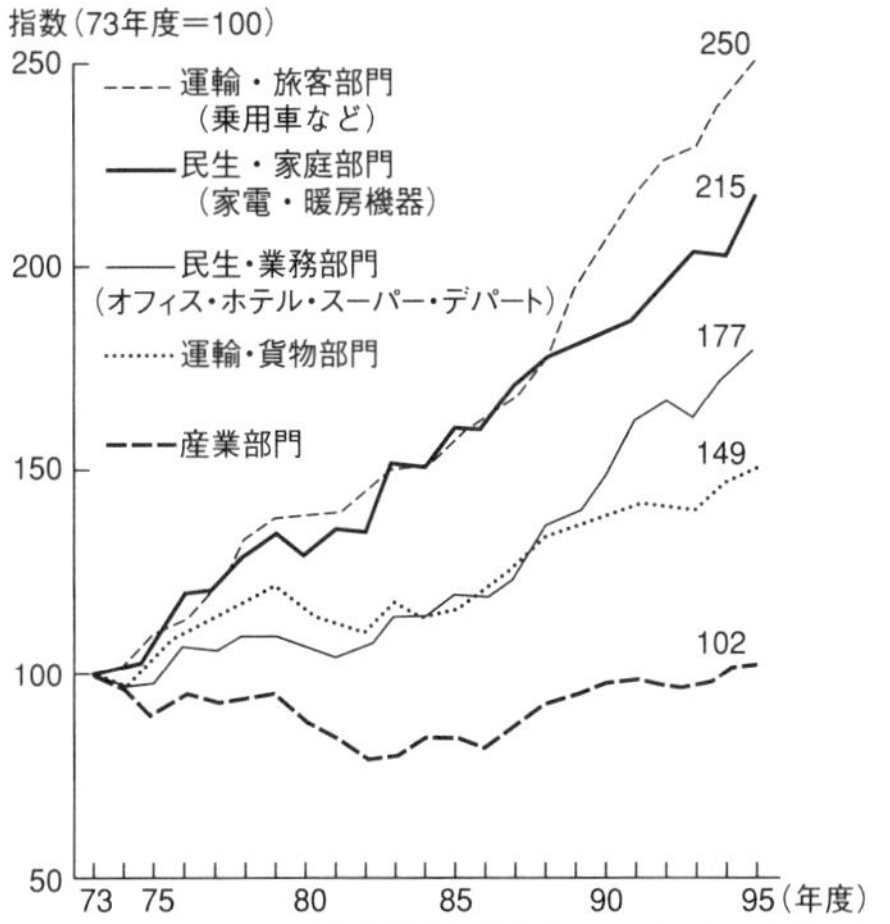

（政府広報「総合エネルギー計画」）

それは省エネルギーと自動車による大気汚染防止を政府が叫び、世界的には地球温暖化防止が論じられていた一九八九年のことであった。それまでの物品税では普通車二三パーセント、小型車一八パーセントであった税率を、消費税導入のさい税制調査会が格差の維持を提言していたのを無視して普通車、小型車ともに同じ三パーセントの税率としたことである。

この結果、普通車の売れ行きは急増した半面、小型車の販売台数は減少した。そして一九八八年には乗用車保有台数のうち、普通車は九九万台、小型車と普通車の比率は九七パーセント対三パーセントであったのが、九七年には普通車の保有台数は一〇九八万台、小型車と普通車との比率は七三パーセント対二七パーセントに変わり一台当たりの燃料消費量は大幅に増加した。北欧諸国の一部やシンガポールでは小型車に比べて普通車の購入税率を大幅に高くしているのと対照的な方向転換であった。

消費税導入と自動車減税
消費税の導入を決めた政府の税制調査会は自動車への物品税率は消費税へ変えても税率は維持すべきであると答申したが、自動車業界は自動車議員連盟を中心として自民党に働きかけ、消費税と同率にした。

さらに自動車業界も省エネに逆行する新戦略を打ち出した。自動車エンジン単体を技術的に改善することにより、排気ガスを減らし環境に優しいクルマ造りを進めるという業界の公約にも反するものであった。

それは乗用車販売の重点を従来のセダンからRV車〔*〕に移すというものであった。そして乗用車を利用する生活イメージを、中産階層的安定感からスポーツと自然に親しむ生活感覚へと変化させることにより、新たな乗用車の需要を作り出すことを狙っていた。そのため自動車業界は野球選手をキャラクターに選び、広告宣伝費を大幅に増やして、消費者の購買力を刺激してRV車の販売拡大に全力を挙げた。

九六年の自動車業界の広告宣伝費は前年比一五パーセント増加して七八〇〇億円にも達したのである。この結果、RV車の販売台数は大きく増加した。一九九一年のRV車の国産乗用車販売台数に占める割合は一五パーセントであったが、九八年の同じ割合は五一パーセントに達したのである。

RV車は砂漠を走れるほどの四輪駆動の機能や乗車人員の増加などにより、セダンより遥かに強力な馬力のエンジンを装備し排気量も多い。

一九八五年の保有台数のうち排気量一六〇〇cc以下の乗用車は、全乗用車の五一パーセントであった。そして二四〇〇cc以上の車は〇・五パーセントに過ぎなかった。ところが九五年には一六〇〇cc以下の比率は三七パーセントに下がり、二四〇〇cc以上の比率は一一パーセントへと大きく増加した。なかでも増加率が高かったのは二九〇一cc—三〇〇〇ccの乗用車で同時期の増加率は二〇五倍であった。

この結果、自動車一台が消費する平均燃料消費量は当然増加した。一九八〇年代末には乗用車が一人を一キロ運ぶのに消費するエネルギーは、五五〇キロカロリー程度まで減少したが、九三年度に六四三キロカロリーまで増加した。単体当たりの燃料消費量は当然高くなり、自動車単体の燃費改善によりCO_2の排出量を削減するといってきた、政府と自動車業界は単体当たりのCO_2排出量も増大させた。

もう一つ日本の自動車交通からCO_2の排出を増加させる要因は、高速道路を中心とした道路建設の推進である。交通渋滞を解消するため、

RV車
レクリエイショナル・ヴィークルの略。ステーションワゴン、ワンボックスワゴン、オフロード4WD、セミキャブワゴンなどがある。それらのなかでもはやり、すたりが激しいが、乗用車の中でのRV車の販売比率は増加した。

スムースに走行できる道作りで窒素酸化物や二酸化炭素の排出量を減らすため、などと理由付けをしては自動車道路計画を次から次に拡大して道路建設に巨費を投じてきた。日本の道路建設投資額は世界一、それもずば抜けた多額でドイツのほぼ五倍、イギリスの一〇倍にのぼる（表2）。政府がこれほどの道路建設に力を注ぐ理由として、欧米諸国に比べて、高速道路建設が国土面積に比べて遅れていることを挙げるが、これには疑問がある。首都高速、阪神高速などの都市高速道路、一般有料道路、それに有料を無料に開放した自動車道など自動車専用道路は計三八六九キロ（一九九三年度末）あるが、これを除いているからだ。これらの道路延長を含めれば世界でも屈指の自動車道路整備国になる。

表2　主要国年間道路投資額（94年）

国名	合計（18）
［ヨーロッパ］	
オーストリア	1,779.1
デンマーク	1,217.4
フランス	
ドイツ	22,195.2
イギリス	9,625.8
'91イタリア	19,957.8
オランダ	1,370.3
'93スウェーデン	2,121.5
スイス	4,173.8
'92カナダ	6,421.1
'93アメリカ合衆国	79,589.3
'93日本	107,328.0
'93韓国	7,323.5

単位：億円。「世界の道路統計」および「建設省統計」より

　それにも増して考えなければならないのは、地球温暖化を防がなければならない現代、このような自動車交通量の増加をうながす道路造りを続けることが許されるだろうか、という点である。

四、欧米で進む新しい交通政策

　それに対する回答は、いくつかの欧米の自治体や政府における政策として表明されている。EUや日本政府が加盟しているOECDでも、自動車交通優先政策を批判した「気候変動と自動車」など、交通体系のあり方を鉄道を中心とした公共交通とする環境優先のものに転換することが検討され、一部は実施されている。アメリカで数年前、交通政策関係者により「環境は交通の優先順位を変える」というテーマでシンポジウムが行なわれたが、それが実行されているのだ。

　筆者はここ一、二年の間にそれを実施してい

るオランダ、ドイツなどを訪ね、政府やEU本部の環境担当官と討論する機会をえたが、すでにEU全体の合意された認識となっている。実施していく上ではさまざまな抵抗があって、一進一退を繰り返しながら徐々に進んでいるのが実情だ。自動車交通の発祥地、アメリカでも同じだ。

九九年夏、筆者が滞在中のサンフランシスコ、ロスアンゼルスでは都心部では地下鉄、郊外では路面電車となる電車網を精力的に建設中である。大気汚染の悪化がひどいロスアンゼルスでは、九九年夏都心部からの地下鉄を住宅地ハリウッドまで完成させたし、ハリウッド周辺には二五セントで乗れる小型バス・ダッシュ〔＊〕という循環バスをひんぱんに走らせて、乗用車利用をバスと地下鉄利用に転換するよう進めている。都心部でも同じだ。主な道路のなかでは乗用車の進入を禁止しているところもある。その代わりにバスの専用道路としていて、利用者の多い路線では二五セントで利用できるダッシュを走らせて乗用車よりも早く便利に通行できるよう努めている。

欧米の主要都市では都市交通の転換が確実に進んでいるし、長距離道路でも同じだ。自動車交通を主体とした交通体系は行き詰まったことが証明されたのだ。

そうしたなかで地球温暖化問題に対する対策が切迫した課題として登場したため、「環境は交通の優先順位を変える」との考え方が定着するのは必然的な成り行きである。

五　世界に逆行する日本の道路・交通政策

ところが日本では事情が一変する。全国の各都市でも渋滞解消のためという名目で道路建設計画は目白押しだし、欧米では定着している道路容量に合わせて自動車交通をどうして削減するかを狙った「交通需要管理」〔＊〕という政策もない。結果として排気ガスによる窒素酸化物や浮遊粒子状物質による大気汚染は、大都市で悪化するだけでなく、全国に広がっている。

先に触れた自動車交通を助長する動きが強まった結果、燃料消費量は増加し続けており、一九九七年の自動車燃料の消費量は九〇年に比べて二〇パーセントも増加したのである。二〇一〇年前後の消費量はさらに増加して気候変動枠

小型バス・ダッシュ　ロスアンゼルスでは、公営バス・メトロが通常の路線バス（乗車券一ドル三五セント乗換券付き）に加えて利用客のとくに多い路線については、さらに割安の料金（乗車券二五セント）でダッシュという名称の小型バスを走らせて利用者の利便をはかっている。

交通需要管理　トランスポーテイション・デマンド・マネージメント（TDM）の日本語訳。自動車交通の需要の増加に合わせて道路を拡充するという考え方を改めて、道路の容量に合わせて自動車交通の需要をコントロールしようという考え方。

組み条約の京都会議決定を実行する見通しはほとんど不可能となっている。

　そうした中で政府は、日本の「環境と交通政策の優先順位」はどうなっているかを示唆する新政策を打ち出した。京都会議で温室効果ガスの排出の六パーセント削減を約束してから一カ月後の九八年一月のことである。九八年度にはじまる第一二次道路整備五カ年計画の決定がそれである。その柱となっているのは日本縦断の東名、阪神から中国を経て九州にいたる現在の高速道路体系に加えてもう一本の道路体系を造ろうというものである。それを「新交通軸の形成」と名付けているように、東京湾口の横断橋から始まり、愛知と三重を結ぶ伊勢湾口の横断橋、和歌山と淡路島間橋、四国と九州を結ぶ豊後水道に橋を架けて高速道路でそれらをつなごうという。日本始まって以来の国土改造計画ともいえる日本列島縦断の巨大高速道路建設計画である（図3）。

図3　6つの海峡横断道路構想

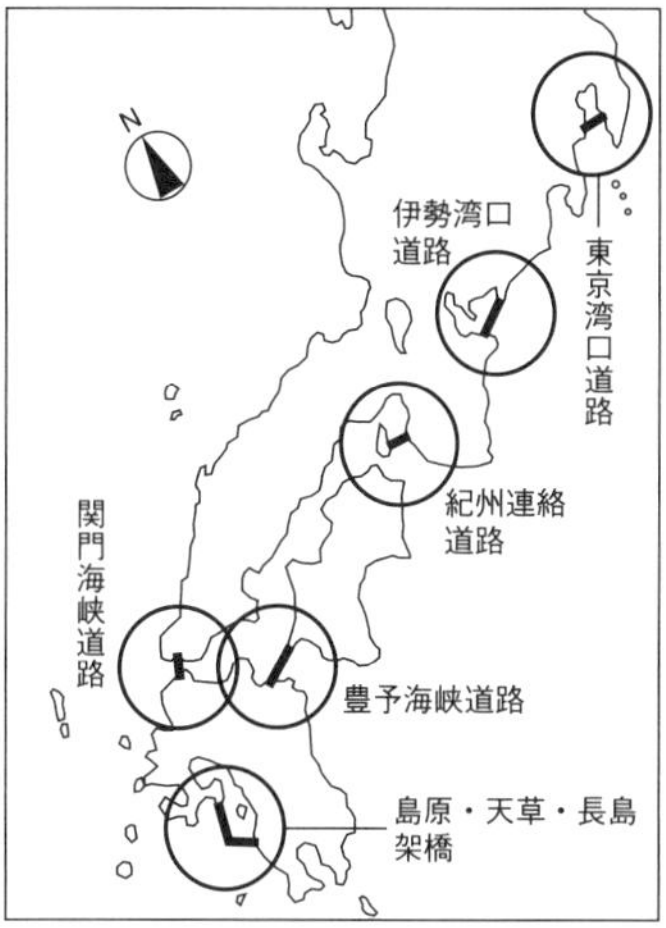

　これまでの本州四国横断道路や東京湾横断道路建設がすべて計画予算を大幅に上回り、国鉄を民営分割した時以上の巨額の赤字を道路公団は溜めている。しかし景気の振興に役立つからといっては、道路建設計画が経済性を無視して実行されてきた過去の実績からみて、政府はこの計画を部分的なところから実施していくだろう。

　だがまず、この計画案を作り、閣議決定したこと自体が京都会議の決議を順守するとの方針と矛盾する。九七年に建設省が作っていたこの計画素案は、京都会議とそこでいっそう明らかになった地球の気温上昇という現実に照らして、廃棄するのが政府として当然の措置だろう。もともとこれ以外に一万四〇〇〇キロの高速道路網を日本全土にはりめぐらそうという第四次全国総合開発計画〔＊〕が実施され第二東名、

第四次全国総合開発計画
　政府は一〇年単位の期間で国土開発計画を閣議決定し国土利用計画を策定してきた。一九八七年に決定した四全総は全国一日交流圏の構築というとおり、高速道路建設を軸とした国土開発計画を決めた。

名神高速道路計画が進行中である。これに加えての「新交通軸の形成計画」であるから、それらの事業が進んでいけば、日本のこれからの二酸化炭素の増加は計り知れないだろう。

国際会議で何を発言し、何が決まろうとも日本では欧米諸国とは違って「環境が交通の優先順位を決める」のではなく「交通が環境に優先する」し環境悪化の防止は口先だけであることを示すものである。

六、日本の政策決定の諸要因

ではなぜこのような地球環境を無視した政策が日本では進められていくのか、その問題に入ろう。これは何も道路建設計画や交通政策に限ったことではない。エネルギー政策のなかで国の財政支出がもっとも大きく、政府が決定的な役割を果している原子力政策と関連させてみるとよく分かる。石油危機を体験して後の一九八〇年当時、政府は中東の政治的不安により石油供給が不安定となる。さらに石油資源は確認埋蔵量〔*〕が三〇年程度の生産分あるだけで早ければ一九八〇年代、遅くとも九〇年代には石油は増産限界が訪れる可能性が高いと明言した(『わが国エネルギー問題の長期展望』資源エネルギー庁編)。そして代替エネルギーとしてもっとも期待できる原子力発電の建設を急がなければ、国民経済は危機にひんし、国民生活の悪化は不可避となる可能性があると警告した。

ところが九〇年代を終えようとしている今、増産限界どころか供給過剰気味で、石油の確認埋蔵量は当時より増え、可採年数は四五年余(九四年現在)となっている。こうした事実を二〇年余り体験してきたのに、石油供給危機の訪れが警告され、エネルギー資源を持たない日本は原子力発電を軸としたベストミックスのエネルギー供給政策〔*〕を取る必要があると政府はいう。

ところが交通政策では石油の供給不安への警戒意識はこれまでもなかった。もし石油の供給不安による国民経済の混乱や石油枯渇のおそれがあるとの見通しであれば、石油の消費効率が高い鉄道中心の交通体系に日本は転換していかなければならなかったはずである。

エネルギー政策の柱・原子力政策と道路建設計画とのあいだでは前提となる基本認識が矛盾

確認埋蔵量
炭化水素の埋蔵量のうち採取可能な量を最も高い精度で算出した埋蔵量を言う。埋蔵量を示す用語としては確認、推定、予測の三分類がある。

ベストミックスのエネルギー供給政策
エネルギーの種類として石油、石炭、天然ガス、原子力発電などがあるが、供給の安定性、低コストであること、環境汚染防止などを考慮してそれぞれの供給比率のもっとも好ましい組み合わせ方を追求する政策。

している。

なぜそうなるのか。それは道路建設政策を造るときにはまず、できるだけ多く道路を造ろうという欲求があり、原子力政策については原子力発電をいかに多く作るかという欲求があり、それが具体化を進める原動力となっているからだ。その根元には道路造り、あるいは原子力発電推進で利益をえる業界、つながる政治家、官

表3　運輸政策審議委員（1998年現在）

会長	豊田章一郎	（社）経済団体連合会会長
会長代理	岡田清	成城大学教授
委員	青山佳世	フリーアナウンサー
〃	新巻禎一	京都府知事
〃	家田仁	東京大学教授
〃	池村良一	全日本交通運輸産業労働組合協議会議長
〃	石田瑞穂	科学技術庁防科研地圏地球科学技術研究部長
〃	稲村肇	東北大学教授
〃	圓川隆夫	東京工業大学教授
〃	大野木克信	（株）日本長期信用銀行代表取締役頭取
〃	岡野行秀	創価大学教授
〃	奥野禮子	ザ・アール（株）代表取締役社長
〃	金本良嗣	東京大学教授
〃	川上哲郎	（社）関西経済団体連合会会長
〃	岸ユキ	女優
〃	草柳文恵	テレビ・ラジオキャスター
〃	國廣道彦	（社）経済同友会代表幹事特別顧問
〃	黒川和美	法政大学教授
〃	島田京子	日産自動車（株）広報部主管
〃	杉山武彦	一橋大学教授
〃	杉山雅洋	早稲田大学教授
〃	瀧田あゆち	（財）日航財団常務理事
〃	田付茉莉子	恵泉女学園教授
〃	谷川久	成蹊大学教授
〃	津田正	（財）地域総合整備財団理事長
〃	永光洋一	帝都高速道路交通営団顧問
〃	中村啓三	毎日新聞社論説委員
〃	南条俊二	読売新聞社論説委員
〃	西尾武喜	名古屋市長
〃	西村正雄	（株）日本興行銀行代表取締役頭取
〃	林良嗣	名古屋大学教授
〃	福井康子	（株）都市経済研究所主任研究員
〃	藤井弥太郎	慶應義塾大学教授
〃	眞木滋夫	全日本交通運輸産業労働組合協議会議長代行
〃	松尾正洋	日本放送協会解説委員
〃	松田寿子	中央大学経済学部教授
〃	宮本忠	（社）協同通信社論説委員
〃	村本理恵子	専修大学助教授
〃	森地茂	東京大学教授
〃	柳島佑吉	産業経済新聞社論説副委員長
〃	山本長	空港施設（株）代表取締役社長
〃	吉村真事	（社）日本海上起重技術協会会長
〃	渡邊修自	三菱重工業（株）顧問
〃	和田正江	主婦連合会副会長

僚層という構造がある。前に触れた自動車業界と政府の行動もその一つだ。

そのことを示す具体的事実は数多くあるが、その例のもう一つとしてここでは運輸大臣の諮問機関として日本の交通運輸政策の立案にあたる、運輸審議会委員の名簿〔＊〕を挙げておこう。トヨタ自動車社長が委員長で関西経済連、経済同友会、道路建設、自動車と関係の深い銀行、それらの広告費に依存度の高いマスコミ関係者が多数であとは政府、財界と対立する見解をもたない大学関係者などで環境専門家や環境運動関係者はほとんど見当たらない（表2）。

日本の業界に影響を与える政策の立案と決定に際しては、経団連を中心とした各業界の利害が強く反映する仕組みが作り上げられている。それが政策の方向を左右する力を発揮するのである。それは経済界の利害に沿って石油、エネルギーの大量消費をうながすものとなる。石油、エネルギーの消費動向はそうした政策の結果と経済活動の現実を反映するにとどまり、温暖化防止のため具体的効果を示すほどの政策の決定に日本はほど遠いところにある。

【参考文献】
・宮嶋信夫著『大量浪費社会』、技術と人間、一九九〇年
・桂木健次、藤田暁男、山田國広編著『環境と人間の経済学』、ミネルヴァ書房、一九九六年

運輸政策審議委員
運輸政策に関する運輸大臣の諮問機関・運輸政策審議会の委員。日本の運輸政策の主な事項についてはすべて運輸大臣は運輸政策審議会に諮問し、それに応えて同審議会は大臣に答申する。

㉒ 石炭火力発電

湯浅一郎

石炭火力発電所（石炭火電）はボイラーで石炭を燃やして高圧の蒸気をつくり、その力でタービンを回し電気を作る設備である。タービンを回した蒸気は復水器で冷却され、水に戻り、再びボイラーに給水される。この冷却用水は日本では海水が使われ、俗に温排水と呼ばれる。石炭火電による環境汚染としては、燃焼に伴い様々な毒物が大気中に放出されて発生する大気汚染、燃焼後に残る石炭灰の処分、さらに温排水による海洋汚染などがあげられる。その中で最大の問題は大気汚染被害である。

一、公害のデパート　汚染毒物と排出量

石炭の成分は約六〇パーセントが炭素分、一五から二〇パーセントが灰分であるが、その他に硫黄、窒素、さらに種々の微量元素が含まれる。従って石炭を微粉炭にして燃焼すると、図1の二列目のように二酸化炭素（CO_2）、硫黄酸化物（SO_x）、窒素酸化物（NO_x）、煤塵《ばいじん》、さらに微量の重金属、多環芳香族炭化水素〔＊〕、放射性物質、ハロゲン、エチレンなどが排出される。これらの物質は、それぞれどんな性質を持ち、どのくらい排出されるのか。各地点の最低規模である一〇〇万キロワット（kW）石炭火電を想定して以下、物質ごとに見ていく。

二、規制対象となっている物質

一〇〇万キロワット石炭火電では表1のように最大負荷時、一時間に〇度、一気圧の標準状態に換算して三一〇―三五〇万立方メートルのガスが排出される。かりに排ガス温度が九〇度なら約三〇パーセントは膨張しているので、一

多環芳香族炭化水素
ベンゼン環を複数持つ化合物を芳香族化合物といい、その中で、炭素と水素のみからなるものを言う。発見当初の化合物に芳香があったため、この名が残っている。

277　㉑　石油とエネルギー

図1　石炭火電から出る物質と大気中での変化・移動

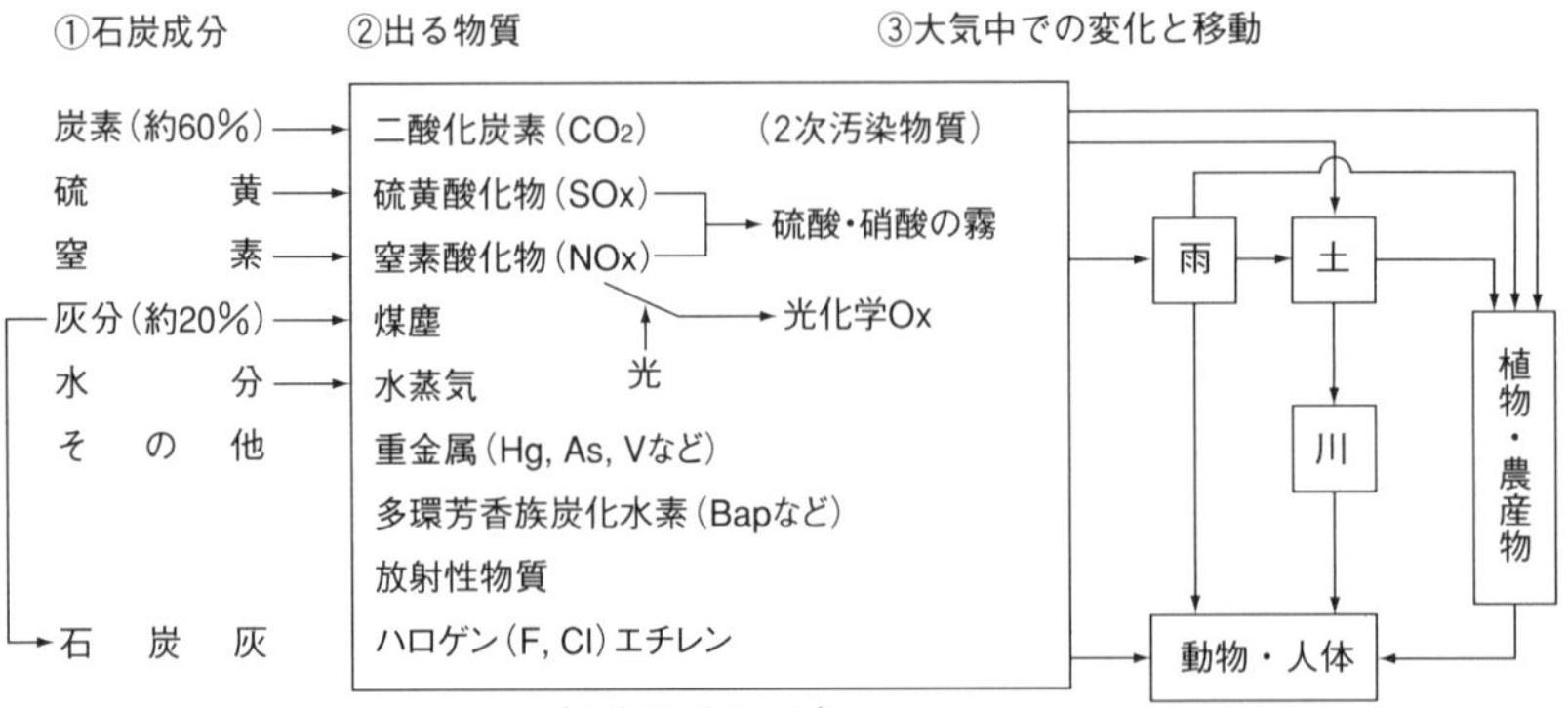

〔公害のデパート〕

日で七四〇〇から八四〇〇万立方メートルもの量になる。これは半径約二六〇から二七〇メートルの気球を充満させるほどのガス量である。こうした莫大な排ガスが直径六メートルほどの高煙突から出ている。

大気汚染で典型的な物質は、SO_x、NO_x、煤塵で、大気汚染防止法上「煤煙」とされ、環境保全協定で規制対象となるのは、この三つだけである。

SO_xは、石炭中の硫黄が酸化してできるが、その大部分は二酸化硫黄（SO_2）である。SO_2は目に見えない気体で刺激臭があり、水に溶けやすい。空気中で水と反応して硫酸の霧を生じ、酸性雨の原因となる。呼吸に伴って粘膜や繊毛を痛め、風邪をひきやすくし、悪化すると慢性気管支炎、気管支喘息、肺気腫をも起こす有毒な物質である。

NO_xは、石炭中に一～二パーセントある窒素が燃えてできるが、燃焼温度が高いと空気中の窒素が酸化して大量に発生する。SO_2と比べ水には溶けにくいが空気中で無水硝酸となって、SO_2と同様に酸性雨の原因となる。

また炭化水素と共存して光エネルギーがあた

表1　100万kW石炭火電から排出されるSOx、NOx、煤塵

		単位	石炭火電（未）	松島火電	竹原火電3号	苓北火電	石油火電（未）	下松火電
燃料性状	発熱量	Kcal／kg	6,200			6,200	10,000	
	硫黄含有率	%	0.3～1.6	0.4～3.0	1.2	1.8	0.14（原油）	0.25
	窒素含有率	%	1.2～1.8		1.8	1.2	0.05～0.5	
	灰分	%	15～20		20.1		0.01	
	排出ガス量	万Nm³／h	310	340	345	350	260	286
排出量等	SOx発生濃度	ppm	250～1,300	260	100	100	80（原油）	150
	発生量	Nm³／h〔*〕	780～4,100	804	310	316	200（原油）	381
	年発生量	トン／年	13,700～72,000	14,000	5,400	5,500	3,500（原油）	6,700
	NOx発生濃度	ppm	170～300	300	60	180	130	26
	発生量	Nm³／h	530～930	984	197	596	340	71
	年発生量	トン／年	6,700～11,700	12,400	2,500	7,500	4,300	890
	煤塵発生濃度	g／Nm³	20～25	0.1	0.03	0.05	0.1	0.02
	発生量	kg／h	6,200～7,800	310	94	175	260	54
	年発生量	トン／年	38,000～48,000	1,900	580	1,070	1,600	330

（注）⑴　石炭火電については直送方式で海外炭を用いる最近の大型火力発電所の計画例に基づき、また石油火電については1979年の9電力の燃料使用実績等を参考に試算したものである。
⑵　SOx、煤塵の発生量は、排ガスの処理効果を含まない。NOx発生量は燃焼改善のみを含み、排ガス処理効果を含まない。
⑶　石炭の使用形態は微粉炭燃焼とした。
⑷　竹原、苓北、下松火電は、各々100万kWに換算。ここで松島1、2号はあわせて100万kW、竹原3号、苓北1号、下松火電はそれぞれ70万kW。
⑸　年間発生量は、稼働率70％として計算。

ると、光化学オキシダントを生成する。細気管支炎を起こしやすく、人体にとってはＳＯ$_2$より毒性が高いとも言われる。またベンゾピレン〔＊〕と共存するとベンゾピレンの発がん性を促進する性質を持つとともに、バクテリアを使った実験で変異原性〔＊〕が確認され、ＮＯ$_2$自身が発がん性を持つ可能性さえある。しかし、これらの事実を無視して、一九七八年に環境基準が二から三倍も緩和されてしまったことは記憶にとどめておくべきである。

煤塵には、一〇ミクロン（＝〇・〇〇一センチメートル）より大きい降下煤塵と一〇ミクロン以下の浮遊煤塵があるが、前者は比較的早く地上に落下するのに対し、後者は空気中をただよい、遠方にまで輸送される。浮遊煤塵は呼吸に伴い肺胞に付着するが、表面に重金属、多環芳香族炭化水素、放射性物質など発がん性を持つ物質が付着しており、その慢性

ベンゾピレン
ベンゼン環五つからなる多環芳香族炭化水素の典型で、コールタール中に約一・五パーセント存在する。一九三三年に、クックらがピッチから単離した物質で、動物に皮膚がんを発生させることが見いだされている代表的な発がん物質。たばこの煙にも含まれている。

変異原性
ＤＮＡに対してなんらかの作用を示して、生物に突然変異を引き起こす性質。化学発がん物質の多くは、この性質を持ち、発がん試験の第一次スクリーニングとして、突然変異原試験が行なわれている。

Nm³
ＮはNormal（標準）の頭文字をとったもので、ノルマルと読む。気体の容積は温度や気圧によって変化する。そこで0℃一気圧の標準状態に換算した容積をＮm³という。

的な影響で肺がんを引き起こす可能性もある。

　これらの毒物がどのくらい出るのかを、無処理の場合の石炭火電と石油火電、及び排煙処理技術導入後の例を表1に示した。無処理の場合、同じ電気出力で見ると、石炭は石油と比べ、SO_x四から二〇倍、NO_x二から三倍、煤塵二〇から三〇倍と極めて多い。これに対し電気集塵機、脱硫装置、脱硝装置などを設置すれば排出量をかなり押さえられる。表1の松島火電は電気集塵機・脱硫装置、竹原三号はそれに加えて処理効率八〇パーセントの脱硝装置もつけており、これらが十分作動するという前提にたてば表1のようにほぼ無処理の石油火電なみか、それ以下になる。

　また同じ一〇〇万キロワットで換算しているのに、地点によって排出量が大きく食い違っていることも見逃せない（表1）。たとえば松島は、竹原と比べてSO_x約三倍、NO_x五倍、煤塵で三倍と多く、苓北と比べても約二倍程度多い。これは、公害防止努力が地点ごとにバラバラであることから来ている。電力会社は住民や地元行政の姿勢によって自在に対応している。反対運動が弱く、住民の監視の目がほとんどない場合、金をかけずにおざなりの設備でごまかすのは常套手段である。

　それにしても石油火電なみといっても、一〇〇万キロワット石炭火電で、年間にSO_x五〇〇〇—一万五〇〇〇トン、NO_x八〇〇〇—一万三〇〇〇トン、煤塵六〇〇—二〇〇〇トンが空気中に排出されるのである。

三、規制対象となっていない有毒物質

　次に大気汚染防止法では規制の対象になっていないが、石油に比べて発生量が多い種々の物質群が存在する。

①微量重金属

　石炭は古代の植物が原料となって炭化水素化したものなので、植物中の微量の金属元素が含まれており、バナジウム（V）を除き石油より多い。石炭中の重金属含有量は産炭地、さらに同一産地でも採掘層により大きく異なり、正確には個々の石炭火電で、できる限り多くの検体を分析することが必要である。ここでは環境庁の石炭転換に伴う環境影響検討会報告で採用さ

表2　石炭中の微量重金属等の成分と排出量

元素名	元素記号	石炭中の濃度（ppm）†			石油中の濃度†† (ppm)	100万kW石炭火電からの年間排出量（t／年）
		平均値	最小値	最大値		
ヒ素	As	14.02	0.50	93.00	0.26	18
ホウ素	B	102.21	5.00	224.00	0.002	130
ベリリウム	Be	1.61	0.20	4.00	＜0.003	2.0
カドミウム	Cd	2.52	0.10	65.00	0.03	3.2
コバルト	Co	9.57	1.00	43.00	0.05	12
クロム	Cr	13.75	4.00	54.00	0.05	18
銅	Cu	15.16	5.00	61.00	1.3	19
フッ素	F	60.94	25.00	143.00	—	77
水銀	Hg	0.20	0.02	1.60	0.05	0.5
マンガン	Mn	49.4	6.00	181.00	0.6	63
モリブデン	Mo	7.54	1.00	30.00	0.03	10
ニッケル	Ni	21.07	3.00	80.00	1.0	27
鉛	Pb	34.78	4.00	218.00	—	44
アンチモン	Sb	1.26	0.20	8.90	0.05	1.6
セレン	Se	2.08	0.45	7.70	0.3	4.1
バナジウム	V	32.71	11.00	78.00	50	42
亜鉛	Zn	272	6.00	5,350	30	346
ウラン	U	1.6	0.5	4.5	0.015	2.0
トリウム	Th	2.01	1.2	3.3	—	2.6
塩素	Cl	1,400	100	5,400	39	1,800

†　：N.Y.Lim,Trance Elements from Coal Combustion Atmospheric Emissions．IEA Coal Research, London, ICTIS/TRO 5（1979.5）の米国炭のデータ。

††：石炭火電からの年間排出量は、濃度は平均値を用い、年間石炭使用量を230万トンとして計算した。水銀は100％放出、セレンは85％放出とした。ただしこの試算値は概値にすぎず、正確な把握は今後の検討を待たねばならない。

れたＩＥＡ（国際エネルギー機関）コールリサーチのデータを紹介しておく（表2）。データはやや古いが、石炭中の濃度なので現在も有効であろう。

さらに揮発性や集塵機での除去率が元素によって違うので、大気中への排出率は元素ごとに異なる。一般に沸点が低い水銀（沸点三五七度）、ヒ素、セレン、カドミウムなどは揮発しやすい。とくに水銀は九〇から一〇〇パーセントが気体となって排出され、セレンも約八五パーセントは排出されるというデータがある。個々の元素の除去率は定かでないが、重金属の九五パーセントがフライアッシュとなり［＊］、電気集塵機などの回収装置で、八五パーセントが捕捉されると仮定し、表

フライアッシュ
微粉炭を燃やすボイラーで燃焼した微粉炭の灰分が、煙道中で凝固して灰となったもの。電気集塵機で捕集されたものは粒子が細かく、球形で、可溶性シリカを含んでおり、セメント原料などにも用いられている。

2の濃度を用いて年間排出量を試算したのが表2の右列である。

②ベンゾピレンなどの多環芳香族炭化水素

排ガス中の未燃カーボンにはベンゼン環を四―五個持った多環芳香族炭化水素が含まれ、石油、LNGより石炭の方が多く含まれる。中でもベンゾピレン（Bap）はその代表である。

煙草の煙にも含まれるが、一九三〇年代に発がん性を持つことが確認されていた。アメリカ四八州の肺がん発生率とBap濃度に相関があり、Bap濃度が一ng/m^3増加すると肺がんが五パーセント増加するという報告もある。微粉炭燃焼ボイラー排ガス中のBap濃度の分析は少ないが、アメリカの例では〇・四μg/m^3に達するという報告がある。かりにこれを用いると一〇〇万キロワット石炭火電で排ガス量三五〇万Nm^3/hとすれば、一日に三三・六グラム、年間で、八・六キログラムのBapが排出される〔*〕。

多環芳香族炭化水素では他に、ベンゾアントラセン、芳香族アミンなども有毒性が懸念される。

③放射性物質

石炭はウラン（U238）、トリウム（Th232）、及びその娘核種やカリウム（K40）などの天然の放射性元素を含んでいる。石炭中の含有量については様々なデータがあるが、表2の例ではウラン一・六ppm、トリウム二・〇ppm程度である。またオーストラリア歴青炭では平均値でウラン二・〇ppm、トリウム二・七ppmという報告もある。かりにオーストラリア炭で一パーセントが大気中に放出されるとすると、一〇〇万キロワット石炭火電で、年間ウラン四六キログラム、トリウム六二キログラムが排出されることになる。他にもラジウム、ラドン、鉛、ポロニウムなど約五十種もの娘核種があり、このうち不活性気体であるラドン以下は、全量が放出される。

④ハロゲン（フッ素、塩素）

表2のように米国炭でフッ素六一ppm、塩素一四〇〇ppmものハロゲン元素を含んでいる。これらは燃焼後、多くはフッ化水素（HF）、塩化水素（HCl）として存在し、湿式脱硫装置

μg、ng

ng：ナノグラム。10^{-9}g、一〇億分の一グラム〔g〕のこと

μg：マイクログラム、10^{-6}g、一〇〇万分の一グラム〔g〕のこと

を通過する際、相当除去されると見られるが、実測例がなく正確なところはわからない。かりに全量排出されるとすると、フッ素（F）二二・六kg／h、塩素（Cl）五三三kg／hとなり、これは稼働率七〇パーセントとすると年間でフッ素一四〇トン、塩素三三〇〇トンもの莫大な量となる。

⑤エチレン

石炭火電固有ではないが、化石燃料を使用すると大量に排出されるものにエチレンがある。エチレンは生理作用に関わる一種の植物ホルモンで、その増加は異常落葉や果実の変形をもたらすことでよく知られる。カリフォルニア州では一時間値〇・五ppmという環境基準を定め、さらに農林地帯はその半分に厳しく規制しているが、日本では野放しである。

⑥二酸化炭素（CO_2）

それ自体が毒物ではなく、かつ石炭火電特有の問題でもないが、最も排出量の多いのが二酸化炭素（CO_2）である。一〇〇万キロワット石炭火電からは年間約五〇〇万トンが放出される。CO_2は、地球放射〔＊〕を地球から外へ出さず、温室効果を持つため、一九七〇年代の前半から地球全体の気温を上昇させる危険性があると警告されてきた。チェルノブイリ原発事故のあった八〇年代終わり頃から急に国際政治の主要課題となり、今では地球環境問題の主役の座にある。その中で、石炭火電からの排出は全体の約四分の一を占める横綱である。

たとえば竹原火電での石炭消費量は、九五年度実績で、三二七万四〇〇〇トン（稼働率七七パーセント）で、二酸化炭素の排出量は約二〇〇万トン（炭素換算）となり、これは日本の総排出量の一パーセントになり、この量は、スリランカ、モンゴルなどの国全体の排出量に相当している。

四、大気汚染被害

このように石炭火電からは極めて多くの種類の毒物が毎日排出される。俗に公害のデパートと言われる所以である。これら多種類の有害物質が微量ではあるが、長期にわたって、同時に作用する複合汚染問題が石炭火電の大気汚染問

地球放射
地球はその表面温度に対応した熱を放射しており、それを地球放射という（長波放射ともいう）。大気中の二酸化炭素などのガスは、地球放射を吸収しやすいため、近年、地球規模の温暖化をもたらす原因物質として問題になっている。

題である。被害は忍び足でやってくる点に本質的特徴があり、そこでは問題を長期的、地球的に捉える視座が重要である。

この問題は我々にとって未体験の領域であり、あくまでも現時点での類推の域を出るものではない。そこでは類推の妥当性が問われるが、有力な方法は、既設で最大規模の石炭火電で何が起きているかを系統的にとらえる道である。稼働期間、汚染源の単純さなどから、広島県竹原火電がそのモデルになりうる。そこで一九六七年に一号機が動き出してから三〇年を経る竹原火電周辺での被害実態について以下紹介する。

(1) 火電付近の被害

まず火電に隣接した地域での一連の農作物、植物被害がある。

火電ができる前は、ミカンの優良園と言われていて、生地も着色も良かったが、一号機が動き出した翌年あたりから玉太りが悪くなり、品質、収量ともに落ちた。七五、七六年頃からミカン葉に黒い煤塵がつき、苦肉の策として洗剤を使って汚れを落とすことまでした。当時は、竹やウバメガシも同様の現象を呈していた。

七三、七七年には、冬にミカン葉が枯れたが、広島県は寒波のせいにして、事態の究明を放置した。普通ミカンは三年前の葉までがついているものだが、前年葉すら落ちてしまっている樹が多い。他地域のミカン農民が視察に来て「これほど、葉が少ないミカンは見たことがない」と言って驚かれた。

ミカンは五五年に植え、六一年頃からとれだした。収量は六九年が最高で、七一年頃までは二〇キロ箱で一六〇〇から一八〇〇箱あった。七三年の事故〔*〕で一気に九〇〇箱に減ったが、その後は徐々に減った。七九年以降は三〇〇から四〇〇箱しかなくなってしまった。

稲は六二年頃は反当たり一三石とれていたのが、八〇年頃には四から六石しかとれなくなった。ササゲなどの豆類も、すぐ葉に斑点ができ、実はほとんどとれない。

また、火電近辺では葉先が赤く焼けたように枯れている現象がウバメガシ、アオキ、ビワ、ナンテンなどに見られる。樹の上部半分の葉がすべて落葉し、丸裸になり、春になっても芽が出ないヤマモモやビワの木もある。

七三年の事故
七三年の八月、落雷で竹原火電が停電となり、電気集塵機が停止した。その結果、生炊きの煤塵が付近に降りそそぎ、ミカン葉に付着し、数カ月後多くのミカンが枯れてしまった事故。

図2　広島県芸南地域における小学校児童の喘息率の推移（距離別）

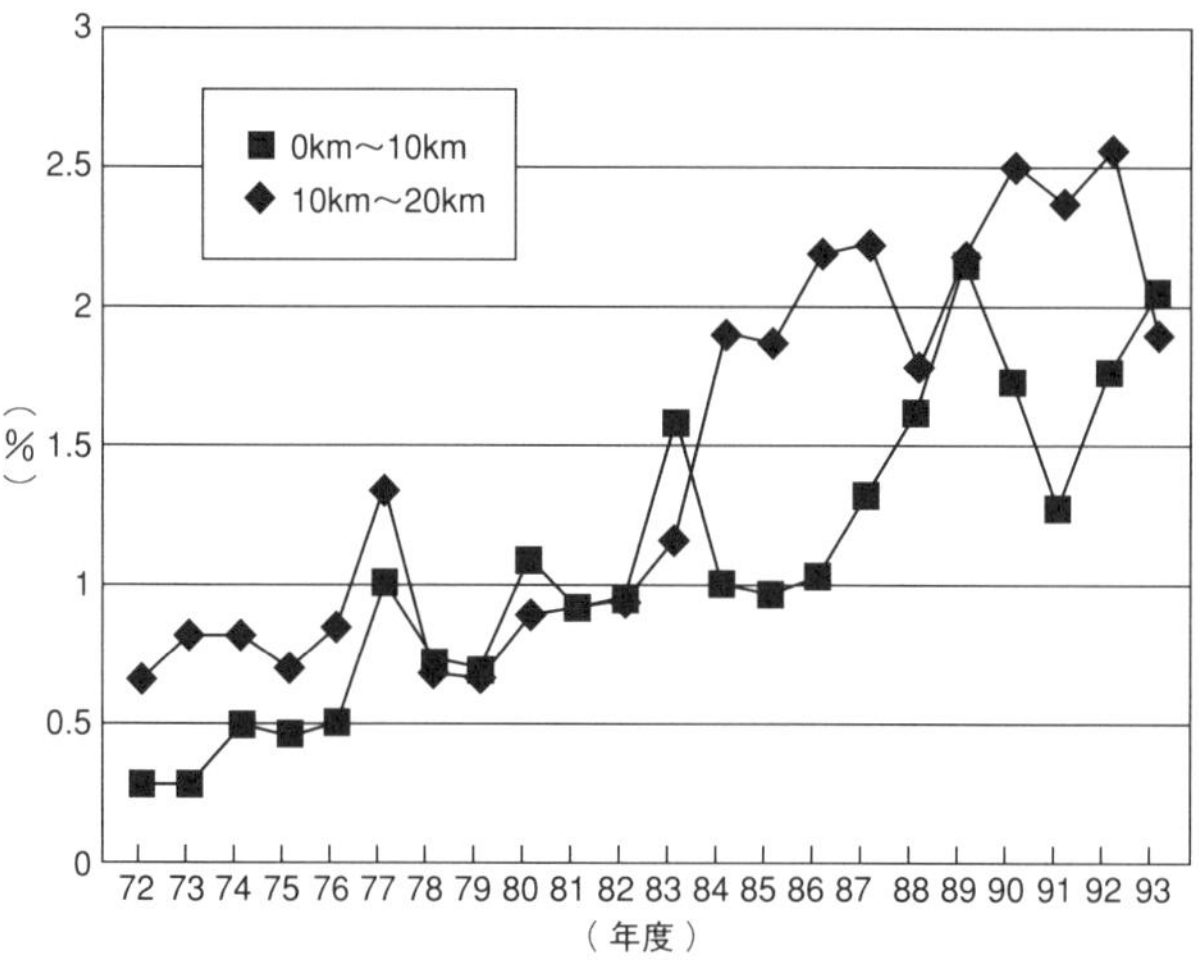

(2)　芸南地域全域での被害

火電近辺で植物が被害を受け、農民が苦しみを味わい始めてからやや遅れて、七五年頃から、より広域での被害と思われる現象が続発した。

①　図2の芸南地域における小学校児童の喘息率の推移によると、全体として増加傾向にあるが、竹原火電から一〇―二〇キロの喘息率の方がやや高い。とくに、一九八四年以降は、その傾向が顕著で、これは、竹原三号機の増設に対応している。

②　七五年六月、スイカの変形が多発し、種なしスイカでもないのに種がなく、中に黄色の硬い筋があった。この現象は以後毎年見られている。

③　故上寺勝さん（芸南火電阻止連絡協議会の元会長）が私費を投じたチェンバー方式の比較試験（八一年）によると、ポプラでは非浄化区は落葉数で一〇倍、全重量で浄化区の七〇パーセントしかなかった。ジャガイモは、収量差一七パーセント、重量差三二パーセントと、いずれも浄化区が勝った。温州ミカンやアサガオの非浄化区ではすべての葉に脱色症状が現われ、生《なま》の空気では植物の成長が著しく阻害されることが明らかになっている。

④　養鯉業においては七五年頃から鯉の背骨曲がりが目立ち始め、ふ化率も低下した。池に使う水にカキ殻を入れたり、空気を浄化するとふ化率が良くなる。

⑤ 火電の北方三キロメートルの小吹山では、七三年に猛烈な松枯れが発生し、その後しばらくは新たな枯れは見られなかった。これと対照的に七五年頃から火電より一〇から二〇キロメートルの大崎上島、豊島、安芸津、大三島などで大量に枯れた。しかし、火電より西に約一五キロメートルの安浦、川尻は、呉と竹原の中間に位置するが、八〇年代の半ばまでは、ほとんど松は枯れていない。

火電そばの松の年輪は、火電の操業に対応して、年輪幅が急変していた。火電一号の操業から幅が急減し、七四年の高煙突化後になると、逆にやや成長が回復していた。これに対応して年輪中の水銀やバナジウム濃度が高くなるという注目すべき現象も見られる（図3、4）。

八三年以降では、松枯れの範囲がさらに変化し、かつ三原市小泉の松の年輪から松の成長は、竹原三号の稼働以後さらに悪化したことも確認されている。

⑦ 七九年から六年間続けたアサガオ葉調査によると、被害は芸南地域全域に見られるが、とくに被害度が高いのは竹原火電周辺と、河川沿いに内陸に入った地域であり、松枯れの被害分布とよく一致している。

⑧ 八〇年の一―三月、ミカン葉にリング状の褐色斑ができ、一斉に落葉した。広島県は、被害を大円星病と判定し、火電周辺で症状が

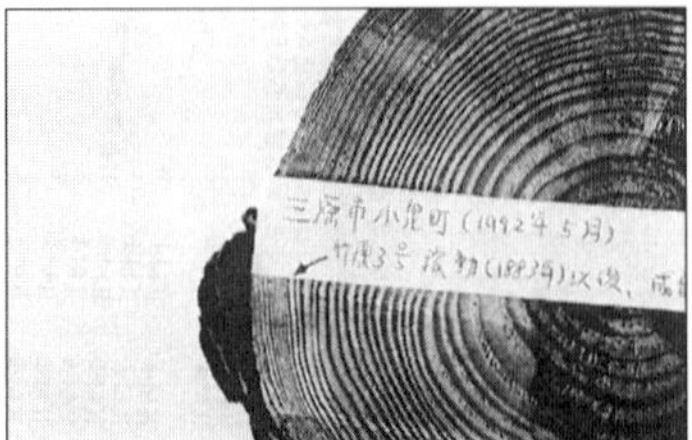

図3　石炭火電稼働後に成長が悪くなっている松の年輪（三原市小泉町、一九九二年五月）

地球温暖化防止が世界的に大問題となっているにもかかわらず、二酸化炭素の大発生源である石炭火電の建設ラッシュが続いている。気候変動条約で約束している温室効果ガスの排出削減に対して、日本は一向に煮えきらない。「大量生産、大量消費」の構造からの脱却をめざすとしながらも、化石燃料を大量に消費し、消費社会を支える電力の供給を依然として増やそうとしているのである。

石炭利用の拡大は、二酸化炭素の増加と温室効果、世界的規模で問題になっている酸性雨、そして多量の温排水と気象への影響など、地球規模での環境変化を引き起こす可能性がある。どれ一つとっても化石燃料に頼って、エネルギー浪費を続けるかぎり解決は困難である。

さらに巨大な石炭火電の周辺では広範囲にわたって大気や海の汚染が進行している。竹原での様々な事例は、それを示してあまりある。発電所近辺農民の苦渋に満ちた体験は、その何よりの証拠である。煤塵がついて真っ黒になったミカンの葉や実、樹冠に葉がつかず樹冠がなくなってしまっ

たヤマモモやビワ、そして赤く枯れた松は、化石燃料文明への警告を発している。これらの被害は、どれも「爆発的なもの」ではなく、むしろじわじわと深くしみこんでくるようなものである。

今日の文明は、石油と石炭を中心とした化石燃料に依存する化石燃料文明である。一九六〇年代以降、私たちは、合理化により大量生産を可能にし、大量の化石燃料を消費し、使い捨ての美徳の宣伝の下で大量消費を続けてきた。高度成長によって得たものの豊かさと便利な生活は、その裏面では、大量で自然になじまない多くの毒物、ごみ、廃物を出しつづけた。本書のテーマのほとんどは、そうした浪費型社会の産物であり、石油・石炭を駆動力とした化石燃料文明の進展の中で半ば必然的に産み出されたものである。

石油危機の後、「石油の一滴は血の一滴」などと戦争中のスローガンとまったく同じ発想が持ち出されたが、これは、今日の文明が、石油・石炭という血を大量に外から輸血し続けない限り存続し得ない、死にかけの文明であることを象徴している。

さすがに現在では、消費を美徳とする宣伝は影をひそめたが、依然として大量生産の歯車は動き続けており、かけ声の大きさの割には、省エネや節約はほとんど実効性を持っていない。むしろ、地球環境問題の大合唱の中で、石炭火電の建設ラッシュが続いているのが現実である。

エネルギー浪費型社会からの脱却のため石炭火電の新増設を止めさせよう

減速したとはいえ経済成長を遂げねばならない社会とは、一体何なのであろうか。毎年成長し、膨張しないと、経済が不況になり、倒産・失業が相次いでしまう産業・社会構造こそ、「安全な暮らし」を真剣に求めないとやっていけない社会を生み出した源泉である。食べても食べても満腹にならず、時々刻々膨張していく胃袋は、いつまでも拡張し続けられるはずはない。

この悪循環の中にあるのは、一方で「地下の天与の産物」を枯渇させながら、他方で生存基盤を自らの手でつき崩すという生存の切り売りである。そこに流れているのは、社会総体としての、即自的な利益へのとどまることのない欲望、我欲である。こうした社会では、当然にも人間同士の間では弱者が差別され、切り捨てられるとともに、対自然においては、人間以外の生物群は、ただ人間にとっての利用対象としかみなされない。同じ地球に生まれでて、たまたま同時代性を生きる生命体として、存在としての等価性といった思いやりの精神が働く余地はない。

「安全な暮らし方」を真に追求するためには、個々の問題解決への努力を、エネルギー浪費社会からの脱却の一環として位置づける視点が不可欠である。そのためにも経済成長を前提としたエネルギー政策の根本的改変への世論づくりが求められる。

重く、それをとりまいて広域的にやや少ない被害が出たとしつつも、火電周辺はとくに管理が悪いため被害が重かったと結論して、大気汚染との関連性を否定した。しかし、忠海、長浜では管理の良し悪しに関係なく重度の被害が出ており、ミカン被害の分布は、火電との関連性を強く印象づけるものであった。

(3) 地球規模汚染への関与

さらに地域で見ているだけではわからないこととして、地球温暖化ガスや酸性雨の原因物質の大発生源としての問題がある。竹原火電を含め日本の化石燃料火電から出る炭酸ガスは、地球全体の排出量の実に一パーセントにもなる。芸南地域で降る雨の酸性度が必ずしもすべて地域から出る酸性物質によっているとは考えにくい。一部は地域起源であろうが、残りは他の排出源によっているであろう。別の見方をすれば、竹原火電から排出された汚染物質のうち何割かは、主に竹原より東側の地域での酸性雨やオキシダント発生に関与していることになる。この意味では、地球規模の大気汚染の一端を担っていることは否定しようのない事実である。

五、被害は忍び足でやってくる

竹原一号の稼働した六七年、二号機が加わり高煙突化した七四年、さらに三号機が稼働した八三年の三つに節目があり、それに対応して被害現象にも変化が起きてきたことがうかがえる。それを端的に示すのが、松の年輪の成長幅と、その中の水銀、バナジウム濃度の経年変化であり（図4）、ミカン、ジャガイモ、稲の収量減、鯉の異変、松枯れなどの発生経過である。アサガオ葉の被害、松枯れ、そして八〇、八一年のミカン葉のリング状被害の分布型が互いにほぼ一致していることも注目に値する。

こうして農作物、樹木、人体、鯉、建物などに大気汚染によると思われる現象が累積されてきた歴史的経過が浮かび上がる。これらは、約三〇年間にわたり、火電が確実に植物、農作物、人間をむしばみ続けてきたことを示している。

六、エネルギー浪費社会からの脱却を

本来なら、ここで対処の仕方について解説せ

図4　竹原火電そばの松の年輪中の水銀濃度と年輪幅

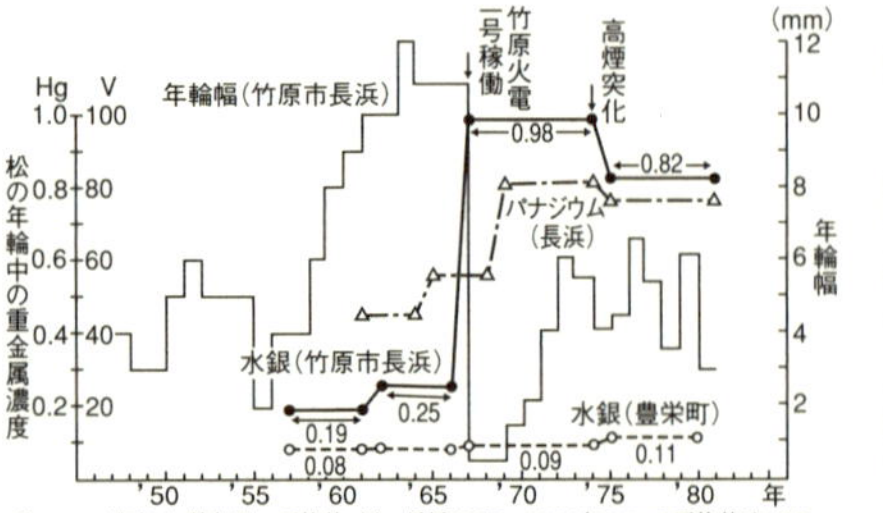

注：Hg, V濃度は，数年間の平均値，例—長浜1967～1974年のHgの平均値は0.98ppm。

ねばならないのであろうが、本項は国の政策に関わることで、個人的な努力でできることはほとんどない。しかし石炭利用の拡大は、二酸化炭素の増加と温室効果、世界的規模の問題である酸性雨、そして多量の温排水と気象への影響など、地球規模での環境変化を引き起こす可能性がある。どれ一つをとっても化石燃料に頼って、エネルギー浪費を続けるかぎり解決は困難である。その意味では、「安全な暮らし方」を追求するためにも、基本的な部分で国全体のエネルギー政策を変えていくことが求められる。

【参考文献】
・湯浅一郎・松田宏明共著『地球環境をこわす石炭火電』、技術と人間、一九九七年
・松枯れ農薬空散反対広島県民会議編『松からの警告』技術と人間、一九九二年
・芸南火電阻止連絡協議会編『巨大火電の環境汚染』技術と人間、一九八五年
・上寺勝著『公害総集編』瀬戸内公害研究所、一九九二年

㉓原子力発電

西尾 漠

「安全な暮らし方を」と望むなら、原子力発電にエネルギーを頼ることはやめるようにしたい。原子力発電には、①核兵器の製造・使用につながる危険性、②大事故の危険性、③日常的な放射線被曝の危険性、④放射能のごみを後世に残すことによる危険性―などがある。また、⑤エネルギーの利用形態を硬直したものとし、「電気が止まったら何もできなくなる社会」をつくりあげてしまう危険性がある。

原子力発電がいかに「安全な暮らし方」に反するものであるかを、もう少していねいに見てみよう。

①核拡散、核テロリズムの危険性がある。また、その防止のためとして社会的自由が制限されたり、危険回避に必要な情報まで開示されなかったりする。

原子力発電所＝原発も原爆も、共に燃料はウランまたはプルトニウムである。一瞬のうちに次々と燃やす（核分裂させる）〔＊〕のが原爆で、ゆっくり燃やすのが原発だ。原爆には高濃縮ウランが使われるが、原発の燃料の低濃縮ウランをつくる作業をくりかえせば、高濃縮ウランが手に入る。原発でウラン燃料を燃やしたあとの使用済み燃料の中には、プルトニウムが生まれていて、再処理工場で取り出される。原爆用のプルトニウムと比べると純度はやや低いが、十分に原爆の燃料にできるものだ。

広島に落とされた原爆はウランを、長崎に落とされた原爆はプルトニウムを燃料としていた。現在の核兵器の主流は水爆だが、水爆のなかには原爆が組み込まれていて、まず原爆で核分裂による爆発を起こさせ、その圧力と熱を使って核融合を起こさせるしくみとなっている。

核分裂

原子核が二つ（まれには三つ以上）に分裂することを「核分裂」という。原子核は陽子と中性子で成り立っているが、陽子や中性子の数が多い「重い原子核」に中性子などがぶつかると、核分裂をする。一方、陽子や中性子の数が少ない「軽い原子核」同士がぶつかると、二つの原子核が一つになることがある。これを「核融合」と呼ぶ。どちらの場合も、大きなエネルギーを出す。

濃縮ウランやプルトニウムがあれば、核爆弾をつくることは、さほど難しくない。そこで、原子力発電をつづける限り、新たな核兵器国になろうという国がでてきたり、高濃縮ウランやプルトニウムを奪って核爆弾をつくろうとするテロ集団が現れるのを防げない。

それを防ぐという名目で「核管理社会」化が進めば、国家がこっそり核爆弾をつくるにはかえって好都合となる。また、危険を知らされず備えのないまま事故に遭遇することにもなりかねない。

②大事故の危険性がある。

原子力発電所では、原子核の核分裂という反応を利用して熱をつくり、その熱で蒸気を発生させて、タービンを回し、発電機を動かす。熱で蒸気を発生させてからは、火力発電所と同じである。とはいえ、目に見えないウランの原子核が分裂したときに生まれる熱は、石油や石炭を燃やしたときの熱に比べて、はるかに大きい。

それこそが、原子力発電の最大のプラス面であることはまちがいないだろう。だが、しかし一方では、反応をコントロールするのにつまづくと、とてつもない破壊力をもつことになる。一九八六年にウクライナのチェルノブイリ原発で起きたような炉心の爆発事故となるわけだ。

原子炉の爆発は、核爆弾の爆発よりはずっと規模が小さい。しかし、とても寿命の長い放射能を大量に放出するという、核爆弾の爆発以上のやっかいさがある。そのため、影響が長くつづき、甚大な放射能災害をもたらす［*］。

原発の大事故には、爆発事故に加えて、炉心の溶融事故がある。原子力発電のシステムは複雑で、主な系統だけで数十に及び、ポンプが数百台、電動機が千数百台、計器類は約一万、弁類は数万に達する。いつ、どこで事故が発生しても、不思議ではない。そうした事故によって原子炉を冷やしている水がなくなると、炉心は溶け落ち、気体となった死の灰が飛び出してくる。一九七九年にアメリカのスリーマイル島原発で起きたような事故だ。

スリーマイル島原発では、溶け落ちた燃料が原子炉の底で奇跡的に止まったが、さらに原子炉の底を溶かし、格納容器の底を溶かし、地殻までも溶かして、地球の裏側に突き抜けるというジョークが、「チャイナ・シンドローム」と

甚大な放射能災害
チェルノブイリ原発の事故では、子どもたちの甲状腺がんや事故処理にあたった人たちの白血病など、さまざまな病気の発症が伝えられているが、本格的な被害は、むしろこれから出てくると考えざるをえない。詳しくは、今中哲二ほか著『チェルノブイリ10年』（原子力資料情報室）参照。

して知られている。実際には、その前に原子炉の底の水と反応して大規模な水蒸気爆発を起こすなどして、さらに大量の死の灰をばらまくことになるだろう。

③平常運転時にも、環境の放射能汚染、労働者の被曝を伴う。

かりに大きな事故は起こさないとしても、原発の煙突からは気体の放射能が、また、排水口からは液体の放射能が、日常的にたれ流されている。心配するほどのレベルではない、というのが国や電力会社などの言い分だが、放出された放射能のうち寿命の長いものは、確実に周辺の環境に蓄積されていく。

原発の中の労働実態については、何冊もの本が書かれている〔*〕。電気事業連合会の委託で行なわれた労働者のアンケート調査でさえ、「働かされている者は、ゴキブリ以下だ」といった回答があった（行動するシンク・タンク推進グループ『原子力発電所からの〝声〟』一九八〇年）。

全国の原発では、一年間に五万人くらいの人が働いている。そのうち電力会社の社員は約五千人。原子炉メーカーや部品メーカーの社員も何千人かいるが、大多数は、下請けの人たちだ。ひとつの原発の修理が終わったら、また次の原発へ、と渡り歩く人が一万人以上もいる。

現代科学技術の最先端のように思われている原発の中で、元請け―中請け―下請け―孫請け―ひ孫請けと何重にも差別された労働者が、床にはいつくばり、狭いタンクの中に体をよじって入り込み、床にこぼれた放射性廃液をチリリですくってバケツに入れ、ボロ布でこすって放射能汚染を取り除くといった作業に従事しているのだ。被曝全体の九五パーセント以上が、電力会社の社員以外の人たちのものである。

いま日本の原発で働いている人たちの中から、毎年、数人から十数人、あるいはもっと多くの人が、がんで死ぬと言われている。放射線被曝の危険性の評価は研究者によって大きな開きがあって、予測されるがん死者の数にちがいがでてくるのだ。

原発だけでなく、ウランの鉱山や原発で燃やしたあとの燃料の再処理工場などでも、おおぜいの人たちが放射線を浴びながら働いている。この人たちの被曝なくして、原発は動かない。

原発の労働実態に関する本

労働者として働いた堀江邦夫さんの『原発ジプシー』（現代書館、のち講談社文庫）、放射線管理者だった森江信さんの『原子炉被曝日記』（技術と人間、のち講談社文庫『原発被曝日記』）は、共に一九七九年の刊行。同じ年に樋口健二さんの写真集『原発』（オリジン出版センター、新版『原発1973年～1995年』は三一書房）も出ている。樋口さんは、岩波ジュニア新書『これが原発だ』など多くの著作で精力的に労働者被曝の問題を追及している。浜岡原発で被曝した嶋橋伸之さんの死と労災認定をめぐっては、藤田祐幸著『知られざる原発被曝労働』（岩波ブックレット）および母親の嶋橋美智子さんによる『息子はなぜ白血病で死んだのか』（技術と人間）がある。

④数万年を超える管理を必要とする高レベル放射性廃棄物をはじめとして、大量かつ種々雑多な放射性廃棄物を発生させる。

原子力発電にともなって、「低レベル放射性廃棄物」と呼ばれる放射能のごみが大量に発生する。核燃料から漏れてきた死の灰や、原子炉内の鉄錆びに放射線が当たって生まれた放射能などをふくんだものである。放射能で汚れた水を煮詰めた濃縮液、紙や布を燃やした灰、放射能の回収に使われたフィルター類……これらを、セメントに混ぜたり、アスファルトやプラスチックに混ぜたりしてドラム缶に固め込む。それを青森県六ヶ所村につくられた埋設センターに運んで埋め捨てている。ただし、建て前上は埋めた後も管理がつづき、三百年経ったらやっと捨てたことになる〔*〕。「高レベル放射性廃棄物」のほうは、数万年は管理をつづける必要がある。原発で燃やされた使用済み燃料には、そのまま高レベル放射性廃棄物とするか、再処理をしてプルトニウムを取り出すかの二つの道がある。再処理をする場合は、プルトニウムと燃え残りのウランを取り出したあとの放射性廃液をガラスと混ぜてステンレス容器に固め込んだものが高レベル放射性廃棄物となる。

世界的に見れば、使用済み燃料をそのまま高レベル放射性廃棄物とする道が主流だが、日本では再処理の道を国の基本方針としている。高レベル放射性廃棄物は、深い地層のなかに埋め捨てることとされている。そうすれば超長期の管理をしなくともよいというのだ。

しかし深い地層がおとなしく高レベル放射性廃棄物を抱いていてくれる保証はない。高レベル放射性廃棄物という「負の遺産」の管理を子孫にゆだねざるをえない以上、少しでも子孫の負担を小さくすることを、もっと真剣に考えるべきだろう。

原子力発電にともなう放射能のごみは、それだけではない。原子力発電は、原発があるだけではできず、ウラン鉱石を掘り出して燃料を製造するためなどのいくつもの施設がある。各工程にはつねに放射能のごみの問題がつきまとっている。その全体が、いわゆる「核燃料サイクル」（図1）だ。再処理の道をとる場合、使用済み燃料をそのまま高レベル放射性廃棄物とする道に比べて、いっそう複雑な核燃料サイクル施設が必要となり、放射能のごみのあと始末はい

三百年の管理

三百年の管理といっても、実質的な管理は、埋設完了から三〇年間だけである。それ以降は、地表の掘削が制限され、沢水の利用が禁止されるにすぎない。地表には、児童公園をつくったり、りんご園にしたりすることもできる、とされている。三百年後でもドラム缶一本あたり、一般の人が一年間にそれ以上体の中にいれてはいけないと法律で決められた量の十万倍もの放射能が残っているが、掘り返してもかまわないことになる。ドラム缶は、最終的には三百万本を埋める計画である。

六ヶ所核燃料サイクル施設の全体像について、平野良一・西尾漠著『核のゴミがなぜ六ヶ所に』（創史社発行、八月書館発売）をぜひ読んでほしい。

図1 「核燃料サイクル」の一例

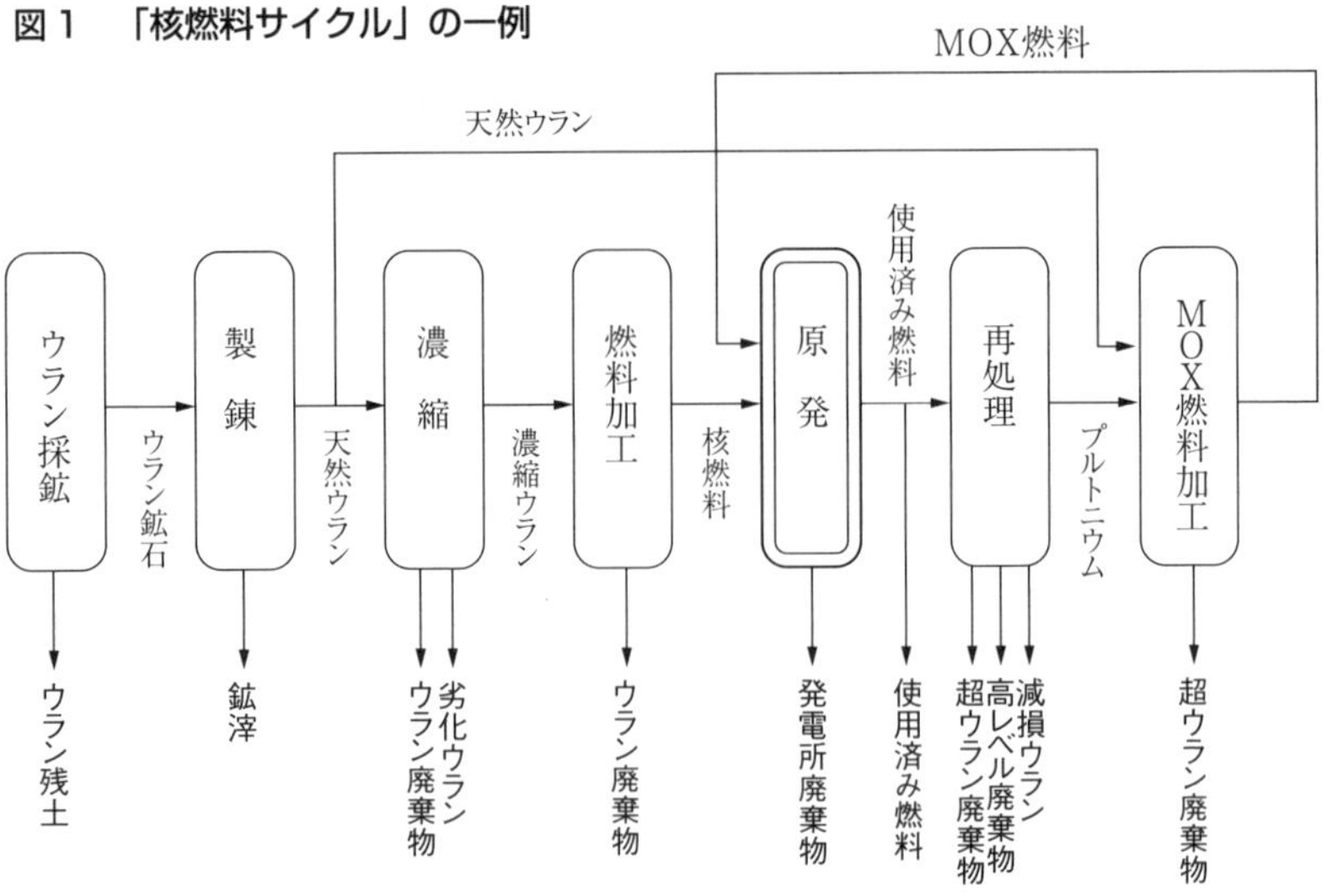

っそうやっかいになる。

⑤エネルギー利用のメリットを得る者と危険性を引き受ける者とが、地域的あるいは世代的に不公平である。

エネルギー利用のメリット自体、核燃料サイクルなどをふくめたトータルなエネルギー収支がプラスとなるかどうか疑問であるし、かりに同地域・同世代であっても危険性と均衡がとれるとはそもそも思えないが、それにしても放射能の危険は原発の地元に、発生した電気は大消費地にというのは、いかにもつり合いがとれない。また、電気というメリットを享受しえない将来の世代に「負の遺産」だけが回されることも不合理に過ぎるだろう。

⑥プルトニウムを本格的に利用しようとすれば世界中をプルトニウムが動きまわる事態となり、核拡散、事故の危険性を大きくする。

他方、現実にはその蓋然性が高いようにプルトニウムが本格的に利用できないとすれば、ウランの資源量は石油と比べてすらはるかに小さく、原子力利用の抱える問題の大きさに

図2　世界のエネルギー資源確認埋蔵量（億トン・石油換算）

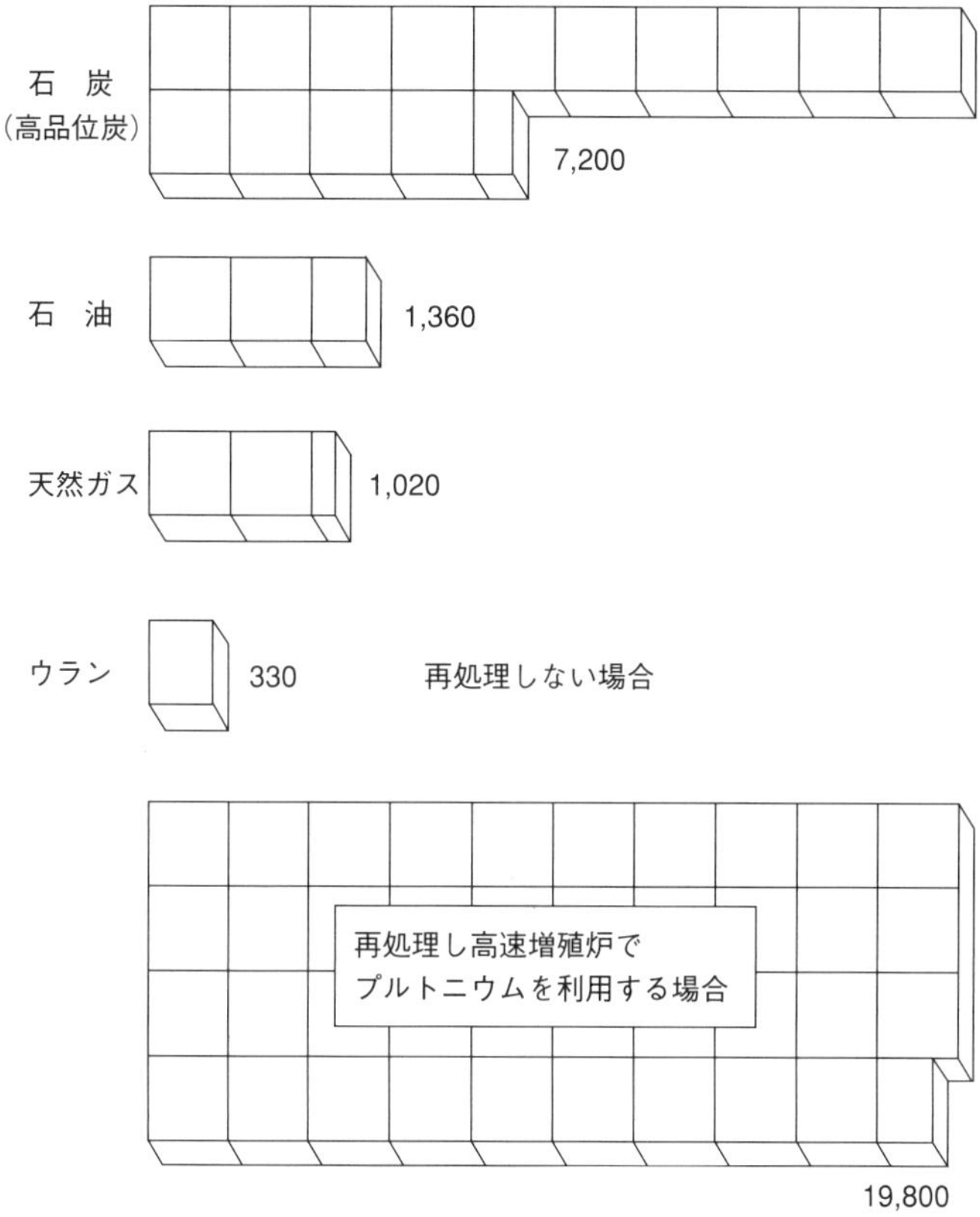

（総合エネルギー統計）

出典：電気事業連合会『コンセンサス』より

まったく見合わない。

日本では、プルトニウムをふつうの原発で燃やす「プルサーマル」が行なわれようとしている。プルトニウム利用の本命は高速増殖炉だったのだが、技術的な困難とコストの膨大さから高速増殖炉の開発は、世界のどこでも頓挫した。そこで余ったプルトニウムを燃やすために行なわれるのが、プルサーマルだ〔＊〕。

プルトニウムを利用しようとすれば、再処理工場でプルトニウムが取り出され、燃料加工工場に運ばれ、燃料がつくられて原発に運ばれてくる。プルトニウムが大量に扱われるほど、管理の網の目からこぼれ落ちる量は大きくなり、プルトニウムが動きまわるほど核ジャックの機会は増す。

図2は、世界のエネルギー資源の確認埋蔵量だ。電気事業連合会の『コンセンサス』というPRパンフレットから引用したもので、数字は必ずしも信用のおけるものではない。確認埋蔵量などというのは、取り出す技術の進歩と、どれだけお金をかけられるかで、いくらでも変わってくる。それでも、高速増殖炉でウランを六〇倍に有効利用するという「夢」がダメとなれば、天然ウランをただ使い捨てるだけとなり、ウランの資源の量は石油よりもはるかに少ないことがわかるだろう。たいへんな無理をして、大金をかける理由はまったくない。

⑦原子力は電気しかつくれないためにエネルギーの利用形態を電気に特化し、省エネルギーに逆行するとともに、電気が止まったら何もできない脆弱な社会をつくってしまう。

原子力は、他のエネルギー源と違って、電気の形にしてからでなくては利用できない。原子力自動車も原子力ストーブも存在しないことは、周知の通りだ。ところが電気は、発電をするときのロスがきわめて大きい。最新の原発でも発熱量の六五パーセント、火力では五〇パーセントが、温排水の形で捨てられるのだ。そこで省エネルギーのためには、電気から別のエネルギー源に変えていくことが望ましい。電気の形にしてしか使えない原子力は、省エネルギーに反するのである。

しかも、何でも電気に頼った社会は、その供給がとまったら何もできなくなる。それは、決して安心できる社会ではないだろう。

プルトニウム利用

日本における原子力利用の基本原則は、使用済み燃料を再処理して回収したプルトニウムを利用することだった。しかし、プルトニウム利用の本命であった高速増殖炉の開発は世界的に頓挫し、余ったプルトニウムを燃焼するために高速炉を用いる方向への転換が行なわれた。フランスのスーパーフェニックスも、日本のもんじゅも、増殖性能の確認後は、燃焼実験用に目的が変更される計画だったのだ。それが、スーパーフェニックスももんじゅも、事故のために閉鎖もしくは運転停止に追い込まれ、余剰プルトニウムは軽水炉で燃やすしかなくなった。プルトニウムがいかに厄介な「負の遺産」となっているかは、明々白々だろう。

⑧原発では電力需要の変動に対応できないので、原発を増やせば調整用の他の電源も増やすことになり、ますます電力化をすすめることになる。

原発はこわいけれど、電気がとまってしまっては困るから、原発反対とも言えない——と思っている人は少なくないだろう。日本でつくられる電気の三五パーセントは原発で発電しているなどと聞くと、それがなくなってしまったら大変だと、ついつい思ってしまう。しかし、実は、原発が電力需要の三五パーセントをまかなっているというのは、原発が出力を調整〔＊〕できず、フル出力で動かしっぱなしにするしかないからだ。その陰でたくさんの火力や水力の発電所が、電気をつくらせてもらえずに遊んでいる。

電力の需要は、刻一刻と変化する。原発では、その変化に合わせて出力を変えられない。出力調整用には火力や水力の発電所が要ることになるわけだ。そこで火力や水力の発電所がつくられる。せっかくつくった発電所が遊んでばかりでは利益にならないから、電力需要を増やす営業活動が行なわれる。電力業界では、これを「需要開拓」と呼んでいる。

⑨原発は事故で運転をとめることが多く、しかも出力が大きいため、電力供給の安定性を脅かす。その対策として、低出力で運転しながら待機している火力発電所や揚水発電所を必要とする。

原発は一基あたりの出力がとても大きく、最近のものでは一四〇万キロワットにもなる。そこで、事故で停止すると、そのぶんのマイナスも大きくなる。さらに、事故によっては、当の事故を起こした原子炉の停止だけですまず、同じ原発にいくつかある全部の原子炉をいっせいに停止せざるをえなくなるという可能性がつきまとっている。

さらに、事故の大きさによっては、ほかの発電所も全部止めなくてはならないことだって、起こらないとは言いきれない。

原発が止まったら、その分の電気を補わなくてはならない。そのときすぐに代わって発電するために、低い出力で運転をしながら待機している火力発電所や、大きな水量を備えられる揚水発電所〔＊〕が必要とされることになる。

出力調整

電力需要の変化に合わせて原発の出力を細かく調整することはできない。需要の小さい夜間だけ出力を下げるような大まかな調整は可能だが、温度変化のくり返しが燃料を傷め、放射能の放出量が増えることのほか、複雑な運転管理が事故の機会を増やすこと、経済性を悪化させることなどの問題がある。そのため、動かしている間はフル出力を保つのがよいとされる。

揚水発電所

揚水発電所は、山の上と下などに二つのダムをつくってその間を結び、電気が余っている時にその電気を動力として下のダムの水を上のダムに汲み上げ（揚水）、電気を必要とする時に上から下に落として水力発電をする発電所である。

雨が少なくふつうのダムには水がない時でも、揚水発電所なら水を蓄えておいて発電をすることができる。出力の調整が迅速にできるので、事故の際に急遽応援をするのに

⑩原発は大都市から離して建設されるために、超高圧の送電線を新設しなくてはならない。経済的に大きな負担となり、鉄塔・送電線に大量のエネルギーを消費し、送電ロスを伴い、環境の悪化をすすめる。電磁波の害もある。また、長距離送電は電圧・周波数の維持を困難にして、この点でも電力供給の安定性を脅かす。

一九八七年七月二十三日、東京電力管内の一都五県にわたる大きな停電が起きた。発電能力では余裕があったのに停電したのは、電圧のコントロールに失敗したからだった。なぜ失敗したかについては、いくつかの理由があるが、その一つが原発だ。

原発は人口の多いところの近くにはつくれないことになっているので、電気の大消費地から遠く離れて建てられる［＊］。東京電力でいえば、福島第一、第二原発も柏崎刈羽原発も、自社の管内を通り越して東北電力の管内につくられている。遠くから延々と送電線で送ってくる間に電圧がふらつき、大停電の一因となったのである。消費地の近くにつくれる発電所なら、こんな停電騒ぎは起こさなくてすんだわけだ。

⑪核燃料サイクルの関連施設、原発のために必要となる他の電源や送電の費用、研究開発費などをふくめた原発のトータル・コストは、きわめて大きい。その経済的負担を軽減しようとすれば、定期検査期間の短縮など、安全性を犠牲にする対応策をとらざるをえない。

原発のコストは安い、と今でも宣伝されている。もっとも最近では火力発電のコストが下がってきて、資源エネルギー庁の試算でも、差がなくなってしまった。そのため、同庁では九九年末、試算条件を変えて何とか原子力が一番安いとする結果を発表した。これには、電力会社の中からも疑問の声があがっている。

電気事業に競争の原理を持ち込もうとする「電力規制緩和」の論議の中では、次のような発言が聞かれた。「短期的な経済性のみに光をあてた議論が先行すれば、膨大な資金投資を必要とする原子力開発に電力会社は躊躇せざるを得なくなる」（八島俊章東北電力社長—九八年二月二十三日付『電気新聞』）。

⑫以上のような原発の特性は、エネルギー

適している。また、夜間などの「余った電気の捨て場」にも適している。このため、出力調整ができず、事故で止まることの多い原発の弱点を補うものとして、原発とセットにして揚水発電所がつくられている。

原発は人口の多いところの近くにはつくれない

原子炉立地審査指針には「原子炉敷地は、人口密集地帯からある距離だけ離れていること」と書かれている。「ある距離」の目安としては、安全審査に際して想定される「仮想事故」が発生しても、人びとの被曝量が「たとえば二万人シーベルト」以内であることだ。仮に人口二百万人の都市があれば、一人平均〇・〇一シーベルトで二万人シーベルトに達してしまう。

計画から柔軟性を奪い、エネルギー源の多様化を阻み、エネルギー消費を小さくすることや、分散型エネルギー源を開発することを圧迫する。

原子力の最大の特長は、たくさんの電気がつくれることにあると言ってよいだろう。いま日本で最も出力の大きい原発は一三五万五〇〇〇キロワット。三キロワットの家庭用太陽光発電の四五万軒分に当たる。設備の利用率を考えれば、実質はその何倍にもなる。

しかしまた、その特長が、電気をたくさん使う社会をつくりあげ、原発なしでは暮らしていけないと思わせるような状況をつくっているとすれば、それこそが最大の問題点だと考えることもできそうだ。原発の是非がしばしば論争になるが、むしろ議論の分かれ目はエネルギー消費を拡大しつづけるか否かであり、原発はエネルギー消費を拡大しつづけることと切り離せないところに問題がある、と言えないだろうか。

⑬将来の大量エネルギー供給が強調され、エネルギー問題／環境問題を本気で考えることの邪魔をし、エネルギー政策の意思決定から市民を遠ざける。

国や電力会社が地球環境のことをまじめに考えていないことは、「プルトニウムは千年エネルギー」などと宣伝をし、エネルギーの大量消費をいつまでもつづけてよいかのように印象づけていることにはっきり示されている〔＊〕。『電気新聞』などの業界紙誌には、「電力需要開拓」という言葉がいつも大見出しに踊っているのだ。

電力業界にとっては、プルトニウムは利用したくないが、プルトニウムで「永遠のエネルギー」をうたうことで電力需要開拓の正当化ができると考えているのだろう。百年先、千年先のエネルギー利用のあり方をエネルギー供給産業の側から考えていたのでは、エネルギー危機は必至だし、その前にも地球環境は死を迎えるしかない。

⑭電源三法交付金などにより立地自治体の財政に一過性の膨張をもたらし、地域内に賛成・反対の対立を持ち込み、地域の自立を妨げる。

くどくどと説明する必要はないだろう。一九

国や電力会社が地球環境のことをまじめに考えていない

原発は地球温暖化の原因となる炭酸ガスを出さないので地球環境にやさしい—と宣伝されている。しかし原発は省エネルギーに逆行し、かえって温暖化を促進する。その点は、本文に述べたことから明らかだろう。また、放射能を出す最悪の環境汚染源である点も、もちろん忘れるわけにはいかない。

八五年五月二十九日付けの『東京新聞』から、東京電力の小牧正二郎常務（当時）の言を引用する。

「開発が進むというのも善しあしです。開発はその地域の地縁血縁をズタズタにすることもあるんです」

当時、小牧常務は立地総合推進本部長だった。そんな仕事を受け持つ人の言うこととは思えないが、「立地については十年先まで手当ができているんです。それどころか、いまある計画を延期するので大変」という時期なればこそのホンネである。

⑮情報の隠蔽や捏造、操作が（国内でも海外でも）常につきまとう。

これまた解説するまでもない。もんじゅ事故や東海再処理工場事故（＊）、核燃料輸送容器のデータ捏造・改竄などなど、実例は枚挙に暇がない。

以上のように見てくると、「これでもか、これでもか」と悪いところばかりを強調しているようだが、おそらくまだ十分ではないだろう。問題は、これにどう対処するかだ。原子力発電を推進しているのは、政府や電力会社だ。その巨大な力に対して、私たちに何ができるだろうか。

まずは知ること。私の述べたことだけでは、一方的に過ぎるかもしれない。原発をすすめる立場のものも読んで、原発の実態をよく知ってほしい。そして、やはり原発が「安全な暮らし方」に反すると考えられたら、そのことをまわりの人に伝え、投書などで世論に訴え、政府や電力会社に意見を送って政策や経営のあり方の転換を働きかけることだ。

もちろん、自らの暮らしを見直す必要もあるだろう。とりわけ電気に頼りすぎないことが大切だと思う。電気が止まったら何もできない暮らしをしていては、大量の電気を供給する原発に反対することは難しい。

【参考文献】
・西尾漠『原発を考える50話』岩波ジュニア新書、一九九六年
・高木仁三郎『このままだと「20年後のエネルギー」はこうなる』カタログハウス、一九九八年

東海再処理工場事故
緑風出版編集部編『核燃料サイクルの黄昏』（緑風出版）を参照されたい。なお、創史社より西尾漠編で刊行された『原発をすすめる危険なウソ』（八月書館発売）では、電力会社、政府、自治体などのウソの実例を、各地の人びとが生々しく報告している。

㉔ 自動車

上岡直見

自動車と私たち

自動車と一口に言っても、いわゆるマイカーと呼ばれる個人の乗用車もあれば、私たちの生活必需品を運ぶ貨物車もある。それぞれ「クルマ」と「トラック」と通称されることが多いので、慣例に従って、この項でもそのように呼ぶことにする。

クルマ（個人の乗用車）の場合、「安全な食べ物」などの分野と比べて、かなりちがう性質がある。食べ物では、選び方が本人や家族の安全にただちにかかわるが、クルマは、むしろ他人への有害性（交通事故や大気汚染など）が問題である。

自動車というと、私たちに身近なクルマ、つまりマイカーのことを主に考えてしまうが、たくさんのトラック（貨物車）も走っている。トラックによる大気汚染［＊］、交通事故、騒音、振動も深刻である。一方でトラックは、私用やレジャー、ドライブのために運転されることはなく、他者からの求めによって走る。クルマを持っていない人でも、消費をつうじて間接的に何らかのトラック（貨物車）を走らせている。

このように、いろいろな側面があるが、私たちの選択によって、どのように自動車の有害性を少なくできるのか考えてみたい。

自動車と有害物質

この本で取り上げられる危険物質・危険現象の多くに、有害な化学物質が関係している。化学物質は、それぞれが独自に発明されたというより、石油［＊］の大量消費にかかわって、必

大気汚染
トラックの大気汚染＝NO_x（窒素酸化物）についてみると、乗用車は、平均的に一キロメートルあたり〇・二二四グラムを排出するのに対して、小型貨物車（いわゆる4および6ナンバー）は、〇・七五六グラム、普通貨物車（いわゆる1ナンバー）は、三・五七四グラムなど（環境庁の係数表より）。

然的に作り出されてきた物質である。

石油の大部分が、燃やされてCO_2（二酸化炭素）になり、地球の温暖化の原因となることはよく知られているが、温暖化は問題のごく一部にすぎない。石油を使う過程で生じる多くの副産物と、それを処理したり、別の用途に使いまわしたりするときに生じる有害な物質のほうが、より直接的に、私たちの暮らしに危険を及ぼす。

自動車（クルマ・トラックとも）は、金属、プラスチック、ゴムなど、多くの工業材料の集積体である。このため、走るときに排気ガスを出すという直接的な汚染だけでなく、たくさんの派生的な汚染にも関係している。

自動車にかかわる汚染を分類すると、①走行する時の排気ガス、②給油や燃料系統からの漏れ、③タイヤ、路面、ブレーキ粉塵などの飛散、④製造工程でのさまざまな有害物、廃棄物（とくに重金属）、⑤廃車時の各種の排出物やくずの飛散、漏れなどがある。もちろん、これに交通事故、騒音、振動などの有害性も加わる。自動車は、さまざまな工業製品の中で、軍事技術を別にすると、人々の生命や健康におよぼす総合的な危険が最大と言えるかもしれない。

筆者は、自動車の製造から廃棄までの過程で、環境に放出される有害物質を列挙してみたが、公表されている資料をもとにしただけでも、七〇種近くが挙げられる。字数が限られているので、個々に説明できないが、表1に概略を示した。

私たちの生命と健康に対する化学物質の危険性は、物質ごとの固有の性質だけでなく、①それが環境の中にどのくらい放出されているか、②私たちがそれにどれだけ触れる可能性があるか、などの指標を合わせて考えなければならない。

ダイオキシンと比べて毒性が一〇万分の一の物質であっても、環境中に存在する量〔*〕や、私たちがそれに触れる確率が、ダイオキシンの一〇万倍あったら、同等の危険性があるとみて警戒する必要がある。

筆者の推算によると、自動車にかかわる有害物質の危険性は、ごみ焼却施設からのダイオキシンの総量と同等以上の危険性がある。

しかもごみ焼却施設なら、ダイオキシンの濃度規制が適切かどうかの問題があるにしても、

石油

本文では「石油」に代表させたが、そのほかに石炭、天然ガス、液化石油ガスなど、地下に埋蔵された物質を掘り出してきて使う形のエネルギーを示す。「化石燃料」と呼ばれることもある。

有害物質の存在量

ごみ焼却施設からのダイオキシンは、全国で年間に約四三〇〇グラム（g）生成したと推定（一九九七年）されている。これに対して有害化学物質は、たとえばホルムアルデヒドが一四〇万九〇〇〇トン、ベンゼンが二四万四〇〇〇トンのように、桁違いの多量が工業的に生産されている。したがってダイオキシンより毒性の低い化学物質であっても、もし大量に環境中に放出（漏洩）されていたら、総合的には危険性が大きいことになる。

表1　自動車にかかわる有害物質

種　類	物　質	原因・発生源
排気ガス（走行時）	［健康被害］ 窒素酸化物、硫黄酸化物、一酸化炭素、炭化水素（ベンゼンなど）、粒子状物質、ダイオキシン、ホルムアルデヒド、（その他多数）	エンジンでの燃料の燃焼から生成（一部は燃焼中にもともと含まれる成分）
	［地球温暖化］ 二酸化炭素	燃料の燃焼
給油・漏洩	［健康被害］ 炭化水素	ガソリンスタンド 燃料系統
物理的な粉塵（走行時）	［健康被害］ 道路粉塵、タイヤ粉塵	タイヤと道路の摩擦から生成
製造	［健康被害］ 重金属（亜鉛、ニッケル、銅、鉛、クロム）、炭化水素	材料、部品の加工・塗装の工程から生成
廃車時	［健康被害］ 重金属（水銀・銅・鉛・塩化ビニル）、合成樹脂（塩化ビなど多数）	粉砕くず（シュレッダーダスト）から生成し、雑多なため管理が困難
	［地球温暖化］ フロン〔*〕	カーエアコン

各種資料より、筆者推定。

ともかく数字を決めれば、専門技術者がそれを守るように操業する。しかし自動車は、身近で便利な道具であるために、かえって人々が有害性を気にとめず、日常的に使用していることが、対策を厄介にしている。

また工場やごみ焼却施設のように、汚染の発生源の位置を特定できず、面的（私たちの生活領域）・線的（幹線道路など）に発生源が広がっている。このため誰が、どれだけ、どのように責任を取るべきか、社会的に決めにくいという問題もある。

自動車とダイオキシン

自動車の排気ガスにもダイオキシンが含まれている。海外のデータを見ると、自動車の排気ガスからのダイオキシンもかなりの発生量が推定され、ごみ焼却施設に匹敵する量を示している国もある。各国での推定量を表2に示す。

ダイオキシンの測定はかなり難しく、少数のサンプルから全体を推定していることや、自動車エンジンの中でのダイオキシン発生メカニズムがよく解明されていないため、データのばら

フロン　当初、フロンはオゾン層破壊が指摘されて、順次「代替フロン」に置き換えられたが、代替フロンも温暖化に対しては、大きな影響がある。

表2　自動車排ガス中のダイオキシン

国	発生量（TEQ g/年）〔*〕
日本	0.07
オランダ	7.0
オーストリア	1以下
スイス	3～22
英国	613
米国	86.3

安田憲二「ダイオキシン類の排出状況」『安全工学』1999年第2号より

TEQ　ダイオキシンは多数の化合物の総称であり、それぞれ毒性が異なる。このため、代表的なTCDDという化合物の毒性に換算して表示される。（⇩ダイオキシンの項）

つきが大きいことは、現状でやむをえないと思う。しかし自動車のエンジンが、日本と外国で基本的に変わらないのだから、自動車の保有台数が世界第二位の日本で、桁違いに少ない推定値は不自然である。日本で意図的に発生量を少なく推定していると断定はできないが、確実な調査をしてほしい。

　さらに、人々に対する曝露（私たちがどれだけそれに触れる可能性があるか）の問題を考える必要がある。ごみ焼却施設からのダイオキシンの発生量が多いといっても、人々が煙突のガスをそのまま吸うのではなく、およそ数万〜数十万分の一に希釈された状態で吸っている。

　これに対して、自動車の排気ガスは、人々の顔前に排出され、濃厚な状態で吸入されている。ごみ焼却施設の従業員のダイオキシン曝露が、公衆より大きいのと同じ関係である。自動車からのダイオキシンも真剣に調査すべきであろう。

身近な汚染

最近の米国での調査によると、道路を走るクルマの中の空気の汚染濃度は、外気よりもかなり高いという結果が出た。汚染物質の種類によっては、外気に比べて二〜一〇倍も高い濃度も見られた。その半分以上が、先行する自動車からの分であるという。

　なお、エアコンを使用した場合も、吸気口から外気を入れた場合も、汚染のレベルは同じであった。土ぼこりなどは別だが、ガス状の有害物質はフィルターで取り除けないからである。

　歩行者の側からみるとどうだろうか。クルマを後ろから見て、排気管が左側のものと右側のものがある。クルマが道路を走っている状態でいうと、左側なら歩道寄り、右側ならセンターライン（車道）寄りとなる。歩行者が吸う局所的な排気ガスの濃度は、これだけでもかなりのちがいが出るのである。

　図1は、クルマが歩行者の脇を通過したとき、歩行者が吸う汚染物質［＊］の濃度の時間的な変化を示している。クルマが脇を通りすぎたときに、その瞬間でなく、二、三秒後に排気ガスの臭気を感じるが、グラフが山なり［＊］になっているのは、その様子を示している。

　ここでは、ガスを吸う高さが地上から〇・八

歩行者が吸う汚染物質

　汚染物質の濃度＝排気管から出た直後の生ガス（汚染物質）の濃度を一・〇として、歩行者の顔の位置までに薄められた比率（希釈率）で示す。

メートル、つまり子どもを想定して計算したが、図の二本の線のように、排気管の左右のちがいによって、子どもが吸う汚染物質の濃度に明確に差が出た。

図1　排気管の左右と汚染の違い

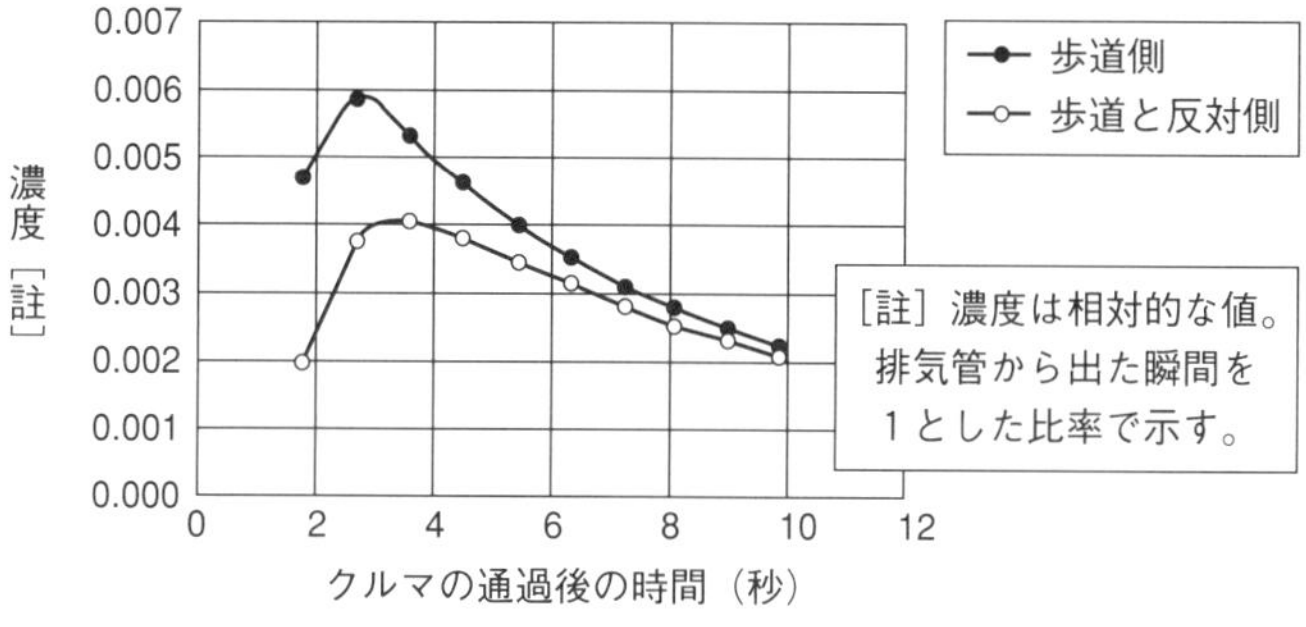

各種資料より筆者計算

背の高い大人では影響が緩和されるので、大人になるとあまり気づかないのかもしれない。子どもは成長過程にあるので、体重あたり、大人よりもたくさんの空気を吸っているが、背が低いために、さらに高濃度の汚染物質にさらされている。

有害性の指標

自動車の製造時や廃棄時の有害物質に対しては、企業や行政の責任も大きいと言えるが、クルマ（マイカー）の選び方や使い方は、消費者が決めることができるのだから、消費者にも一定の責任があると言える。

前述のように、自動車にかかわる有害物質は数多いが、私たちがクルマを選ぶときに、どのような指標を基準とすればよいのだろうか。ここでは、クルマと汚染にかかわる、ごく基本的な指標を一つ示したい。

図2は、国産のクルマ約五〇〇車種（ガソリンエンジン）について、車体重量と、いわゆる「燃費」［＊］の関係を示したものである。メー

拡散の問題
汚染物質の濃度は、その排出源での濃度の他に、どのように広がってゆくかも問題となる。現象の大きさは異なるが、工場の排煙でも、その煙突の根元よりも遠くで汚染濃度が高くなるなどの現象も同じである。

燃費
通称される「燃費」は「一リットルの燃料で何キロメートル走れるか」を指す。このため、数字が大きいほど燃料の消費が少ないことを示す。ただしエネルギー問題を論じる時は、「一キロメートル走るのに何リットルの燃料が必要か」で表わしたほうが便利なので、この図はその表示によっている。

カーや車種にかかわらず、車体重量と燃費は全体として比例の関係にある。つまり排気ガスに関係した汚染は、およそ車体の重量に関係するとみてよい。

そのほかの汚染物質も、重量と完全に比例しないものの、重いクルマほど金属や合成樹脂をたくさん使っているから、間接的な汚染物質の排出も多いであろう。道路とタイヤの摩擦による粉じんの発生にも、重量との関係が推定される。

クルマを一回り小さくするだけで、環境への負荷をただちに減らせる。エコカー（低公害車）と呼ばれるクルマもあるが、まだ一般のユーザーには手が届きにくい。それよりも、小さいクルマこそ確実に環境負荷の低減につながる。

なお低公害車そのものが、本当に環境対策と言えるかどうか、その虚像と実像についてカコミ記事を見ていただきたい。

私たちがトラックを走らせている

図3は、家計消費、公共サービス、公共事業、民間企業の設備投資、輸出の五分野について、国内で、どれだけトラック（ただしここでは業務用の自動車全体を含む）の走行が誘発されているかを計算した結果である。

公共事業や企業の活動のために走っているトラックもあるが、それよりも、私たちの家計消費の裏で走るトラックのほうが多い。引越しや宅配便などを除くと、私たちが自分自身でトラックを頼む機会は少ないが、実は私たちの毎日の暮らしが、めぐり巡ってトラックを走らせているのである〔＊〕。

つまり、トラックにかかわる有害性を減らすには、どうしたらトラックを「走らせずに」すむかを考える必要がある。

時間や場所によって、トラックの走行を規制するなどの案もある。しかし、他者からの輸送の求めをそのままにして、走行だけを規制しても、ある時間や場所から、別の時間や場所にトラックが流れ出すだけである。

個人のクルマとちがって、トラックの走行と消費者の関係は間接的であるが、他の消費分野と同じく、モノを大切にし、ごみを減らし、不要な消費財を買わないなどのライフスタイルを心がけることが、トラック公害の軽減にもおの

間接的な走行
ある商品に対して、それを商店まで運ぶトラック、包装材を納入するトラック、そのまた包装材の原料を運ぶトラック等のように、一つの消費行為の裏にたくさんの派生的な物流がある。

ずとつながることになる。

クルマの「ガイドライン」

暮らしの消費分野の中でも、電気、ガス（その他の燃料）、水道となると、節約を心がけるにしても「なければないでいい」とは現実に言えない。これらをまったく使わずに生活を営む人はいないだろう。

　しかし純然たるマイカーは、とくに大都市に住む人なら「なければないで済む」項目ではないだろうか。思い切ってクルマの所有をやめて

図2　車体重量と燃費

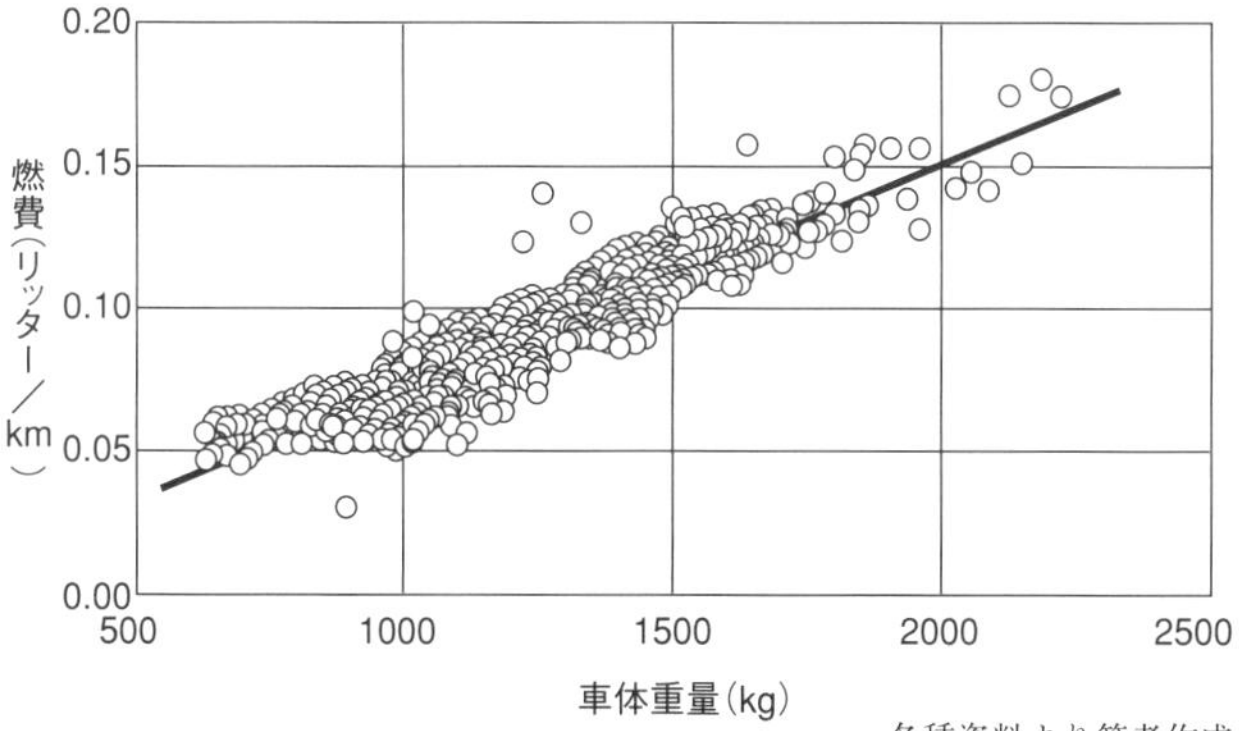

各種資料より筆者作成

図3　原因別のトラック走行km

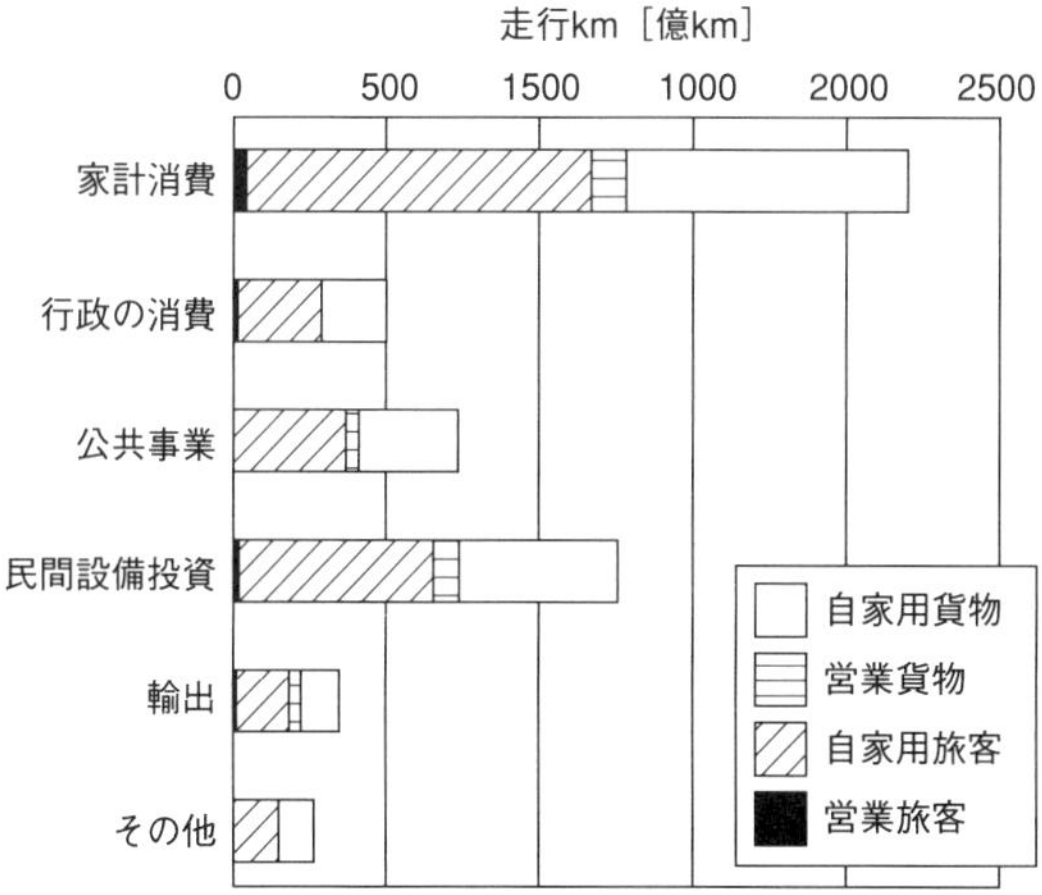

（各種資料より筆者作成）

みたら、経済的にも楽になるし、むしろ面倒が少なくなると思う。

そうはいっても、各人の住宅環境、家族、周囲の電車やバスの状況などによって、クルマに乗らざるをえない事情もあると思う。

筆者が『消費者リポート』にクルマに関する記事〔*〕を書いたとき、読者の方から「私はクルマが苦手なので、あまり乗りたくないのですが、赤ちゃんがいるので乗らせてもらっています」という手紙をいただいた。

安全な暮らしに関心のある方なら、スポーツタイプのクルマで高速道路を飛ばしたり、四輪駆動車で森林に乗り込む、といったクルマの使い方は少ないだろう。それは論外として、日常の使い方として、次のガイドラインを提案したい。

①三回に一回はクルマをやめて、鉄道かバス、あるいは自転車にする。

②クルマを買い替えるとき、今より二〜三割小さい（軽い）クルマにする。また中古車の購入を優先する。

③ディーゼル車の排気ガス対策が確立するまで、ディーゼル車を買わない。

④出先で確実に駐車場に入れる見込みがなかったら、クルマで出かけない。

⑤前方に歩行者（自転車）と交錯する可能性があったら、足をブレーキペダルに移す。

⑥歩道（横断歩道）にクルマを乗せない、停めない。

⑦食品は、可能なら近隣ものを選ぶ。

①のように、クルマの使用を、平均して三回に一回やめるのは困難だろうか。レジャー、通学、私用にかかわるクルマの使用は、それほど不便をがまんしなくても、逆に徒歩や自転車に変えることによる健康増進など、プラスの意味も考えて、減らせると思う。

②の項目で、重量がクルマの有害性の主要な要素であることはすでに述べた。中古車については、クルマが古いほど排気ガスの汚染が増加する傾向になることから、かえって良くないという意見もあると思う。

しかし、クルマの製造時に起きる環境汚染や、エネルギーの消費がかなりあること、廃車時のフロン放出なども考えると、総合的には、買い

『消費者リポート』記事

一九九七年七月十七日・第一〇一三号。「クルマの有害度を採点しました！」。この記事は、クルマの種類（大きさやエンジンの種類）のちがいによって、地球の温暖化、人間の健康被害、生態系の破壊など、それぞれにどのくらい影響があるかを、点数化して比べたもの。

低公害車

クルマの利便性を維持しつつ、有害性を軽減するために「低公害車」に期待する人もある。たとえば電気自動車である。

しかし、日本のエネルギー体系にはっきり変化があるくらいに、ガソリン（ディーゼル）車から電気自動車への転換が起きなければ、大気汚染の改善に効果もないはずである。エネルギー源（火力・原子力・水力）が何であれ、そのような規模で電力の需要を起こしたら、発電にかかわる有害性のほうが大問題である。

そこで、ソーラー発電（太陽電池）で電気自動車を動かすという提案も出てくるのだが、現実的でない。ソーラーカーレースで見られるように、自転車にカバーをつけたような構造のクルマで、人間一人を動かすのがやっとである。太陽電池の効率が最大限に改善されても、実用車にはほど遠い。

今のところ、最も現実的な低公害車は、トヨタの『プリウス』に代表されるハイブリッドカー（エンジンと電気の組み合わせ）や燃料電池車だろう。

しかし、かりにプリウスがカローラやサニーのような大衆車なみ（日本で最も多く売れてきたモデルで、一九九五年に年間約二四万台）に普及したとして、最終的に環境に対してどのくらいの効果があるのだろうか。

たとえばトヨタ車全体を対象にして計算してみると、二酸化炭素、窒素酸化物とも、日本に存在するトヨタ製の自動車全体が排出する量のうち、〇・五パーセント程度が減るにすぎないのである。これでは、現実の地球温暖化防止や、大気汚染の改善に与える効果は、ゼロに等しい。

なお、低公害車の虚像と実像を適切に解説した本として、三崎浩士『エコカーは未来を救えるか』（ダイヤモンド社）がある。

アイドリングストップ

大衆車（カローラ）級の、アイドリング時のガソリン消費は、〇・一七〜〇・二cc／秒程度である。これをエネルギー表示にすると、六〜八kWである。別の表現をすると、アイドリングしているだけで、普通の住宅の電気ブレーカーが切れてしまう電力に相当するエネルギーを使っている。

だから、アイドリング・ストップはできるだけ実行したほうが良い。駐車している時に、エアコンを効かすためにエンジンをかけ放しにするなどは、絶対にやめてほしい。

しかし、アイドリングでこれだから、さらにクルマを動かす分を考えたら、これの三〜四倍のエネルギーを使っている。クルマに乗ってアイドリング・ストップを気にするくらいなら、クルマに乗らない工夫のほうが重要ではないだろうか。

一部のバスには、停車中に自動的にアイドリングを止める装置がついているが、乗用車にはまだ普及していない。普通のマイカー運転者が、交差点などで止まるたびにアイドリング・ストップに気を取られていたら、交通事故のほうも心配だ。

替えを減らしたほうがよい。もし大気汚染が気になるなら、クルマの走行を減らすことで対応するのが筋だろう。

③について、表1に示した有害物質のうち排気ガスに関する項目は、ディーゼル車でとくに問題となる。少なくともマイカーではディーゼル車をやめてほしい。燃料代が気になるなら、小さいクルマを選べばよいのである。

④〜⑥は、環境問題というより交通事故にかかわる内容だが、これだけでも守ってもらえたら、対人事故はかなり減ると期待される。

⑦は「安全な食べもの」との兼ね合いもある。近隣ものイコール安全とも限らない。安全性のたしかな食べものがむしろ希少な現状では、食の安全を確保するために、より遠くから多くのトラックを走らせる必要があるかもしれない。それは一面で、見知らぬ他人に自動車の有害性を押しつけることでもある。

流通や生産の仕組みが、複雑にからみ合った現代社会では、すべての望ましい条件を満たす暮らし方はできないかもしれない。正しい情報を知った上で、各人の自主的な判断にもとづいて、自分と他人に最善と思う方法を選ぶしかないのだろう。

【参考文献】
・ブックレット『脱クルマ21』第一〜三号、生活思想社、一九九六年より九八年まで年刊（直販・〇三—五二六一—五九三一へ）
・上岡直見著『クルマの不経済学』、北斗出版、一九九六年
・上岡直見著『脱クルマ入門』、北斗出版、一九九八年

Ⅵ　暮らしとごみ

㉕ 一般廃棄物

梶山正三

一般廃棄物は安全?

しばしば「産業廃棄物は危険な物が多いが、一般廃棄物は安全」ということが言われる。一般廃棄物処分場を建設しようとする民間業者が住民説明会でこのように強調するのを何度か聞かされた。

確かに、産廃には「強酸・強アルカリ」とか「メッキ工場汚泥」とか「業務用の有機溶剤」とか、いかにも危険性の高そうな名称の使用されているものがいろいろある。それに対して一般廃棄物は、歴史的に見れば「厨芥ごみ」が主流であり、他は新聞紙・雑誌などの古紙、植木剪定屑などであり、家庭から出るものだから、いずれにしても有害性や危険性は低いというイメージがあったかも知れない。九一年の廃棄物処理法の改正で有害性・危険性の高いとされる一般廃棄物について「特別管理一般廃棄物」の制度ができ、埋立禁止をはじめとする特別な取り扱いが定められたが、それは医療系とＰＣＢ使用製品など、ごく一部のものに限られた。

ほんとうに一般廃棄物は産廃より安全性が高いのだろうか？ 廃棄物に人々が接するのは、排出されるとき、排出後に分別するとき、焼却等の中間処理や再資源化の過程、さらに最終処分場に運ばれ、埋め立てられる段階など、様々な状況がある。本来ならば、これらの状況ごとに安全性が議論されなければならないのだが、共通する一般的な問題をまず述べよう。

(1) 厨芥ごみ主体の昔のごみと違って、現代の一般廃棄物にはプラスチック類、蛍光灯、電池、電気製品、家庭用殺虫剤、家庭菜園等に使用する農薬類、有機溶剤使用の家庭用品・事務用品など無数の有害化学物質や重金属類が多量に混入している〔＊〕。

(2)　これらの有害性の高い廃棄物も「一般廃棄物」であるがゆえに、中間処理・最終処分等に関して特別な扱いを受けない。たとえば、家庭用の殺虫剤や家庭菜園に使用する農薬類、水銀を含む蛍光灯なども、法律上は、すべて厨芥ごみや古紙などと同じ扱いを受け、中間処理や埋立処分に際して区別されない。

　これが産廃であれば、たとえば、廃プラスチックと廃木材では焼却炉の許可基準でも区別される。農薬や蛍光灯などもそれが産廃として排出されたものであれば、「特定有害産業廃棄物」に該当する可能性があり、その場合には特別な取り扱いを要求されて、中間処理・埋立の方法も違ってくる。つまり、有害性の高い廃棄物について、まったく同じ物が排出されても、それが一般廃棄物であれば、それに対する特別な配慮はないのに、それが産廃であれば、特別な扱いがされるのである。どんな危険性の高いものでも、法律上特別な区別がされないという点に一般廃棄物の取り扱い上の危険が潜んでいる。

(3)　最終処分場に関していうと、一般廃棄物の最終処分場に持ち込まれるものは、現在は焼却灰主体に向かいつつある。焼却灰はまず焼却過程で廃棄物中の重金属類を濃縮し、さらにダイオキシンをはじめとして、焼却過程で生じた多数の有害化学物質を含んでいるので、その危険性は大きい。

(4)　一般廃棄物の容積にして約五〇パーセントを超えるプラスチック廃棄物の収集・運搬等のための圧縮施設からも無数の化学物質が排出されている（例えば、東京都の杉並中継所の場合）。その危険性は現時点では明確ではないが、様々な危険性を示す徴候が表われている。

結論として、「一般廃棄物が産廃より安全」というのは迷信と言ってもいいであろう。むしろこのような「安全神話」が、その社会的危険性を加重しているといえよう。

リサイクルと環境負荷

「資源循環型社会」とか「リサイクル社会」

法の規制のかからない有害物質の混入

　たとえば、有機リン系の家庭用殺虫剤は農薬取締法の適用を受けない。シロアリ駆除剤は農薬取締法だけでなく、薬事法の適用もない。家庭菜園用の農薬類も「農地」への使用ではないので、同様である。登録農薬以外の農薬も混入する。近年は、埋め立て地では一般廃棄物の焼却灰の割合が高いが、特別管理廃棄物として薬剤処理やセメント固化しないと埋め立てられないはずの有害性の極めて強い煤塵も、焼却灰と混合して排出される焼却炉からのものは、何の処理もされず、法律上適法なものとしてそのまま埋め立てられる。重金属としてはヒ素、鉛、カドミウム、水銀、クロム、ガリウムなど多数のものが混入している。容積で五〇パーセントを越えるプラスチックごみには、塩素化パラフィン、臭素系難燃材、フタル酸エステル、有機スズ化合物やステアリン酸鉛などの鉛化合物などが多量に含まれている。

とかが、これからのあるべき社会像として有識者や市民運動の目標として掲げられている。国もこのような社会像がお気に入りである。廃棄物処理法改正や容器包装リサイクル法、家電リサイクル法などの法案の提案や関係審議会の答（もちろん官僚の作文が下敷きになっている）などでも常に「資源循環型社会」の実現が提案理由の主要なテーマになっている。

しかし、「資源は廃棄処理されるよりも、再生資源として利用される方が優る」とは簡単には言えないし、単純に「資源の循環的利用を促進する」ことが正しいとも言えない。二つの例を挙げよう。

第一の例は、リサイクルが大量生産と大量消費を加速するという例である。

たとえば、再生資源としての鉄と輸入資源としての鉄の用途に区別がなく、毎年一定量の資源が輸入されるという単純なモデルを想定する。リサイクル率（排出資源の再利用率）を七〇パーセントとする。表に示したように、生産規模は毎年拡大し、結論として、毎年の輸入資源量をA、リサイクル率をrとすると、当初の生産規模の（A／1―r）にまで生産規模は拡大する。

たとえば、rが七〇パーセントであれば、三・三三倍に、九〇パーセントであれば、一〇倍に生産規模が拡大し、需要がそれに追い付かない場合には再生資源はごみに逆戻りする。リサイクル促進の声が常に「新たな需要の掘り起こし」と称して、増産の必要性の乏しい生産物（廃プラスチックで作られる植木鉢、公園のベンチなど）の生産が奨励されるのは、そのような理由による。つまり、リサイクルには大量生産・大量消費を加速する危険がある。これを防ぐには、輸入資源を絞るしかないが、海外資源が再生資源より質及び価格において優るという現実のもとにおいて、輸入資源を絞るのは難しい。経済規模の拡大が望めない現状では、結局大量に発生した再生資源は、需要の掘り起こしができず、ごみの大量生産に結びつくことになる（表1）。

第二の例は、プラスチックのリサイクルである。ポリ塩化ビニル（PVC）、ポリエチレン（PE）、ポリプロピレン（PP）ポリスチレン（PS）、ABS樹脂などの廃プラスチックの混合物を油化により再生資源化する場合である。油化の前提としての、プラスチック以外の廃棄

表1　リサイクルによる大量生産・大量消費の拡大

（リサイクル率＝r＝0.7の場合）

	輸入資源A	再生資源	輸入資源＋再生資源（生産プロセスへの投入）	排出＝リサイクル＋廃棄
1年目	100	0	100	100＝70＋30
2年目	100	70	170	170＝119＋51
3年目	100	119	219	219＝153＋66
4年目	100	153	253	253＝177＋76
5年目	100	177	277	277＝194＋83
6年目	100	194	294	294＝206＋88

究極の生産規模Q＝A（$1+r+r^2+r^3+r^4\cdots\cdots$）＝A/1－r　（筆者作成）

図1　東京都杉並中継所フロー

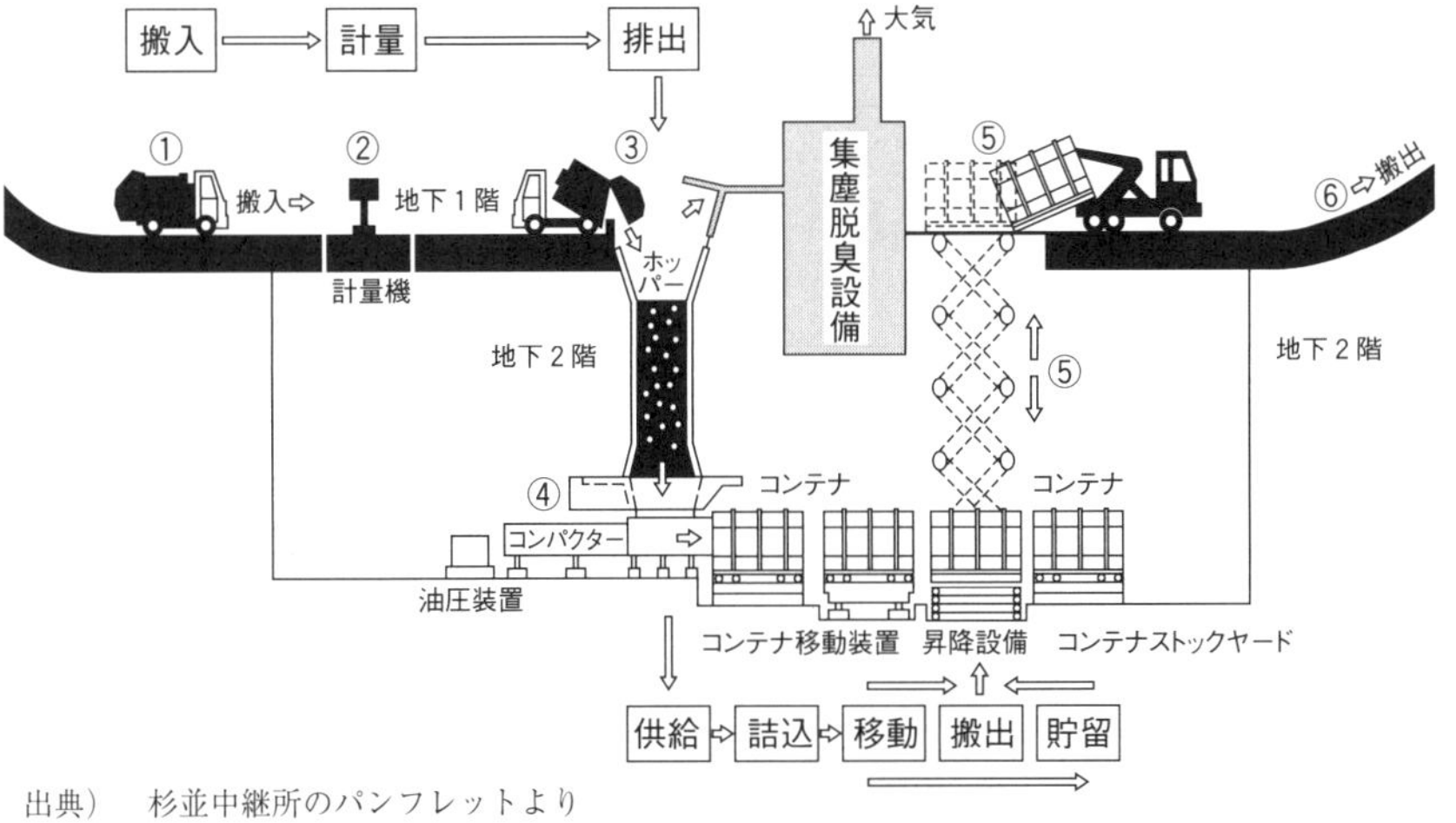

出典）　杉並中継所のパンフレットより

物の分別・洗浄、さらにその後の加熱分解・脱塩素のプロセス等も含めてそのための施設整備、油化に要するエネルギー資源の消費、施設の更新や操業にともなって生ずる新たな廃棄物など、油化プロセスが、資源的にも熱的にも、また汚染物質の排出という点でも、環境負荷を一層増大させることは、単純なエネルギーリサイクルや廃棄物としての処理と比べても明らかなのである。つまり、この例では、「リサイクルは環境負荷の増大や資源の一層の浪費を招く」ということになるのである〔＊〕。

　つまり、リサイクルには「大量生産・大量消費の加速」あるいは「環境負荷の増大」という危険がともなう。すべてのリサイクルがトータルとしてマイナスの効果しかないとは言わないが、発生抑制やリユースに次ぐ「三流のごみ政策」としての位置付けを明確にしておきたい。その意味で「資源循環型社会」を標榜する国のごみ政策は、発生抑制を聖域にして、あくまで大量生産・大量消費社会を維持したいという願望の表れであり、消費者としてはこのような危険なスローガンに乗らないように注意したいものである。

リサイクルは環境負荷の増大や資源の一層の浪費を招く

　一九八六年のドイツの廃棄物管理回避法では、廃棄物政策の優先順位を次のように定めている。①発生抑制、②リユース、③リサイクル、④適正処理。日本の環境基本法にも、九五年同様の内容が盛り込まれた。つまり、リサイクルは三流の政策という位置づけである。ところが、日本の廃棄物法制ではこの三流の政策と四番目の適正処理が主体であり、①と②の政策はほとんど顧みられない。それは大量生産・大量廃棄社会の維持が日本経済の成長を支えると考えられているからである。九八年五月末に成立した家電リサイクル法は、廃家電の収集と処理費用の全額負担を消費者に求めるものだが、家電協会の試算結果によると左表に示されたように、約一万円の処理コストをかけても回収できる有価物はたったの三五〇円である。これではリサイクルとは言えない。費用の全額が消費者負担であるから、「悪しきリサイクル」を改善

高温溶融炉は危険な道

厚生省は、ダイオキシン対策として、一般廃棄物の焼却炉の大型化・連続燃焼炉化を打ち出し、焼却灰・煤塵については高温での溶融処理の方針を決め、これを都道府県を通じて市町村に徹底させようとしている。例によって、「いうことを聞かないと補助金をやらないぞ」というおどしをかけている。

この影響で、市町村の新たなごみ焼却炉建設計画は高温溶融炉導入〔＊〕が常識になりつつある。メーカーによると高温溶融炉には、次のようなメリットがあるという。

① ダイオキシン等の有害物質を高温で分解させる。

② 重金属等の非分解型の有害物質を溶融スラグの中に封じ込める。

③ スラグの容積はたいへん小さいので、埋立地が延命化する。

④ 溶融スラグは、路盤材等として有効利用ができるので、資源循環型技術である。

厚生省が言っているのは、ごみ自体の溶融処理ではなく、焼却灰等の溶融処理であるが、灰溶融をやるには、ごみ焼却炉と灰溶融施設の両者が必要になるので、ごみ焼却と灰溶融を一体化した直接溶融炉の売り込みにプラントメーカー各社とも力を入れている。

メーカーの言い分と厚生省の後押しで、高温溶融炉の導入が各地で強引に進められようとしている。たとえば、豊橋市では、九八年、三井造船のガス化溶融炉（図2）が、市長の専断的判断で導入が進められ、国内では実用炉が一つもなく、世界で唯一の実用炉であるドイツシーメンス社の焼却炉が豊橋市議会の議会審議の最中の九八年八月に事故を起こしたにも拘らず（しかも、その後、シーメンス社は撤退した）、三井造船との契約にまで至ってしまった。豊橋市は、ガス化溶融炉の実用性について、今後自らのリスクで「実験」しなければならないことになった。市長はメーカーとの「性能保証契約」の存在をもってリスクを回避できると主張しているが、そんなものでリスクの埋合わせができるはずがない。

君津地域四市（君津、木更津、富津、袖ケ浦）による新日鉄のコークスベッド式直接溶融炉導入するインセンティブも働かない。

高温溶融炉
高温溶融炉には、焼却灰を高温（一三〇〇度前後）で溶融する灰溶融炉とごみの焼却と焼却灰の溶融を同一の炉で

表2　家電リサイクル法の施行にともなう処理費用の概算（家電製品協会試算）

リサイクルのレベル	リサイクル率（%）	リサイクルに要する費用（円）	再資源化物売却益（円）	消費者の負担分（円）
1	35	3,600 ～ 5,300	100	3,500 ～ 5,200
2	55	4,070 ～ 5,770	170	3,900 ～ 5,600
3	80	6,250 ～ 7,950	250	6,000 ～ 7,700
4	90	8,750 ～ 10,450	350	8,400 ～ 10,100

（家電製品1台当たりの概算）

図2　熱分解溶融炉のフロー

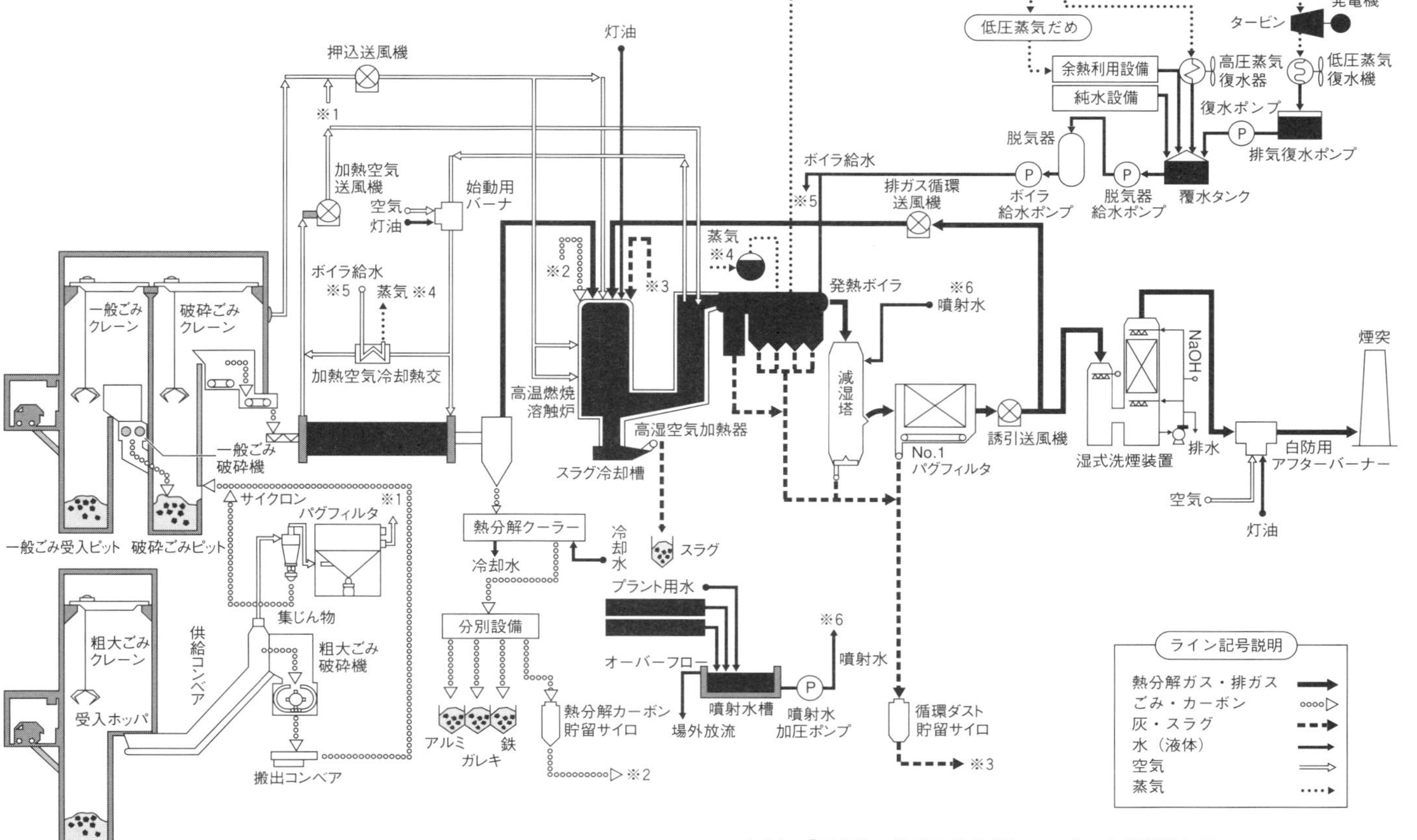

出典）「廃棄物の溶融処理技術とスラグの有効利用」㈱エヌ・ティー・エス

入計画は、君津市が同社の城下町という関係もあって、完全なメーカー主導で進んでいる。当初から四市の担当者を含んだ「研究会」に新日鉄が参加し、今後四市の清掃事業を引き受ける第三セクターには、新日鉄は関連会社を含めて株主総会の議決権の過半数を取得することになっている。この計画には、将来のごみ処理量の格段の増量と焼却炉の増設計画が含まれ、焼却炉メーカーのみの利益が、市民の税金負担で追求されようとしている。

　このような高温溶融炉導入は、危険な計画であり、市民にとっては強い警戒を要するものである。その理由を述べよう。

(1)　高温溶融炉は、施設建設等に要する費用（イニシャルコスト）や操業の運転管理費用（ランニングコスト）が多大であるだけでなく、技術的にも未熟で、欠陥の多いものであって、思わぬトラブルのため、その処理にまつわる費用が予想外に膨らむ可能性が高い。このような財政負担の増大及びそのリスクは結局は納税者である市民へのツケとなる。

(2)　高温溶融炉は、ごみの安定的な供給を必要とする。ごみの燃焼カロリーは高いほうが望ましい。したがって、これを導入することは、発生抑制や分別の徹底によるごみの減量政策に逆行する。ごみの自然の減量さえも、高温溶融炉の安定的管理からは敵視されるだろう。プラスチックの分別はごみの低カロリー化につながるので、高温溶融炉を導入したところでは、既にこれを避ける傾向さえ出ている。

(3)　高温溶融炉から排出されるスラグは、将来的にもおそらく路盤材以外に意味のある有効利用はないと考えられる。スラグの安全性を装うデータはいくつも出されているが、これらのデータにも拘わらず、筆者はスラグが全国的に路盤材として使用されることは極めて危険だと考えている。理由を詳しく述べる紙数はないが、主要なものは次の二つである。

　第一に、スラグの安全性チェックは「溶出試験」〔*〕（環境庁告示一三号）でなされるが、この方法はＰＨ調整がないこと、ＰＨ範囲がほぼ中性であることなど、根本的な欠陥があり、使用に耐え得るものではない。

　第二に、路盤材は自動車の走行により常にほぼ一定の速度で磨耗していくが、それはタ

行なう直接溶融とがある。溶融炉の導入は七九年の釜石市、八〇年の茨木市を嚆矢とし、その後三年間の空白期間の後、最近になって、埋め立て地の不足とダイオキシン対策を理由として注目されるようになった。単なるごみ焼却のためには一三〇〇度のような高温は不要であり、炉の維持管理の困難・費用の増大、窒素酸化物の大量発生などマイナス要素が多い。水銀、カドミウムなど揮発性重金属の排ガス対策も必要である。ダイオキシン対策としては排ガス中に出るものは焼却にともない生成するダイオキシンの一〇パーセント程度なので、高温溶融炉の効果を過大視するのは誤りである。

溶出試験
　かりに有害物質を多量に含有していても、それが環境中に溶け出さなければ、環境汚

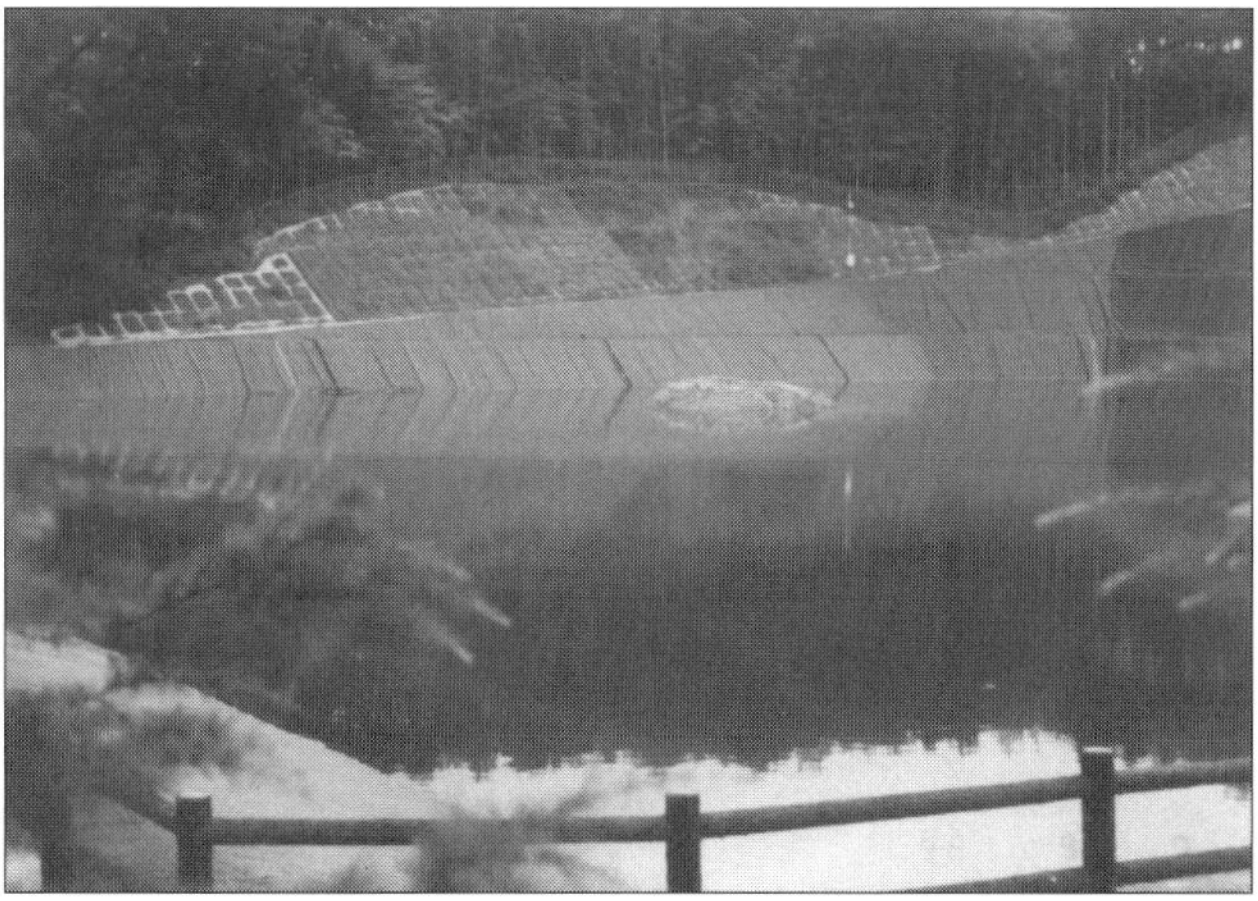

写真１　設計の失敗で排水ができず、冠水した一般廃棄物最終処分場
（1997年6月、戸澤章氏撮影）

イヤによって路盤材が微粉末になって環境中に撒き散らされるからなのである。このようなミクロの微粒子は直接生体内に取り込まれることはもちろん、有害物質の溶出においても、溶出試験で対象になる二ミリメートル以下の粉末と比べて桁違いに溶出速度が早い。

(4)　高温溶融炉の導入によって一般廃棄物の増量計面が必須になることは⑵で述べたが、既に全国的には一般廃棄物のはっきりした減量傾向が顕著になりつつある〔＊〕。そこで、これからの高温溶融炉の導入は、間違いなく「過剰施設」になり、遊休化は避けられない。遊休化した焼却炉に待ち構えているのは「産廃と一廃の共同処理」という名のもとに産廃が一般廃棄物焼却炉を事実上支配することになり、それが、市民の重い税金負担として跳ね返るという事態である。すでにこのような共同処理計画が茨城県鹿島コンビナートや長野県豊科町で現実化しつつある。つまり、事業者の後始末の尻拭いを市民の税金負担でやるシステムが日常化する危険がある。

気をつけよう甘い言葉と有料化

「有料化こそ、ごみ減量の決め手」「ドイツでもどこでも先進国のごみ収集は有料です。ただでごみ処理をやるのは市民を甘やかすだけ」などと有料化を唱える声はここ一段と喧しい。

染を招かない。これをテストするのが「溶出試験」である。具体的には試料を細かく砕いて篩いにかけて径二ミリ以上のものを除去し、これを一〇倍量の水（ＰＨ五・八〜六・三）に入れて六時間激しく振盪して、水に溶け出してきた重金属の濃度をチェックするのである。日本の溶出試験には、①溶出液のＰＨが高すぎる、②溶出液のＰＨ調整がないという致命的な欠陥がある。

重金属等は一般に酸性側で溶け出しやすい。酸性雨はＰＨ四以下のことも珍しくないので、環境中での溶出の可能性を見るには、この程度のＰＨでやらなければならない。欧米の試験方法はＰＨ四前後でやっている。ＰＨ四とＰＨ六では酸性度が一〇〇倍も違う。しかも振盪中にＰＨが動いてしまうことに対する対策としてのＰＨ調整がないので焼却灰等が混入するとアルカリ性での振盪試験になってしまう。

家電リサイクル法は、ハッキリした「粗大家電ごみ処理有料化法」である。「リサイクル」というのは嘘で、ただの「処理」以上のものではない。容器包装リサイクル法も一方でごみ収集有料化の強化を言い、一方でごみ処理の自治体負担を強める点で、これも実質的には有料化の強化法である。有料化をめぐる議論には多くのものがあるが、市民の立場から特に注意したい点を述べたい。

第一に、ごみの有料化の目的及び効果は現在の高コストごみ処理を将来的に保障することにある。

もともと、日本のごみ処理はおそろしくコストが高い。そのうえ、将来的にはごみの自然減量が予想されるのに、過剰施設を建設し、高温溶融炉のようなコストの高いごみ処理技術への傾斜を強めている。これらは、市民の税金で賄われているのだから、実態は「市民負担による高コストごみ処理が益々強化されつつある」のであって、あたかも、従来無料であったかのような幻想を与える「有料化」という論理矛盾したスローガン自体おかしいのである。

有料化の先鞭を付けた北海道伊達市の目的がごみ処理費用の捻出にあったように、これからの有料化は、税金負担では賄いきれないほど地方財政を圧迫しているごみ処理費用が、これから一層増大することが予想されるので、そのための費用捻出が最大の目的になる。

重厚長大型施設建設が、ごみ行政のこれからの目標だとすると、有料化はそのような「後始末型」ごみ行政の重要な支えになるのであり、同時にそれは、プラントメーカーの仕事を保障し、それと利害を等しくする一部官僚の懐をも肥やすことになる。

第二に、有料化は、事業者責任を回避するための方策である。ごみ処理の費用が嵩むのは、ごみのもとになった生産物の作り方に問題があるのである。したがって、ごみ問題の解決という視点からは、ごみ処理費用を製造事業者に負担させ、悪しき製品づくりのツケを負担させるのは、当然すぎるほど当然であって、いまさら「拡大生産者責任」（ＥＰＲ）など持ち出すまでもない。有料化は、ごみ処理費用増大の原因を不問に付して、単純に消費者に負担を求めるのだから、これほど不合理なものはない。ごみ処理費用の増大に関して、主として責任を負うの

ごみ量の減少

東京都では、平成元年がごみ量（局収及び持ち込み）のピークであり、平成十二年にはピーク時の七四パーセントまで減った。左図に示したように高齢化の急速な進行と二〇〇七年から始まる人口の急速な減少のもとで、大量生産・大量消費の社会は維持できない。今後ごみ量の減少はますます顕著になっていくものと予測される（図3、4）。

図3　年齢3区分別人口の推移：中位推計の結果

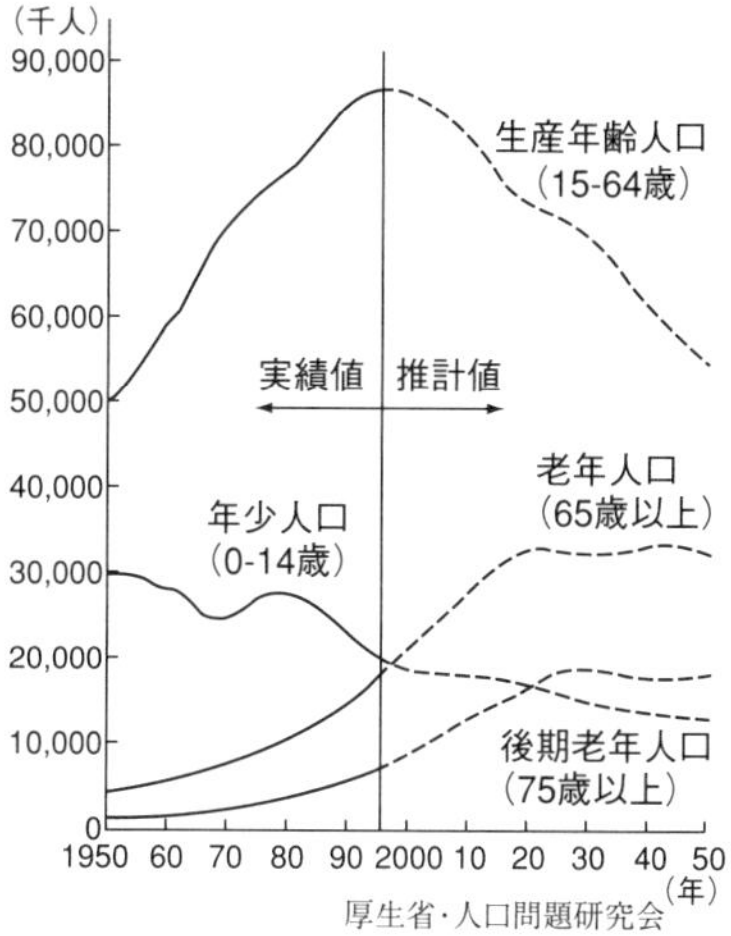

厚生省・人口問題研究会

図4　わが国の総人口の推移と予測

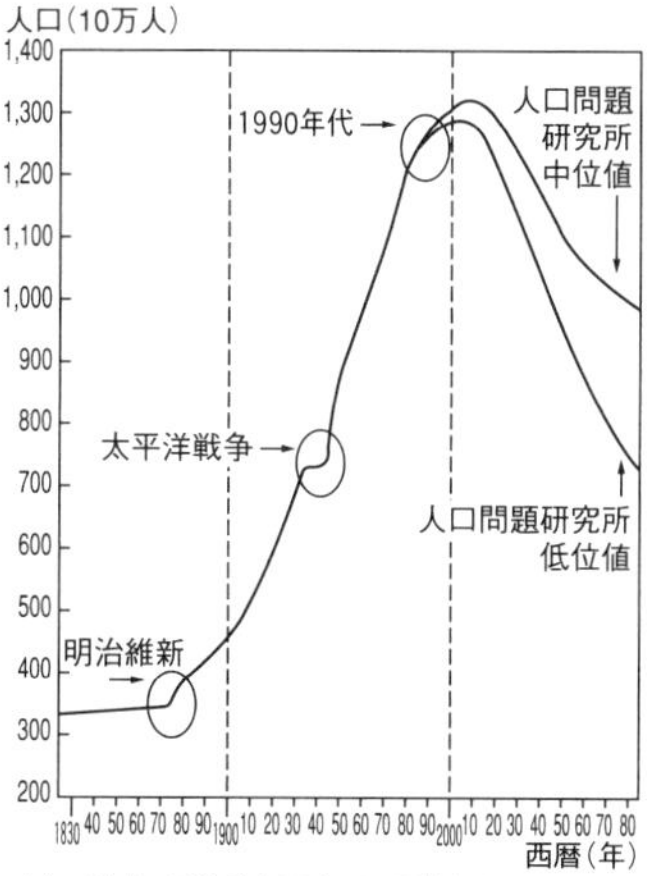

（古田隆彦、現代社会研究所所長「生活大国から生活先進国へ」家庭化学　Vol.59 No.1 1992.6）

は消費者ではないことは明らかで、「消費者」の責任を強調するのは、本来の責任者を覆い隠すための手段なのである。「有料化」は危険である。厚生省だけでなく、一部の市民団体までもが、これに乗せられて悪しき製品づくりを続ける製造事業者の責任逃れに手を貸している状況がある。

ほんとうのごみ政策へ

一般廃棄物の処理現場としての市町村行政は、適正処理困難物の増加、ごみ処理コストの増大、有害性の高い廃棄物の増大という何重もの苦しみにあえいでいる。発生抑制や事業者責任を聖域にし続ける国の中央集権的ごみ政策に黙って従っているような市町村行政では、いつまでたっても救われない。それでも声をあげる市町村が少ないのは日本の特殊な土壌のせいかも知れない。

市町村が本来のごみ政策を取り戻すには、当面次の事柄に手を付けていくべきである〔*〕。

(1)　事業系一般廃棄物の処理・資源化を事業者の全面的な責任及び費用負担とする。

地方分権一括法

二〇〇〇年四月一日から、地方分権一括推進法が施行される。機関委任事務の全廃（その約半分が法定受託事務となった）にともない地方自治法が大幅に改正され、関連して四七五の法律が改正される。国から都道府県・市町村へ、都道府県から市町村への関与は一段と強化されたが、改正法を形式的に見れば、市町村の独自性発揮の予知が広がったと見れなくもない。しかし、実質的に見れば、「市町村に最優先権を付与すべし」としたシャウプ勧告に逆行すると言わざるを得ない。産業廃棄物処理施設の許可事務は都道府県の法定受託事務へ、一般廃棄物の処理施設の許可事務は都道府県の自治事務となったが、いずれにしても、一般廃棄物の処理は市町村の自治事務であるから処理施設の問題も含めて、一般廃棄物行政について、市町村には広範な条例制定権があるとみて差し支えない。

廃棄物処理法六条、六条の二の規定から事業系一般廃棄物の処理責任は市町村にあると言う人がいるが、誤りである。六条の2項(4)号を見れば、市町村は「誰が」処理するのかを計画の中で定めることを求められているのにすぎず、また廃棄物処理法三条は、事業者が自ら排出した廃棄物を自らの責任で処理することを明確に定めている。

事業系一般廃棄物の締め出しは、市町村のごみ処理を一変させるだけでなく、その担当者に対する意識変革という意味でも画期的な効果を発揮するだろう。筆者としてはさし当たり、「事業系ごみ」の収集をやめること、持ち込み分についいては、施設のイニシャルコストも含んだ十分に採算のとれる費用の徴収を勧めたい。

(2) 処理費用が嵩むもの、あるいは生体毒性等の認められる有害物質を含む一般廃棄物については、事業系・家庭系を問わず、「適正処理困難物」として指定し、回収義務・引取義務・費用負担等を事業者に課する。廃棄物処理法六条の三による「指定」は厚生大臣の権限だが、同様のことを条例で定めることに問題がないことは、厚生省も認めている。

なお、二〇〇〇年四月からの地方税法の改正により、市町村も法定外普通税、法定外目的税の創設が可能となったので、環境税に類する新たな課税（課徴金を含む）手段がとれることになった。

事業系に限らず、家庭から排出されるものでも、事業者の「悪しき製品づくり」の結末を尻拭いするのは、市民であってはならない。尻拭いは、自ら種を蒔いた事業者が自らの責任と負担でやるのは当然である。しかし、当然のことが当然と意識されず、その反対のことがあたかも当然のことのように行なわれている。このような事業者責任の顕在化（しばしば言われる「強化」という言葉は実態にふさわしくない。もともと、事業者責任がまったくないところに「強化」は有り得ないからである）は現行法の枠内でも可能と考えるが、条例化した方がベターであろう。

ほんとうのごみ政策を展開できるのは、現時点では住民と連帯した市町村だけである。住民と敵対している市町村や、市町村を敵視している住民は、真のごみ政策を実現できない。

国のダイオキシン対策は、ごみの焼却現場に偏っている。しかも、ごみの焼却という場面だけに限定しても、有害物質はダイオキシンだけでなく、他にも無数にある。国の対策がこのように偏向しているのは、例によって、ダイオキシン問題の根本的解決を避けようとして、末端の処理技術だけに、問題を矮小化したいということであるが、同時にダイオキシン問題を政治的に利用して、ごみ処理行政の強化・拡充を図っているのである。

我々が目を向けなければならないのは、ダイオキシン問題だけに目を奪われている間に、無数の有害物質の危険性が忘れられていることの危険である。

今話題の内分泌撹乱物質（環境ホルモン）やダイオキシン類似のハロゲン化合物などはその一例だが、古くから有害性の知られているカドミウムや鉛なども、日本人の汚染レベルから言えば、ダイオキシン対策よりはるかに緊急の課題として認識されなければならない。ダイオキシンについては、九九年七月に成立したダイオキシン対策特別措置法によって、例えば、焼却灰に関しては、一定濃度以上のダイオキシンを含有するものについては、特別管理廃棄物とされることが決まった。しかし、焼却灰に含まれる多数の重金属類に関しては、そのような気配すらない。

鉛に関して言えば、南極の氷の分析から示される世界の鉛汚染レベルは着実に上昇しており、人類全体の危機に至るには、あとほんのワンステップを残すのみだ。

カドミウムに関しては、特に日本人の汚染レベルは高い。にも関わらず、カドミウムの世界の生産量の約四四パーセント（九七年度）は日本で消費されている。これも鉛と同様に「あと一押し」で日本人のカドミウムによる腎臓疾患は危機的な状況に至るだろう。半減期一五年ないし三〇年と言われるカドミウムの強い体内蓄積性は、早期の対策を必要とするのに、かつてのカドミウム米事件以来、国はほとんど無関心だし、マスコミもこれを一向に報道しない。

東京都杉並区のごみ中継所の事件も現代社会が得体の知れない無数の有害物質に犯されており、しかも、その複合的な毒性に関しては、人類はまったくの無知であり、そのゆえにその危険性に関しては無防備であることを思い知らされた。有害物質をその根源において除去するという思想に立たなければ、問題の解決は有り得ないだろう。

逆説的な言い方かもしれないが、無数の有害物質に囲まれて生活している現代の日本人にとって、ダイオキシン問題は、それを「氷山の一角」として認識するならば、貴重な体験をしたことになるが、逆に「ダイオキシン対策こそ、最も重要な有害物質問題」として認識するならば、それは大きな誤りを犯すことになろう。

ダイオキシン問題は氷山の一角

所沢市の一部の住民運動に見られるように、行政をひたすらに敵視し、「行政に手を貸すものは、すべて悪」というような単純な発想では、市町村行政をますます悪い方に追いやるだけである。行政への批判精神を強調することは正しいが、市民と行政の相互の緊張関係の中での連携こそが、国や都道府県の不当な関与を排除する原動力になるのである。

㉖ダイオキシン

三島佳子

「ダイオキシン」〔＊〕。この物質の名は、今や小学生からお年寄りにまで知れ渡っているといっていい。

住民自らががん死亡率調査を行ない社会に衝撃を与えた茨城県新利根町の城取清掃工場周辺。

前代未聞の高濃度のダイオキシンの汚染が発覚、労働者も高濃度のダイオキシンを曝露していた大阪府能勢町の豊能郡美化センター。

首都圏から排出される建築の廃材を燃やす産業廃棄物焼却炉が林立し黒い煙をあげる埼玉県所沢市。

また、一九九九年二月一日に放映されたテレビ朝日「ニュースステーション」が発端となった「所沢野菜事件」は社会問題として連日のようにに、新聞、テレビをにぎわした。

それは、一九九九年七月、ダイオキシン類対策特別措置法が成立し、翌二〇〇〇年一月から施行がはじまっている現在でも、荏原製作所藤沢工場からの高濃度たれ流し事件や米軍厚木基地に隣接する産廃焼却炉問題などダイオキシン汚染が次々と発覚しており、それもまた氷山の一角にすぎない。

次世代のいのちを脅かすダイオキシン

2、3、7、8―四塩化ダイオキシンは、モルモットの半数致死量で青酸カリの一〇〇〇倍、サリンの二倍の毒性を有する猛毒であるが、現在ダイオキシンの毒性として問題になっているのは、この急性毒性よりもむしろ、発がん性、遺伝毒性、催奇形性、免疫毒性、生殖毒性、内分泌撹乱作用などのさまざまな慢性毒性である。

ダイオキシン

ポリ塩化ジベンゾ―パラ―ジオキシン（ＰＣＤＤ）。塩素原子の置き換わる数や位置の違いによって合計七五種類の異性体を持ち、それぞれ毒性が異なる。

ダイオキシン類はダイオキシンと毒性、性質が似ているポリ塩化ジベンゾフラン（ＰＣＤＦ）とコプラナーＰＣＢ（Co―ＰＣＢ）を含む。最強の毒性を持つ2、3、7、8―四塩化ダイオキシンの毒性を一としてそれぞれの毒性を換算する。毒性評価対象異性体はダイオキシン七種類、ジベンゾフラン一〇種類、コプラナーＰＣＢ一二種類。

中でも、最近日本で、子宮内膜症患者の血液中のダイオキシン濃度は罹患していない女性に比べ倍程度であることがわかってくるなど、極低濃度のダイオキシンの曝露による精巣の萎縮、精子の減少、子宮内膜症、妊娠率の低下、流産などの生殖毒性や、子宮内や授乳期を通して次の世代に与える内分泌撹乱作用について新しい問題が次々と明らかになってきている。

ベトナム戦争をはじめ、今まで何度も起こって来たダイオキシン禍は、さまざまな形で人間や生態系を傷つけ、住民の被害は世代を越えて今も続いている。

ベトナム戦争では一九六二年から七一年にかけて米軍の行なった枯れ葉作戦によって除草剤2、4、5―Tとともに大量のダイオキシンが南ベトナムへ撒かれた。枯れ葉剤の被害者には、無脳症、二重胎児をはじめとする先天性障害、死産、流産、胞状奇胎〔*〕、新生児死亡などのさまざまな生殖障害がおこり、ベトナム帰還兵にも、がん、クロルアクネ〔*〕、手足の麻痺、神経症などの健康障害があらわれ、その子どもにも流産、先天異常が増加している。

一九七六年、イタリアのセベソと隣接するメダで、農薬の原料であるトリクロロフェノール製造プラントが暴走し、大量のダイオキシンが周辺一帯を汚染した事件（セベソ事件）では、汚染のひどかった地域で、事件後十カ月目の一九七七年四月から八四年十二月までの七年半の間、生まれた子どもの男女比は極端に女の子の方が多く、両親の血清中のダイオキシン濃度が高い場合には女の子しか生まれていないという衝撃的な結果が発表されている〔*〕（表1）。

日本でも一九六八年に起こったカネミ油症事件は当初、PCBによる被害と判断されていたが、後にダイオキシン類のジベンゾフラン（PCDF）とコプラナーPCBの影響であることが判明した。油症が発覚した一九六八年に福岡県では、患者から生まれた一三人のうち二人は死産、残り一一人のうち、一〇人は全身の皮膚が色素沈着している黒い赤ちゃんであった。さらに、事件後二〇年経った現在でも、黒い赤ちゃんが生まれたり、思春期を向かえた油症の青年がペニスの小さいことを悲観して自殺するなど、カネミ油症の悲劇は現在も次世代に続いていることを被害者は訴えている。

カネミ油症から一〇年後の一九七九年に台湾

胞状奇胎
子宮内の胎児をおおう胎盤絨毛組織が異常に増殖して葡萄状の塊になる病気。

クロルアクネ
塩素ざそう。いわゆる塩素ニキビ。

生まれた子どもの男女比
出生児に占める男児の割合は、一般的に女児より約六パーセント多い。ところがここ二〇～三〇年間に先進国では男児の割合が徐々に低下し、日本でも一九九〇年代後半に〇・五一三パーセントまで低下している。さらに、環境汚染が問題視されている特定の市町村で男児の出生率が目立って減少していることが、環境NGO「ダイオキシン・環境ホルモン対策国民会議」により指摘されている。

でおこった同様の油症事件では、被害者から生まれた子どもについて詳細な疫学調査が行なわれている。調査では呼吸器系疾患に罹患しやすい。体重、身長、陰茎が小さい、初潮が遅いなどの成長抑制。八歳以上で知能指数が有意に低く明らかな知能低下が認められるなどの深刻な影響が判明している（図1）。

図1　台湾の油症患者と対照者の子どもの総合知能指数（IQ）

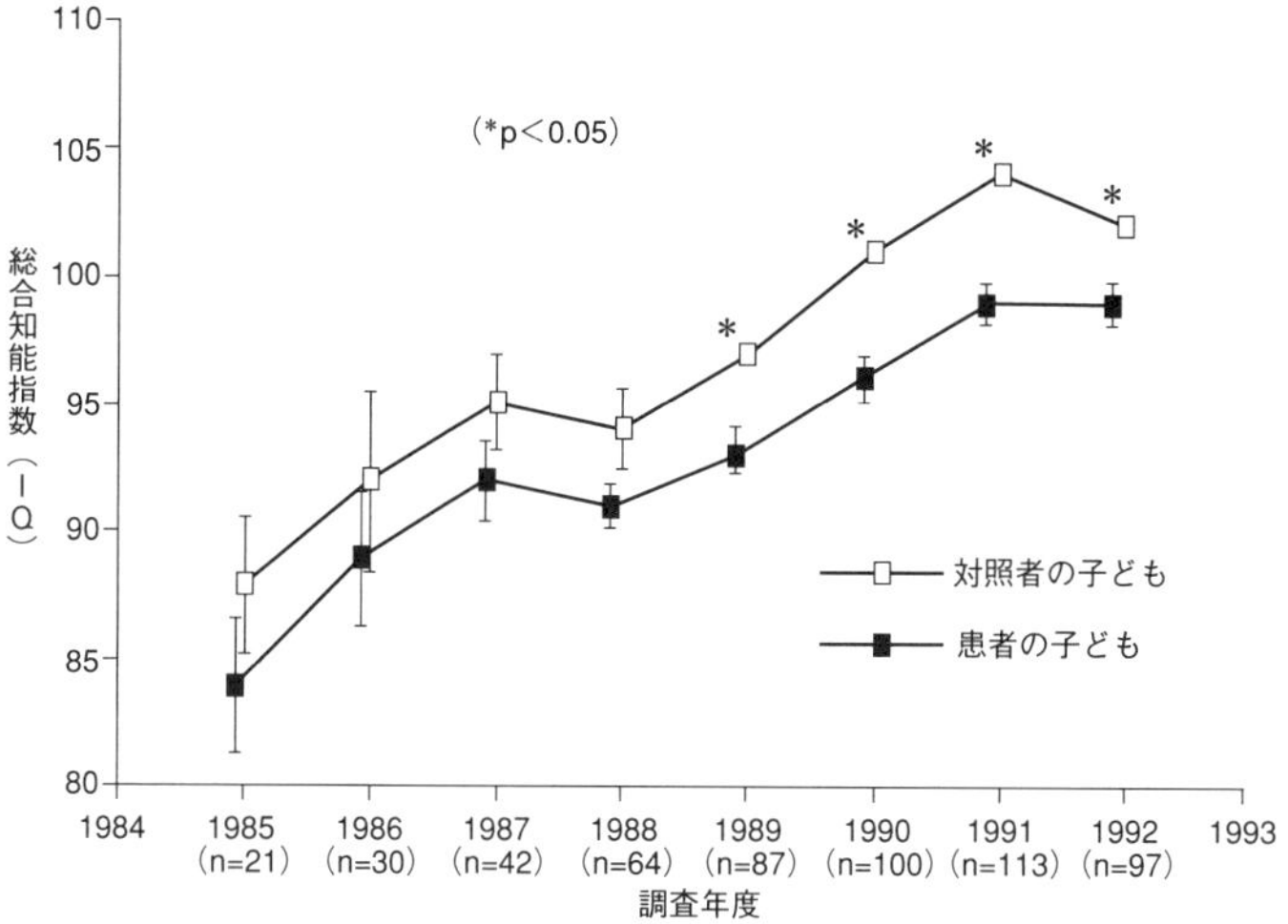

出典：「よくわかるダイオキシン汚染」宮田秀明，合同出版。

ごみ焼却により発生するダイオキシン

国土が狭く、埋め立て処分場の確保が難しい日本では、ごみ処理をもっぱら焼却に頼ってきたことから、焼却率も焼却炉の数もけた違いに

表1　セベソ（イタリア）の事故でダイオキシンに被曝した両親から生まれた子どもの性別

（1977年4月～1984年12月）

血清中ダイオキシン濃度（ppt/lipid、1976年）父親	母親	子どもの数 男児	女児
2340	960	0	1
1490	485	0	2
1420	463	0	1
509	257	0	1
444	126	0	2
436	434	0	1
208	245	0	1
176	238	0	1
104	1650	0	2
65.4	26.6	1	0
55.1	27.6	1	0
29.6	36.6	1	0
28.3	ND	1	1

出典: Paolo Mocarelli et al., *The Lancet*, Saturday 10 August. 1996, Vol. 384, No. 9024, p.409.

大きい（表2）。

現在、日本の大気のダイオキシン濃度は欧米先進国の汚染レベルよりけた違いに高く、九九年五月、国連環境計画が作成した排出目録でも日本が最大の大気へのダイオキシン排出国であることが明らかにされた（表3）。

一九九九年六月、環境庁が発表したダイオキシン類の排出量の目録（排出インベントリー）（表4）では、ダイオキシン発生の約九割がごみ焼却により発生しており、一般廃棄物焼却炉の改善や燃焼管理などによりダイオキシンの排出量はこの一年で半減したとされている。しかし、この排出予測量には全国で約一〇〇万個ともいわれる家庭用小型焼却炉やドラム缶などの、焼却施設以外からのダイオキシンの発生は把握されておらず、さらに、測定データについても、チャンピオンデータ（特別な燃焼物や特別な燃焼管理を行ない特にダイオキシンの排出濃度を低く押さえたデータ）の集積によるインベントリー予測では排出実態とかけ離れてるという各方面からの指摘も多い。

しかし、この減少後の九八年の年間排出予測量二九〇〇～二九四〇グラムで見ても、日本のダイオキシンの排出量は、ドイツ三三四グラム、イギリス五〇〇～一〇〇〇グラムに比べ、まだまだかなり大きものである。

ダイオキシン問題を本質的に解決するには、

表3　大気中のダイオキシン類（PCDD＋PCDF）の濃度

国　名	地域	年または年度	濃度（pgTEQ/m³）
日本	工業地帯近傍の住宅地	1990～94	0.10～1.30（0.59）
日本	大都市地域の住宅地	1990～94	0.02～1.76（0.53）
日本	中都市地域の住宅地	1990～94	0.01～1.36（0.47）
日本	バックグラウンド地域	1990～94	0.00～0.32（0.06）
アメリカ	都市域	1989	0.08～0.18
アメリカ	農村域	1989	0.05
ドイツ	工業地域	1994	0.15
ドイツ	都市域	1994	0.07～0.35
ドイツ	農村域	1994	0.03～0.07
イギリス	都市域	1993	0.04～0.10
スウェーデン	都市域	1991	0.024
スウェーデン	郊外域	1991	0.013

（　）内の数字は平均値
出典：『よくわかるダイオキシン』宮田秀明著、合同出版

表2　各国の都市ごみ処理状況の比較

国　名	日本	ドイツ	アメリカ	フランス	イギリス
人口（万人）	12,500	8,200	26,300	5,600	5700
ごみ発生量（1000t/年）	5,115	4,950	20,700	3,000	3500
ごみ焼却率（%）	76.9	35（25）	16	45	7
ごみ焼却施設数	1,872	47	168（150）	170（260）	30

（　）内は文献により、データが異なる場合の数値。
出典：日本のみ「平成8年度一般廃棄物の排出及び処理状況について」1999年8月30日厚生省資料による。諸外国のデータは、『廃棄物学会誌』Vol.9 No.7、福永勲論文による（1998年）。

焼却炉を改善し「高度に燃やす」ことではなく、「ごみ焼却主義」自体を見直し廃棄物の発生抑制と塩ビ等のダイオキシンの発生源の問題から取り組んでいく必要がある。

緊急な対策が求められる母乳汚染

厚生省は、大阪府立公衆衛生研究所の一九七三年～九六年までの二三年間にわたる保存母乳の脂肪当たりのダイオキシン濃度の経年変化を発表した（図2、3）。

母乳のダイオキシン濃度が減少している原因については、専門家の間では「農薬由来のダイオキシンが減少したから」という見方がある半面、ダイオキシン摂取の九割以上は食品から、さらに、その六割は魚からの摂取であることから「嗜好する魚種の変化や輸入食品の増加により日本のダイオキシン汚染とは無関係に人体のダイオキシン濃度が低減した。今後、国内の自給率を上げていかなければならない状況のなか、そうなれば、再び人体のダイオキシン濃度

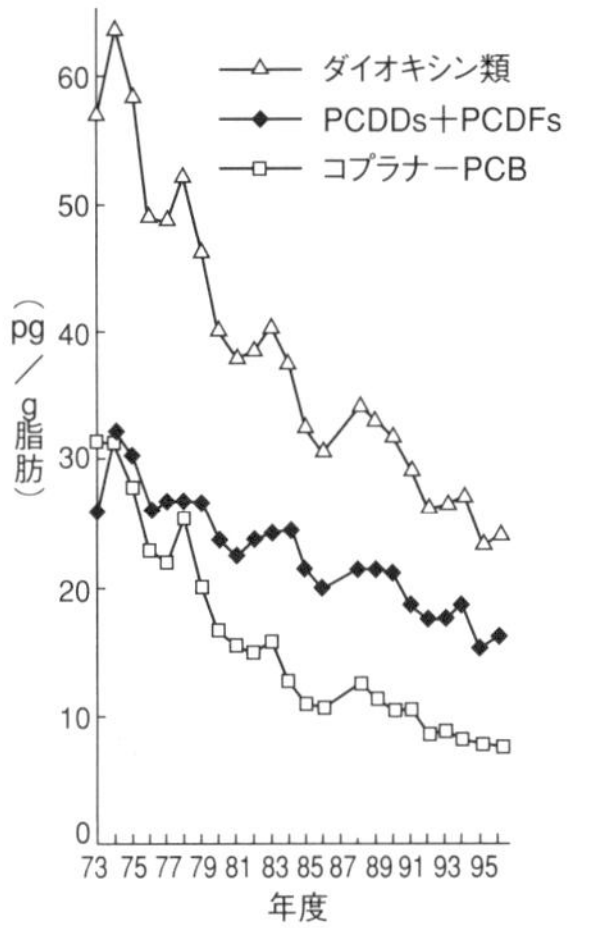

図2　母乳中のダイオキシン濃度

出典：平成9年度厚生省科学研究「母乳中のダイオキシン類に関する研究」（関係省庁共通パンフレットより）。

TDI　耐容一日摂取量。一生涯摂取しても健康に影響を及ぼさない安全量とされている。単位は体重一キロ当たりの一日の摂取量であらわす。

表4　ダイオキシン類の排出量の目録（排出イベントリー）の概要

発　生　源	排　出　量	
	1997年	1998年
一般廃棄物焼却施設	4320	1340
	水→	水　0.016
産業廃棄物焼却施設	1300	960
	水→	水　0.065
未規制小型廃棄物焼却炉（事業所）	→	325 ～ 345
火葬場	1.8 ～ 3.8	←
産業系発生源		
製鋼用電気炉	187	114.7
鉄鋼業　焼結工程	118.8	100.2
亜鉛回収業	34.0	16.4
	15.7	14.3
アルミニウム合金製造業	→	約26
その他の業種		
（水への排出の3業種含む）		
たばこの煙	0.075 ～ 13.2	0.079 ～ 13.9
自動車排出ガス	2.14	←
最終処分場	水→	水　0.078
合　計	6330 ～ 6370 (1.2)	2900 ～ 2940 (0.56)

注1：排出量の単位：g-TEQ/年
　2：水への排出については実態調査結果のあるものについて掲載した。
　3：排出量については、無印のものは大気への排出を示す。
　4：排出量の合計の欄の（　）内の数値は水への排出を示す。
　5：矢印は推計年と同様の排出があったと推計したことを示す。
　出典：「環境庁ダイオキシン排出抑制対策検討会第二次報告」（99年6月25日）より

が高まることが危惧される」との指摘もなされている。

また、半減したといわれる母乳のダイオキシン濃度でも、日本の赤ちゃんは現在でもTDI〔*〕を大きく超えるダイオキシンを摂取している。

九九年八月二日、厚生省が発表した全国二一地域の第一子出生直後の各二〇人ずつを対象にした母乳中のダイオキシン濃度の平均は、脂肪一グラムあたり二二・二ピコグラム（pg）。体重一キログラム当たりの一日の摂取量は一〇四ピコグラムとTDIの四pg／kg／日の二六倍にものぼっている。

厚生省の一九九八年度調査によれば日本人が一般的な食事から摂取するダイオキシン量はコプラナーPCBを含めて約二pg／kg／日と推定されてることから、赤ちゃんは大人の五〇倍以上のダイオキシンを摂取しているということになる。

現在、ダイオキシン問題で焦点になっているのが、極微量でもたらされる次世代への影響である。有害物質の影響を受けやすい胎児や乳幼児に視点を置いた緊急な対策が求められる。アメリカの五大湖やバルティック海沿岸では妊婦や子どもに視野を置いた魚介類の摂取量のガイドラインを設けている（表5）。

しかし、今回成立した「ダイオキシン類対策特別措置法」では、食品基準どころかガイドラインさえも取り入れられることはなかった。

〝特別措置法〟で問題は解決するのか

九九年二月に起こった「所沢野菜事件」を契機に政府はダイオキシン類対策関係閣僚会議を発足。緊急なダイオキシン調査を実施し安全宣言を行なうとともに、自自公三党で、公明党が先に提出した議員立法をもとにした法案調整はすすめられた。

九九年七月十二日に成立、翌二〇〇〇年一月十五日より施行されたダイオキシン類対策特別措置法は、TDIをコプラナーPCBを加えて四ピコグラム以下とするほか、政府が大気、水質、水底、土壌の環境基準を定め、排ガス、排水基準を設けた（表6）。それによって、これまで規制がなかった五〇kg／時間以上の小型廃棄物焼却炉までが排ガス規制の対象となった。ま

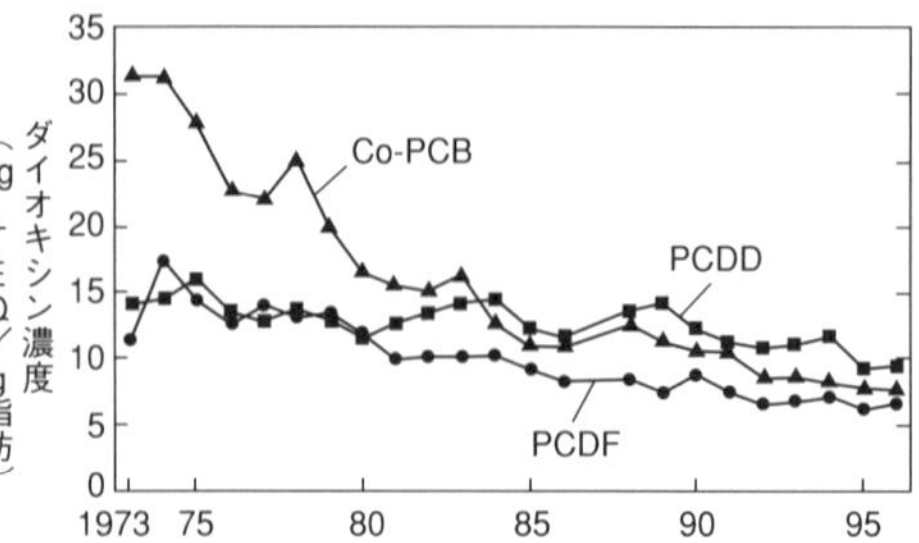

図3　母乳中のダイオキシン濃度の経年変化（出典：宮田秀明著『ダイオキシン』岩波文庫）

図2の関係省庁共通のパンフレットのグラフと同じデータを基にして作図したもの（コプラナーPCBが共通）。厚生省が発表したグラフは、四半世紀にも及ぶ年度の横軸が短いため、母乳のダイオキシン汚染がより低減したように印象づけられている。

表5　EPAによる五大湖に関する特別忠告

湖	種	汚染物質	体長（インチ）6〜8	8〜10	10〜12	12〜14	14〜18	18〜22	22〜26	26〜30	30＋
スペリオル湖	コーホーサーモン	PCBs			†1	†1	†1	†1	†1	†1	†1
	チヌークサーモン	PCBs			†1	†1	†1	†1	†2	†2	†2
	湖水ホワイトフィッシュ	PCBs	†1	†1	†1	†1	†1	†1	†1	†1	†1
	湖水ニシン	PCBs	†1	†1	†1	†1	†1				
	シスコウェット	PCBs			†4	†4	†4	†6	†6	†6	†6
	湖水マス	PCBs			†1	†1	†1	†3	†3	†3	†3
	ブラウントラウト	PCBs			†2	†2	†2	†2	†2	†2	†2
ミシガン湖	コーホーサーモン	PCBs			†2	†2	†2	†2	†2	†2	†2
	チヌークサーモン	PCBs			†2	†2	†2	†2	†2	†2	†4
	ニジマス	PCBs			†1	†1	†1	†2	†2	†2	†2
	ブラウントラウト	PCBs			†2	†2	†2	†2	†6	†6	†6
	黄色スズキ	PCBs	†1	†1	†1	†1	†1	†1			
	ワカサギ	PCBs	†1	†1	†1	†1					
北フランクフォー	湖水マス	PCBs			†2	†2	†2	†2	†3	†5	†5
	湖水ホワイトフィッシュ	PCBs	†1	†1	†1	†1	†1	†2	†2	†4	†4
南フランクフォー	湖水マス	PCBs			†2	†2	†2	†3	†6	†6	†6
	湖水ホワイトフィッシュ	PCBs	†1	†1	†1	†1	†1	†2	†6	†6	†6
ヒューロン湖	コーホーサーモン	PCBs			†2	†2	†2	†2	†2	†2	†2
	チヌークサーモン	PCBs			†2	†2	†2	†2	†2	†2	†4
	湖水マス	PCBs			†3	†3	†3	†3	†6	†6	†6
	ブラウントラウト	PCBs			†2	†2	†2	†5	†5	†5	†5
	ホワイトフィッシュ	PCBs	†1	†1	†1	†1	†1	†1	†2	†2	†2
サンダー湾	ウォールアイ	PCBs					†1	†1	†2	†2	†2
サジノー湾	ウォールアイ	PCBs					†1	†2	†2	†2	†2
	白スズキ	PCBs	†2	†2	†2	†2					
エリー湖	コーホーサーモン	PCBs			†2	†2	†2	†2	†2	†2	†2
	ニジマス	PCBs			†2	†2	†2	†2	†2	†2	†2
	スモールマウスバス	PCBs					†2	†2	†2	†2	
	白スズキ	PCBs	†2	†2	†2	†2	†2	†2	†2	†2	†2
	ウォールアイ	PCBs					†1	†1	†2	†2	†2
	ドラム	PCBs	†1	†1	†1	†1	†1	†1	†1	†1	†1
	湖水マス	PCBs			†4	†4	†4	†4	†4	†4	†4
	湖水ホワイトフィッシュ	PCBs	†2	†2	†2	†2	†2	†2	†2	†2	†2
	ホワイトバス	PCBs	†2	†2	†2	†2	†2	†2			

†1：1週に1回摂食まで（年52回摂食）—1週に1回を超えて食べてはいけません。
†2：1カ月に1回摂食まで（年12回摂食）—1カ月に1回を超えて食べてはいけません。
†3：1カ月に1回摂食まで（年12回摂食）—1カ月に1回を超えて食べてはいけませんが、ミシガン州保健局は出産年齢の女性と子どもはこれらの魚を食べるべきではないと忠告しています。
†4：2カ月に1回摂食まで（年6回摂食）—2カ月に1回を超えて食べてはいけません。
†5：2カ月に1回摂食まで（年6回摂食）—2カ月に1回を超えて食べてはいけませんが、ミシガン州保健局は出産年齢の女性と子どもはこれらの魚を食べるべきではないと忠告しています。
†6：摂食禁止—この部類の魚は食べるべきではありません。この忠告はミシガン州保健局からも出されています。

（「アメリカ合衆国環境保護庁のミシガン州五大湖にかかる魚類消費への1997年補足忠告」をもとに作成。「『ダイオキシン・環境ホルモン対策国民会議』ダイオキシン類緊急対策第2次提言」より）

た、都道府県知事による総量削減計画などの作成により、環境基準未達成地域の規制強化ができることが盛り込まれている。

しかし、このＴＤＩ自体が、九八年五月にＷＨＯの見直しは、「現状の曝露で健康影響が出ているという可能性が否定できない」として一ピコグラム未満を目標とした一～四ピコグラムを設定。さらに、この法案の基になった公明党の議員立法でもＴＤＩ一ピコグラムを掲げていたのに対し、ここで今回四ピコグラムと設定されたのは大きな後退である。

さらに、排ガスの暫定基準八〇ng／㎥はそのままとなったことをはじめ、一〇〇〇ピコグラムという高い土壌の環境基準など、環境基準や排出基準は現状追認型の緩い基準が設定された。そのうえ、ダイオキシンの摂取量の九割を占める食品に対しては、緊急な低減策が必要とされる胎児や乳児の問題を抱えながら「調査」のみとし、ダイオキシン摂取量を低減させる食品対策や食品基準をまったく講じなかったことも大きな欠陥である。

現状追認の出口対策だけでは、ダイオキシン問題は解決しない。

ダイオキシン問題を生み出した土壌、構造的な問題を解決していかなければ、第二第三のダイオキシン問題が発生するだけである。

ダイオキシンを発生させるモノ＝製品自体の問題から問い直していかなければならない。

塩化ビニルはダイオキシンの発生源

「塩化ビニル（塩ビ）製タマゴパック一個、家庭用焼却炉に投入すると、東京ドーム内の空気を国の定めた環境基準の二倍に汚染する」。東京都発表の東京都環境科学研究所の実験結果のように、塩ビを焼却するとダイオキシンの発生を招くことははっきりしている（図4、表7）。

また、焼却炉の建て替えや大規模な炉の改造によらなくても、埼玉県久喜・宮代衛生組合や神奈川県大磯町美化センターではプラスチックの徹底分別などによりダイオキシン発生を激減させている（図5）。

焼却炉の改善や燃焼管理に莫大な税金を費やすことより、ごみを減らす、そしてダイオキシンを発生させる塩ビ製品を減らしていく「量と質」との対策がより本質的な解決策である。

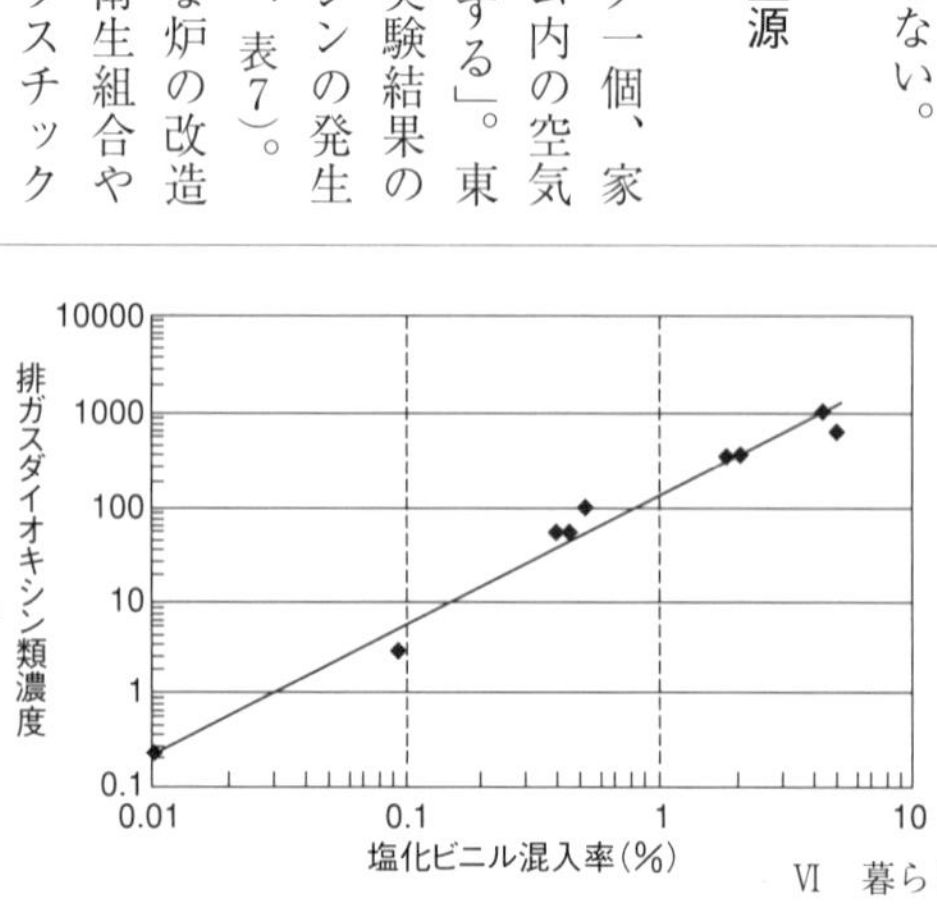

図4　排ガス中のダイオキシン類濃度に及ぼす塩化ビニルの影響（出典：環境科学研究所「家庭用焼却炉からのダイオキシン類の生成について」より）

図5－1　排ガス中のダイオキシン濃度の変化
（久喜市宮代町、2号炉）

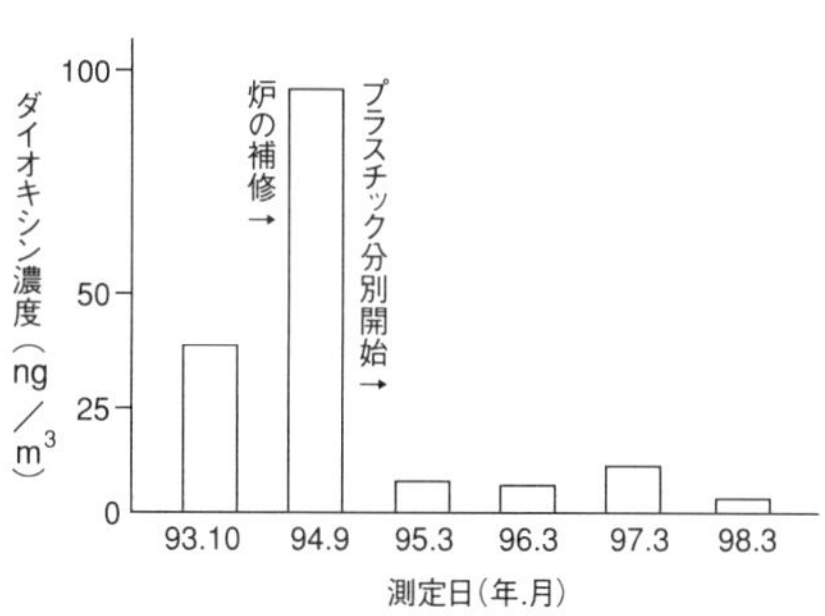

図5－2　排ガス中のダイオキシン濃度の変化
（大磯町、1号炉）

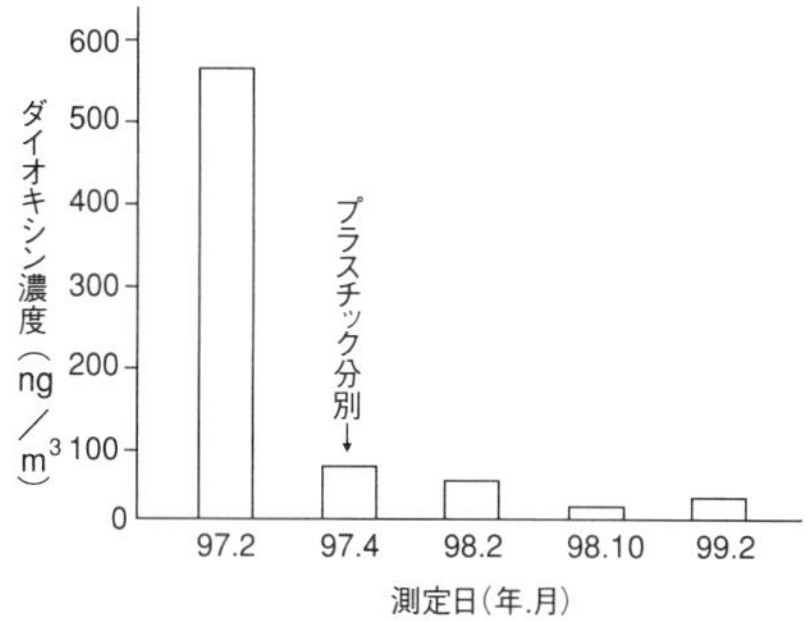

（久喜市・宮代代）

測定日（年、月）	93.10	94.9	95.3	96.3	97.3	98.3
ダイオキシン濃度（排気ガス中†）	42	97	7.9	6.3	11	1.7

（大磯町）

測定日（年、月）	97.2	97.4	98.2	98.10	99.2
ダイオキシン濃度（排気ガス中†）	590	63	31	0.91	5

†：ng/m³

ダイオキシンをモト（発生源）から断つ

北欧で生まれた環境保護団体ナチュラルステップでは、持続可能な社会の実現のために次の条件を挙げている。

(1) 地殻から取り出した物質の濃度が生物圏の中で増え続けない。

(2) 人工的に生産された物質の濃度が生物圏の中で増え続けない。

(3) 生物圏の循環と多様性を守る。

(4) 人間のニーズを満たすために、資源が公平かつ効率的に使われる。

資源もエネルギーも乏しい日本ではなおさら、今、私たちが限りある資源を節約し、自然の生態系と生物の多様性を低下させない社会へ方向転換していくことに、次の世代の未来がゆだねられている。

脱焼却、脱塩ビは世界の流れ

二〇〇〇年六月、フイリピンでは、いま使われているごみ焼却炉を今後三年以内に使用中止させるという内容の「大気清浄法」が成立。九月には中米のコスタリカでも焼却を禁止する大統領令が出され、オーストラリアの首都キャンベラでは燃やさない埋め立てないシステムづくりをすすめている。

環境税についても、九九年六月、デンマーク政府は環境税として塩化ビニルとフタル酸類へ課税を行なう方針を発表。塩化ビニル一キログラムあたり約三〇円、フタル酸エステル類一キログラムあたり約一一〇円の課税を含めた塩ビ規制「塩ビ戦略」と「フタル酸エステル類削減行動計画」を打ち出した。

ラップなどの塩ビフイルムへの課税は、すでに、九九年一月から塩ビフイルム一キログラム当たり約二〇〇円という高率でスタートさせている。

また、軟質塩ビのおもちゃについては、肝機能障害、生殖毒性、環境ホルモン作用が指摘されているフタル酸エステル類が可塑剤として樹脂中に一〇〜六〇パーセントも含まれていることから一九九九年十二月八日、欧州連合（EU）の行政執行機関である欧州委員会は、予防原則に基づき「三歳児未満を対象とした、口に入れる用途のフタル酸エステル類（可塑剤）を含んだ柔らかい塩ビ製のおもちゃ・子供用品を禁止する」決定をしている。

さらに、ドイツ国内では二七四自治体で何らかの形で塩化ビニルの使用を制限。

スペイン議会も一九九五年、五年以内に国内での塩ビ製包装材の二〇パーセント削減することを目標と定め、現在五二の自治体が「塩化ビニル廃止都市」を宣言。

インド中央公害防止評議会も一九九六年、塩化ビニルの医療系廃棄物での焼却を禁止。

シドニーオリンピックもガイドラインで、PCBや塩化ビニルなど塩素系の製品使用を最小化し理想的には排除することを公約している。

日本でも進むNO！塩ビ

また、日本でも、現在、ラップから、消しゴム、おもちゃ、電線被覆、水道管、農業用ビニル、医療用具に至るまで、ほとんどの塩ビ製品は別の素材の代替製品があり、容器包装材を中心に脱塩ビの流れは加速している。

省庁も、厚生省の塩ビとダイオキシンに関す

表7　ダイオキシン類発生量の原単位（g当たり）

焼却対象物		排ガス（ng-TEQ/g）	焼却灰（pg-TEQ/g）
単一焼却対象物	紙	0.017	0.0021
	材木	0.0019	0.0037
	塩化ビニル	140	10
混合物A		0.28	0.63
混合物B		5.6	11

注：混合物Aとは、紙（49％）＋ポリエチレン（2％）
　　混合物Bとは、紙（46％）＋ポリエチレン（2％）＋塩ビ（2％）
出典：東京都環境科学研究所『家庭用焼却炉からのダイオキシン類の生成について』をもとに作成。

る見解は「適切な廃棄物焼却炉における焼却炉の場合はダイオキシン類濃度に与える塩化ビニルの影響は明確でない」（九八年十一月二十七日付け報告書）という否定的なものであるにもかかわらず、建設省では、九八年十月、従来の被覆材に塩ビを使用したケーブルに代えて、「ダイオキシン等の有害物質を発生させず、材料リサイクルにも配慮したケーブル」として、ポリエチレン製のＥＭ（エコマテリアル）ケーブルを、官庁営繕部で全面的に採用していくことに決定。

　郵政省でも九九年六月、全国の郵便局で配る景品「奨励物品」にポリ塩化ビニル、ポリ塩化

表6　ダイオキシン類の環境基準と排出基準

◆環境基準（単位：pg）

大気（1㎥当たり）	0.6	
水質（1ℓ当たり）	1	
土壌（1g当たり）	1000	250（調査指標）
底質	未定	

◆排気ガス基準（単位：ng/㎥）

対象施設	新設	既設	暫定値
廃棄物焼却炉			
焼却能力4t以上	0.1	1	80
2～4t	1	5	80
50kg～2t	5	10	80
製鋼用電気炉	0.5	5	20
鉄鋼業焼結	0.1	1	2
亜鉛回収	1	10	40
アルミニウム合金製造	1	5	20
ＲＤＦ（ごみ固形燃料化施設	0.1	0.1	1

◆排水基準（単位：pg/ℓ）

対象施設	新設	既設	暫定値
新パルプ製造	10	10	—
アルミニウム製品製造	10	10	20
塩化ビニル製造	10	10	20
一般・産廃焼却	10	10	50
PCB分解	10	—	—
PCB汚染洗浄	10	—	—
上記事業所の排水処理	10	10	—
下水道終末処理	10	10	—
廃棄物最終処分場	10	10	—

排ガス・排水の基準は新設が2000年1月、既設は2001年1月から適用。暫定値が設けられた既設の施設は排ガスが2002年11月まで、排水は2003年1月まで暫定値を適用する。
ダイオキシン類対策特別措置法、廃棄物処理法をもとに作成。

単位について

重量

mg	ミリグラム	1000分の1g
μg	マイクログラム	100万分の1g
ng	ナノグラム	10億分の1g
pg	ピコグラム	1兆分の1g

濃度

ppm	ピーピーエム	100万分の1
ppb	ピーピービー	10億分の1
ppt	ピーピーティー	1兆分の1

●まず、私たち自身が意識を持ち、ダイオキシンを出さない暮らしを始めよう

・不必要にものを買わない。

・使い捨て商品を極力やめ、寿命が長いものを選択しよう。

・スーパーの買い物袋はもらわない。

・塩ビ製品はできる限り買わない、使わない、もらわない。

●スーパー、小売店に

・製品の材質表示と添加剤の情報公開を求める。

・小売店やメーカーに塩ビ製品を使いたくないことを意思表示しよう。

・塩ビ製品の粗品・景品は断わろう。

・塩ビの使用、販売中止を求めよう。

●製造メーカーに

・表示の徹底と添加剤などの情報公開を求めよう。

・材質表示がない製品には直接製造メーカーに問い合わせ、材質表示の徹底と添加剤などの情報公開を求めよう。

・塩ビ製品の製造中止と代替素材への転換、製造者責任の徹底を求めよう。

●国や自治体に

・燃やさない政策への転換を求めよう。

・塩ビ規制を求め請願・陳情を出そう。

・予防原則の考えに立った緊急措置を求めよう。

・環境負荷の少ない代替素材の開発を求めよう。

・企業に対し、製品に対する拡大生産者責任（ＥＰＲ）の徹底を義務づけることを求めよう。

ダイオキシンを出さない暮らしを始めよう

九九年七月に結成された環境ホルモン全国市民団体テーブル「ダイオキシン・ゼロ宣言ＮＯ！塩ビキャンペーン」は、塩化ビニリデンラップの返品運動、国会請願署名などを行ないながら生活の周りからダイオキシンの発生源をなくしていく運動を展開している。

九九年十二月七日、衆参両議院に提出した「ダイオキシンの発生源対策を求める国会請願署名」の要望項目は、

1　ダイオキシンを発生させる塩素系樹脂などを規制し、環境負荷の少ない代替製品への転換を進めること。

2　環境税として有機塩素税の導入などを行ない、環境に負荷を与える製品に適正にコストを転嫁させること。

3　プラスチック製品の原材料名とすべての添加物名の表示義務化と情報公開を行なうこと。

また、キャンペーンでは特に具体的な目標としているのは以下の四項目。

・ラップなどのライフサイクルが短い使い捨ての容器包装材から塩ビ素材をなくしていく。

・有害物質の影響を受けやすい子どもが使用するおもちゃや文具から塩ビ素材をなくしていく。

・食品が直に接触する容器や調理用具から塩ビ素材をなくしていく。

・製品の原材料名と添加剤名の表示と情報公開を徹底させる。

ビニリデン製品を購入しないように通達を行なっている。

自治体などでも、現在、約一〇〇を超える自治体から厚生省や通産省へダイオキシン対策と塩ビ製品の規制を求める内容の意見書が提出されている。

東京都北区、豊島区、所沢市などでは庁内で使用する消耗品に塩ビを使用しない代替品リストを作成、環境に優しいグリーン購入をすすめている。

さらに、九九年十二月、佐賀市は新年度から水道工事で塩ビ管の使用を原則的に中止、保育所では塩ビのおもちゃから天然素材のおもちゃへの切り替え、各家庭にはラップ類などの日用品を非塩ビ製品に切り替えるよう呼び掛け、自治体をあげての塩ビ追放キャンペーンを打ち出している。

市民が自らの暮らしを問いなおし、そして声を出し、拡大生産者責任〔＊〕と情報公開を徹底させ、大量消費社会をあらためていくことがダイオキシン問題の本質的な解決策である。

拡大生産者責任（EPR）
製品の生産者が、製品のライフサイクル全体（生産、流通、消費、廃棄、など）を通し製品の環境への影響に責任を負うこと。

㉗ 産業廃棄物

大橋光雄

どういうものが廃棄物か

廃棄物（ごみ）については、「廃棄物の処理及び清掃に関する法律」（以下「廃掃法」と略記）の中で定義が定められている。

まず産業廃棄物（以下「産廃」と略記）は、事業活動に伴って生じた廃棄物の内、燃え殻、汚泥、廃油、廃酸、廃アルカリ、廃プラスチック類、紙屑、木屑、繊維屑、動植物残さ、ゴム屑、金属屑、ガラス・陶磁器屑、鉱さい、コンクリート破片・がれき類、畜産動物のふん尿、畜産動物の死体、各種ばいじん、輸入廃棄物等とされている。

次に一般廃棄物（以下「一廃」と略記）は、産廃以外の上記各種廃棄物、ごみ、粗大ごみ、ふん尿（主として人間の）、動物の死体、その他の汚物・不要物となっている。事業活動に伴う廃棄物でも、事務所等の紙屑とか飲食店その他の店舗・工場等からの排出ごみは、大部分が一廃になる。

産廃でも一廃でも、とくに危険・有害な廃棄物は「特別管理廃棄物」として別に定義されている。たとえばＰＣＢ含有物、廃油、感染性医療廃棄物、廃石綿等々相当な種類が定められている。

以上の定義は、大半を筆者の解説的表現で記述している。

なお、放射性廃棄物、不要土砂、建設残土、気体廃棄物、廃水等は廃掃法の対象になっていない。

また、一度廃棄されたものでも、有価物として売買やリサイクルの対象となるものは、廃棄物でないとされる場合が多い〔*〕。

廃棄物の解釈・厚生省通達

廃棄物とは、占有者が自ら利用し、又は他人に有償で売却することができないために不要となった物をいい、廃棄物に該当するか否かは、占有者の意思、その性状等を総合的に勘案すべきものであって排出された時点で客観的に廃棄物として観念できるものではない。廃棄物処理法で規定している物は、一般的に廃棄物として取り扱われる蓋然性の高いものを代表的に例示し、社会通念上の廃棄物の概念規定を行なったものである。したがって、例えばし尿であってもそれが原材料となって売却される場合には、その物は廃棄物とはいえない。

他方、「自ら利用」とは、他人に有償売却できる性状の物を占有者が使用することを

廃棄物の排出量と基本的性格

毎年、厚生省が発表する廃棄物の統計によると、一九九六年度の産廃の年間排出量は四億五〇〇万トン、一廃が五三〇〇万トンで、合計四億五八〇〇万トンという途方もない水準で、ここ十年来横ばいのままである〔*〕。

このうち産廃一億五〇〇〇万トン、一廃五〇〇万トン余り、合計一億五五〇〇万トン強がリサイクルされ、残り三億三〇〇万トンが廃棄物として処理され日本中のどこかに捨てられている。国民一人当たりでは、毎日なんと六・六キログラムもの物をごみにしているのである。

ところで、廃棄物は純然たる生活ごみと事業ごみの二つに、大きく分けてみる必要がある。産廃はすべて事業ごみであるが、一廃は三分の一が事業ごみ、残りは生活ごみである（全国各市平均値）。これを、廃棄物として排出される全体の量の中の比率で見ると、生活ごみはわずか七・七パーセント、事業ごみが九二・三パーセントとなり、日本の廃棄物の大半は事業系なのである。このことは、廃棄物問題を考える場合、大いに注目すべきところである（以下、廃棄物関係の諸数値は、厚生省統計による）。

廃棄物発生の源

環境庁発行の『環境白書』にある、「我が国のマテリアルバランス（物質収支）」というのを見ると、日本の年間物質利用総量は二二億四〇〇〇万トンで、国民一人一日当たり実に四九キログラムの物資を利用しているのだ。

「地球資源の壮大なる浪費」、これが日本の廃棄物問題の原点である。我々は、恐らく発展途上国の人々の十倍、二十倍というような、とてつもない資源を消費しているに違いない。

ここでは、廃掃法で定める産廃・一廃以外の廃棄物も含めた総排出（消耗・廃棄）量を八億六二〇〇万トン、国民一人一日当たり、なんと一八・九キログラムとしている。まったく驚くべきことだと思う。

さらに考えさせられるのは、毎年一二億九〇〇〇万トンもの物質が、建造物その他もろもろの形で国内に蓄積され続けていることである。これらも、いずれは産廃になる巨大な予備軍

いい、他人に有償売却できない物を排出者が使用することは「自ら利用」には該当しない。そこで、「がれき類」を「自ら利用」すると称して土

産業廃棄物の総排出量の推移

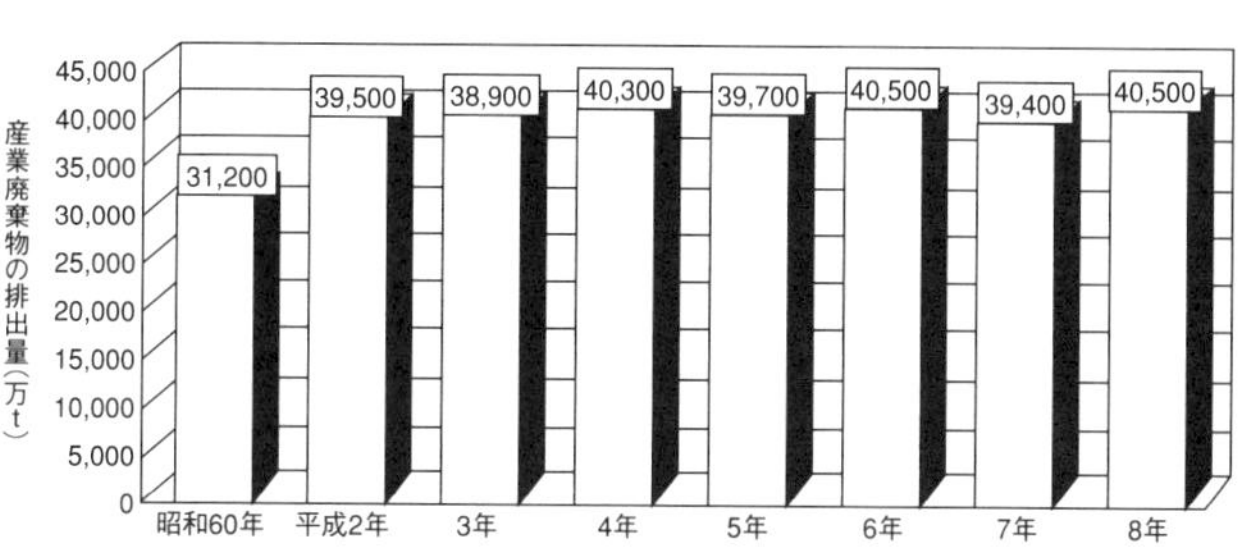

だ。高速道路・鉄道・トンネル・橋・ダム・ビル・住宅等に次々と寿命がきて、否応無しに壊さなければならない時がやってくる。想像するだけでもゾッとする話ではないか。

　今日の廃棄物問題とは、このように目前のことだけで考える訳にはいかない、底知れぬ根深さを有しているのである。

産廃の種類別排出量と変化

　産廃の種類別排出量の内訳には、極端なバラツキがある。その上位五種類の排出量の全体に占める比率を挙げると、①汚泥四七・七パーセント（一億九三一六万トン）、②畜産動物のふん尿一七・八パーセント（七二二一万トン）、③建設廃材（コンクリート瓦礫等）一五・二パーセント（六一三九万トン）、④鉱さい五・九パーセント（二三八六万トン）、⑤煤塵二パーセント（八〇二万トン）で、産廃一八種類中の五種類だけで八九パーセント近くを占めている。ちなみに最下位は⑱繊維屑〇・〇二パーセント（八万トン）である。

　いま見たとおり、①汚泥の排出量は極端に突出しているが、これは公共下水道という特別大規模な発生源が含まれていることと、相当広範囲の業種分野にわたって汚泥を発生する施設や現場があるからと思われる。ただ、汚泥はその八割が水分で、これを除いた固形分は建設廃材より少なくなる。とはいえ、脱水やリサイクルをした後の最終処分量でも、断然一位ではある。
　②畜産動物のふん尿の排出量も驚くほど膨大であるが、リサイクルと減量を合わせた比率がズバ抜けて高く、最終処分量は汚泥の場合の十分の一、建設廃材の六分の一と少ない。
　③建設廃材は、排出量が多いうえに、リサイクル後の最終処分量が第二位と極めて高い。
　ところで、一九八六年から一九九七年までの十一年間に、産廃の排出量はどんな変化をしただろうか。まず、産廃全体としては三億一二〇〇万トンから四億五〇〇〇万トンへと一・三倍に増えている。

　種類別では、増加率の高いもの上位五位までを挙げると、①廃アルカリが九二万トンから二四八万トンと二・七倍、②廃プラスチック類が二八二万トンから六五七万トンと二・三倍、③汚泥が一億一二八二万トンから一億九三一六万

地造成を行なっていても、それが廃棄物である限り廃棄物処理法が適用される。

再生利用量、減量化量、最終処分量

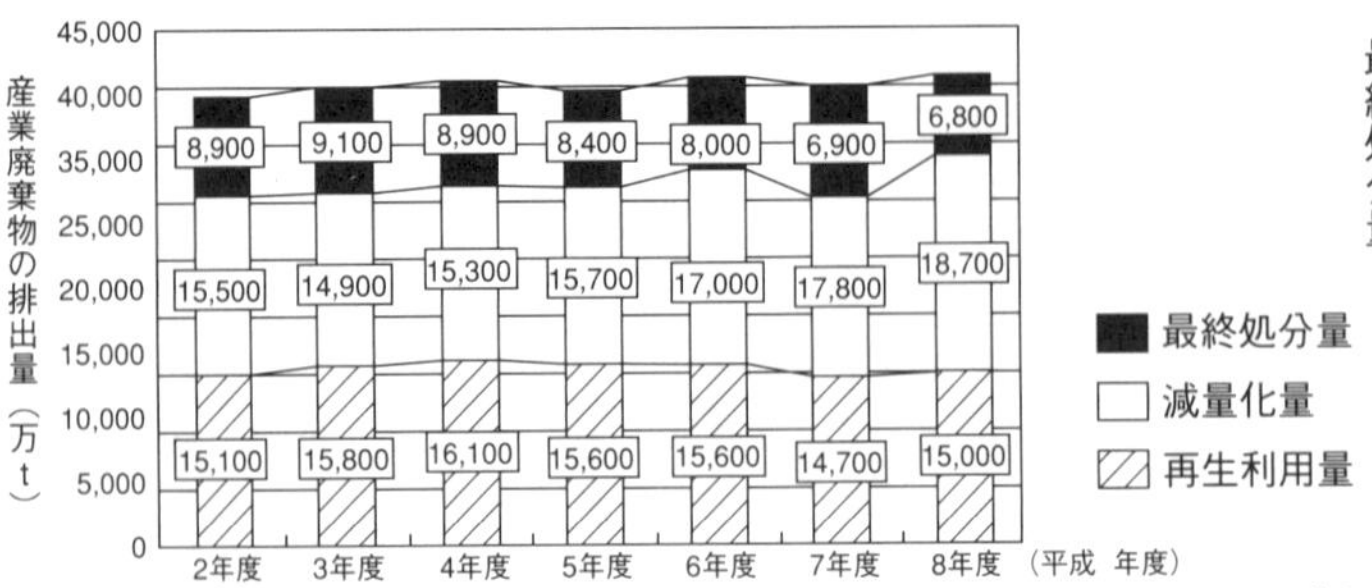

トンと一・七倍、④ガラス・陶磁器屑が三九一万トンから六四二万トンと一・六倍、⑤動植物性残さが二二一万トンから三四五万トンへと一・六倍に増えている。

逆に、減少率の多いものから五位までを挙げると、①鉱さいが四一六五万トンから二三八六万トンと〇・六倍、②金属屑が八八八万トンから六九二万トンと〇・八倍、③繊維屑が一〇万トンから八万トンと〇・八倍、④廃油が三六七万トンから三〇八万トンと〇・八倍、⑤木屑が八〇六万トンから七四三万トンへと〇・九倍に減少している。

産廃のリサイクル率

産廃の種類別リサイクル率にも、大きなバラツキがある。産廃全体でのリサイクル率三七パーセントの中で、上位五種類のリサイクル率とそのリサイクル量を挙げると、①鉱さい七九パーセント（一八八五万トン）、②金属屑七七パーセント（五三三万トン）、③動物のふん尿七五パーセント（五四一六万トン）、④建設廃材（コンクリート瓦礫等）七一パーセント（四三五九万トン）、⑤ばいじん五三パーセント（四二五万トン）である。この五種類で全リサイクル量の八四パーセントを占めている。

なお、リサイクル率の低い産廃五種類を下から順に挙げると、廃アルカリ・汚泥・ゴム屑・廃酸・繊維屑となる。このうち排出量では断然トップの汚泥のリサイクル率は、わずか七パーセント（一三五二万トン）に止まっている。

ところで、産廃全体のリサイクル率はこの十年来ほとんど向上していない〔＊〕。

産廃はどう処理されているか

産廃の処理は、まず、①そのままリサイクルへ回すもの、②何らかの処理（中間的処理）をするもの、③そのまま埋め立て処分されるものに分かれる。そして、中間的処理をするものとしては、④焼却による減容化、⑤脱水・乾燥・破砕・圧縮・溶融固化等による減容（量）化があり、さらに、⑥それら中間処理の過程で、⑦リサイクルへ回せるものと、⑧埋め立て処分するものとが分別される。

結局、最近の一九九六年度では、産廃総排出

全国産業廃棄物の処理のフロー

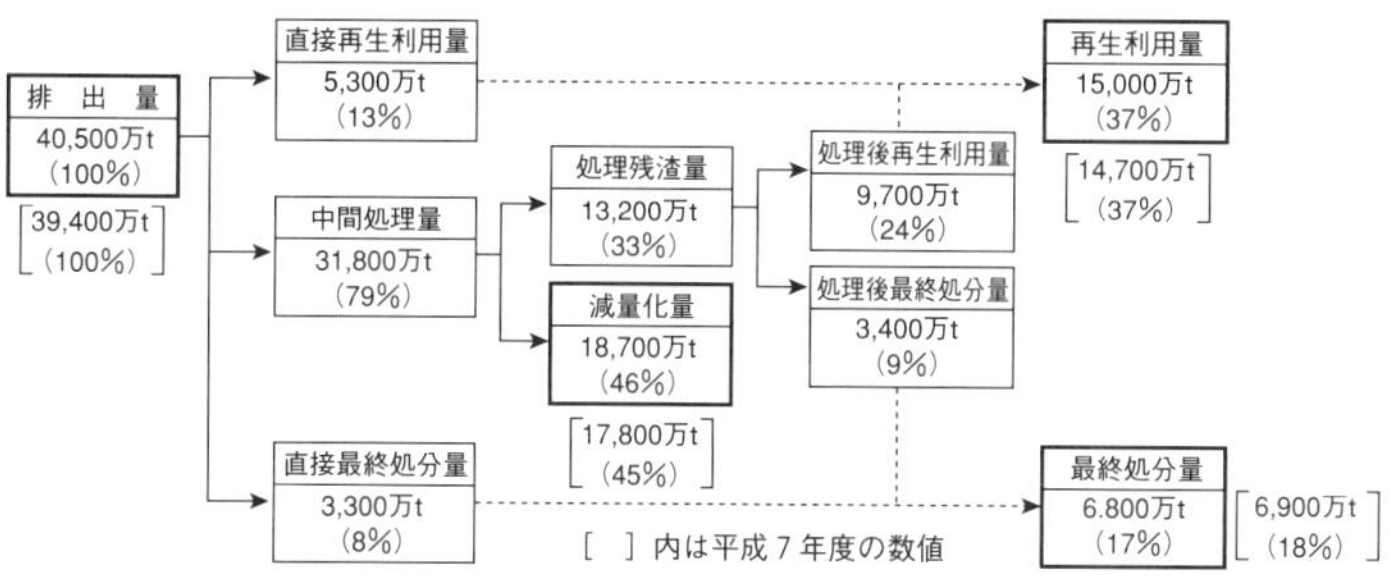

量の三七パーセント（一億五〇〇〇万トン）がリサイクルに回され、一七パーセント（六八〇〇万トン）が埋め立て処分されたことになっている。あとの四六パーセントは気化したり排水等に転化したことになる（表1）。

産廃は誰が排出しているか

産廃の排出者は多岐にわたっているが、まとめて言うなら、直接的には「各種の事業者」である。ただ、その元までを辿ると、一般個人も排出者の一部をなしているところがある。

たとえば、住宅を建て替えると、旧住宅の取り壊しで建築廃材が出るし、自動車を買い替えると、今までの車がいつかはポンコツになるし、水洗トイレで流した汚水は、下水処理場で汚泥になるという具合に、産廃排出の元を一部背負っているのである。

さて、産廃排出事業者の大まかな業界別排出量を上位から見ると、①各種製造業合計で三三・八パーセント（数多い製造業の中で、排出量上位の三業種を挙げると、紙・パルプ業七・〇パーセント、鉄鋼業六・九パーセント、化学工業四・四パーセント）、②電気・ガス・水道事業等合計で一九・八パーセント、③建設業一九・一パーセント、④農業一七・九パーセント、⑤鉱業六・九パーセントとなっており、これだけで九七・五パーセントを占めている（表2）。

ここで分かるとおり、単独業種で突出した排出量があるのは、建設業と農業である。また、大まかな言い方をすれば、産廃の大部分は、製造業をはじめ物を生産・加工する各分野から排出されている訳である。

産廃は誰が処理しているか

廃掃法の建前では、産廃はその排出事業者が自ら処理しなければならない（第十条）。しかし、産廃業者に委託してよいことにもなっている（第十二条）。そして現実には、ほとんどの産廃が排出事業者から産廃業者に委託されているのである。

その産廃業者の実態はよく分かっていない。産廃業の許可件数は一一万五〇〇〇件余り（その九割以上が、産廃の収集・運搬のみ）となっているが、一業者が数件の許可を受けていることが

表1　産業廃棄物の処理状況

中間処理による減量化量	約1億8,700万t（46％）
リサイクル量	約1億5,000万t（37％）
最終処分量	約　6,800万t（17％）

多いため、これで業者の実数を摑むことはできない。また、許可は受けても業務を行なっていないケースがあったり、逆に無許可で産廃業を行なっている者がいたり、行政が全国的に業者の実態を調べていない等で、なかなか実数が分からない。一説では四万から五万業者と言われている。産廃業の資格規定は甘く、許可が受けやすいため、粗製乱造だと言われる。

全都道府県に産廃業の協会（社団法人）があるが、これに加入している業者は一万五〇〇〇社弱で、全業者の三分の一にすぎない。

排出事業者に代わって、委託された産廃を処理するという重要な業務を行なう業界が、このように摑みどころがなかったり、許可資格が緩かったり、もぐり業者が多かったり、業界の組織率が低かったりでは、健全な産廃処理を期待できない。現に全国で、不法投棄・不適正処理・環境汚染・住民紛争等が頻発している。

産廃業界のこぼれ話では、排出事業者の多くが、このような不健全な産廃業者群の中で、業者の質より委託料の安さを選択の決め手にしているとのことで、廃掃法の「排出事業者責任」の建前などそっちのけらしい。年間四億トンというべらぼうな量の産廃は、こういう構図の下に、処理・処分されたり、不法投棄されたりして、のべつ世間を騒がせているのである。

産廃の処理施設とは

産廃の処理施設には、中間処理施設と最終処分場がある（別に、再資源化施設もある）。

中間処理施設としては、焼却・乾燥・破砕・脱水・圧縮・固化・中和・分離・分解等のためのさまざまな施設があるが、圧倒的に多いのは焼却施設と脱水施設である。中でも焼却施設は、小規模な炉まで入れると全国至る所に数知れぬほど（一〇万以上）散在している。この焼却施設の目的は、主として産廃の容積を小さくして、埋め立て処分量を減らすことにある。

今、世間を大騒ぎさせているダイオキシン問題の最大の原因が、この焼却施設（産廃だけでなく一廃の焼却施設も含んで）なのだ。

次に、最終処分場としては「安定型処分場」「管理型処分場」「遮断型処分場」の三種類があって、それぞれ埋め立て処分できる産廃の種類が決められている。

表2　業種別排出量

電気・ガス・熱供給・水道業	約7,997万t	(19.8%)	(前年度約7,764万t)
建設業	約7,714万t	(19.1%)	(前年度約7,520万t)
農業	約7,252万t	(17.9%)	(前年度約7,334万t)
パルプ・紙・紙加工品製造業	約2,830万t	(7.0%)	(前年度約2,588万t)
鉄鋼業	約2,803万t	(6.9%)	(前年度約2,705万t)
鉱業	約2,800万t	(6.9%)	(前年度約2,772万t)

「安定型処分場」は一番多いのだが、その数はよく分からない。多分、万単位はあると思われる。それは、一九九八年までは三〇〇〇平方メートル以下の安定型処分場が許可なしに設置できたことが、数を把握できない大きな理由である。この処分場は、ただの穴に五種類の産廃(瓦礫・プラスチック・金属・ガラス陶磁器・ゴム)を埋めてよいことになっている。この五種類は有害な汚水を出さないという建前なのだ。ところが、このことが隠れ蓑になって、規定外の産廃がどんどん埋められ、大変な環境汚染の元を全国いたる所に生み出してしまった。

「管理型処分場」は、産廃では一一〇〇カ所余りある。安定型と違って、有害性のある産廃も埋め立てることができる。この型は、処分場の底に遮水装置を施し、埋め立てた産廃の中に溜まる汚水を抜き出して浄化する設備を設けたものである。つまり、処分場の外へは産廃の汚水をもらさない処分場という建前である。

しかし現実には、遮水装置(合成樹脂シート類)が破断・剥離等をして、地下水汚染やガス漏れを起こす処分場が出て、信頼性は著しく低下している。「遮断型処分場」は、とくに有害性の高い産廃を入れるものだが、極めて特殊で数も四〇カ所と微々たるものなので、(問題はそれなりにあるけれど)ここでは省略する。

以上のように、産廃処理施設は環境汚染を引き起こす大きな要因をなしており、全国の多くの住民たちから強い拒絶反応を受けているのである。とくに今は、ダイオキシン問題で廃棄物の焼却施設が、センセーショナルに批判されているわけだが、その同じ線上で、長期的には廃棄物の埋め立て処分場の方が一層深刻な問題を抱えているのである。

産廃の不法投棄・不適正処理

産廃の不法投棄が後を絶たない。実は、もう何十年も前(高度成長期初めころ)から続いている野放し状態の悪事なのだ。全国各地に、忘れかけたような産廃不法投棄の大山・小山や谷間を埋めた跡地等がいくらでも発見できる(表3)。

そして今も、衰えることなく産廃の不法投棄は続いている。それらの現場のうち、とくに巨大なひどい場所に立ってみると、「この世も終わりか」とさえ思えてくるほど凄惨である。

表3　産業廃棄物事犯の態様別検挙件数

年別	8年	9年	10年
不法投棄	288	304	495
委託基準違反	268	423	391
無許可処理業	157	147	133
その他	16	38	101

産廃の野焼きも後を絶たない（もちろん違法行為）。産廃を山のように積み上げた脇で穴を掘り、無差別にボンボンと燃やす。早朝とか、日没後とか、役所が休みの日とかにことさら集中して燃やす業者も多い。この国は、それほど環境破壊・環境汚染をもたらすような犯罪には手緩いということだ。最近ほんの一部で不法投棄や野焼きの取り締まりが強化されつつあるが、まだたいした効きめは期待できそうもない。

ところでいわゆる「不法投棄」「野焼き」といわれるものだけが問題なのではない。正規の許可を受けた産廃施設や、法律で許可がいらないとされて合法的に操業できている施設等があっても、違法な産廃処理が横行しているのである。これらを、不法投棄等と区別する意味で一応、「不適正処理」というが、実は全体としてはこの方が処理している産廃の量が圧倒的に多く、結果として環境汚染をもたらす危険度ははるかに高いのである。

このように産廃処理の現実は、不適正処理や不法投棄がつきもので、さまざまな構造的欠陥と合わせ、ほとんど安心できない状況にある。この結果、比較的まじめに努力している数少ない産廃業者までが同一視され、苦渋をなめているという愚痴も聞かれる。

こうした、不健全かつ危険な状況が続くのは、もとはといえば、政府が産廃の発生を抑えることなく、廃掃法では産廃の排出事業者に実質的責任を負わせず、産廃業者だけに責任を被せているところに大きな原因がある。

産廃紛争の拡大

産廃をめぐる紛争は、ここ四、五年急速に激しくなってきたのだが、今もさらに広がる一方である。現在分かっているだけで、全国各地に六一〇件ほどの産廃紛争がある（他に、一廃紛争が約四十件ほど）（表4）。

紛争が起こる主な理由は、①よそのごみを、なぜこの村へ持ち込むのか。②水源地へなぜ処分場を造るのか。③計画の最初から、なぜ住民に情報公開をして話し合わないのか。④産廃処理施設は本当に安全なのか。⑤万一のとき（業者が倒産したときを含む）に、だれが、責任を取るのか。⑥他に、もっとよい産廃の処理方法（減量、リサイクル等）はないのか。⑦そもそも、なぜこれほど莫大な産廃が出続けるのか。などなどさまざまである。

そして、このような住民の素朴で反発的な問いかけに、満足な答えをした産廃業者や行政の話は聞いたことがない。

①の問題では、産廃の多くが大都市地域等で発生するもので、これを田舎に持ち出さず都市部で処理することは、大変な割り高になる。②では、廃棄物の処分場を造るには、適当な谷間が効率的で人目にもつかず都合がいい。結局そういう所は水源地的なところになる。③では、産廃施設の建設計画を初めから住民に知らせたら、その場から反対運動が起きて計画がとても進まないというのが本音。④とか⑤は、ただひたすら、絶対安全な施設を造るとともに我が社でしっかりと責任を負いますとしか言わない。⑥と⑦については、紛争当事者の住民・産廃業者・自治体行政の間だけでは議論にならない。

このように、産廃施設を造ろうとするものと反対するものとでは、大きな違いがある。そして、紛争の場に産廃の排出事業者が現われることはないのである。ここからは、産廃紛争解決の糸口は見えてこない。

このままでは、恐らく紛争はさらに激化し、今後とも拡大の一途を辿ることになるだろう。

廃棄物による環境汚染

産廃を主体とする廃棄物により、日本列島の深刻な環境破壊と汚染が進行している。

環境破壊は、廃棄物処理・処分場を次々と造りつづけることにより、農山村部の自然が至る所で侵食され、それがさらに周辺の自然生態系に悪影響を及ぼすという状況である。また、場所によっては産廃の施設が集中し、地域一帯が取り返しのつかない環境汚染源と化してしまっている所も少なくない。産廃処理・処分場のほとんどは、自然豊かな未開発の場所に造られるのである。廃棄物による環境汚染は、大きく二つに分けられる。

一つは、廃棄物の焼却処理で排出される有害ガスによる大気汚染・土壌汚染・農作物汚染等である。もちろん、周辺住民の健康被害・洗濯物汚染等の物品被害・悪臭による生活環境被害等が伴っていることが多い。

もう一つは、廃棄物の投棄・埋め立て処分で

表4　全国の産廃紛争の概数（1998年調べ）

		北海道東北	関東甲信越	中部北陸	近畿	中国山陰	四国	九州	合計	
焼却炉	既設	4	28	30	6	3		4	75	130
	計画中	4	25	11	6	3	1	5	55	
処分場	既設	9	80	56	21	6	5	40	217	480
	計画中	27	99	37	17	24	11	48	263	
合計		44	232	134	50	36	17	97	610	640

生ずる地下水・伏流水・表流水等の水質汚染・廃棄物の流出散乱による土壌汚染・廃棄物からの粉塵（焼却灰等）および揮発ガスの拡散による大気汚染等である。ここでも、井戸水被害・農業用水被害・淡水漁業被害・悪臭やごみトラックの排ガスによる生活環境被害等を伴うことがある。

なお、廃棄物の投棄・埋め立て処分場からの地下水汚染は、その発見が必ずしも容易ではないため、知らぬ間に汚染が進行している可能性は高いと見なければならない。さらに、年月の経過と共に汚染が起こり易くなるケースが多く、目前の危うさとともに、むしろ長い将来に向かっての危険度の方が高いのである。

こんな末恐ろしい廃棄物の処分場（埋め立て跡地も含む）が、今やこの狭い日本列島に数万カ所もあると思われるのだ。今まで我々は何をしていたのだろう、と痛切に思わざるを得ない。

どうするのか（産廃分野に限定）

これほど深刻で途方に暮れるような産廃問題の根本的解決策は、ただ一つ、産廃を元から出さない仕組みに産業界全体を変革することだと思う。「産廃のゼロ化」はあり得ないという人たちの主張を、とりあえずは軽視しないとしても、しかし、産廃の発生を限りなくゼロに近付ければ近付けるほど、今とはまったく違った環境保全第一主義の対処方法が可能になるのだ。そして、行き詰まらない確かな施策としては、これしかないのではと言い続けたい。

そこで第一に、産廃を排出するすべての事業者に対して、産廃の排出を減らせば減らすほど事業活動（収益率・競争力等）が有利になり、排出すればするほど不利になるような、強い経済的誘導策と規制措置をセットにした施策が早急に求められる。併せて、産廃発生ゼロ化への広範で高度な技術開発と、その成果による産廃抑制システムを各事業者が積極的に導入するための助成策が必要である。

第二に、一定以上の産廃を排出する事業者に対して、産廃の再資源化設備を併設する義務を負わせ、これを助成する。そして、事業活動から発生する排出物を、産廃として処理するより再資源化する方が有利になるような、効果的な経済的誘導策を講ずる。

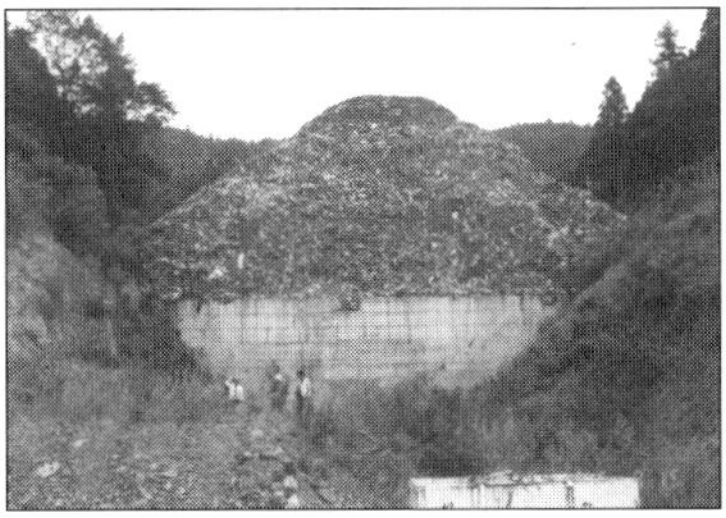

奈良県西吉野村の「産廃富士」。許可の倍以上も積み上げている。

第三に、それでも生じる産廃を、あらゆる事業者間で再資源化原料として流通させるための仕組みを、全国ネットで構築する。同時に、効率的で環境負荷最小型の再資源化システムを配備する（これらは、小規模事業者も利用できるようにする）。そして、これらを積極的に活用する事業者が、新資源多用型事業者より有利になるような経済的誘導策も必要である。

第四に、産廃施設の無差別立地による、これ以上の環境破壊を抑制するため、未開発地（とくに水源地域）等への立地規制を掛けるべきである（これの検討には住民参加が不可欠）。

第五に、産廃施設を造ろうとする者には、その計画の初期の段階で、地元の自治体と住民関係者に内容を周知・説明し、許可手続きまでに同意を得るよう義務付ける。

第六に、産廃の排出事業者に対する、廃掃法の自己処理責任規定を大幅に強化し、産廃を産廃業者に委託したとしても、最後まで（もし委託した産廃が違法処理されたとしたら、その法的責任と改善義務まで）排出事業者の方が第一義的に責任を負わされるようにする（最低でも、産廃業者との連帯責任制にする）。

第七に、今まで国の機関委任事務だった産廃行政を、予定されているような国からの法定受託事務でなく、都道府県の完全な自治事務に移行すること。そして法律の中に、都道府県条例で固有の施策が打ち出せるよう、委任規定を置くべきである。

むすび

はっきり言えば、大変残念だが日本の廃棄物問題には明るい展望がない。積もり積もった過去からの問題と目前の事態は両々あいまって絶望したくなるほど深刻なのである。

二〇〇〇年五月末の国会で、循環型社会形成推進基本法、建設資材リサイクル法等四法が制定され、廃棄物処理法等二法が改正された。しかし、いずれも実効性の乏しい半端な法律で、今後の住民運動で早期に改正を求めていく必要がある。

おわりに

本書は、安心して暮らしたい、未来への希望を確かなものにしたいという人々の願いに応えるために刊行された。

執筆は、それぞれの分野で鋭い告発をされ、よりよい方向に変えていく実践をたゆまずされている方々にお願いした。ご多忙の中、快くお引き受けいただき、それぞれの方から中身の濃い原稿をいただいたことに感謝したい。

ご一読いただいて分かるように、本書は単なる「ハウ・ツー」ものではない。私たちのいのちや暮らしを脅かしているものが、私たちの身の回りに忍び込んでいる、あるいは堂々とまかり通っている、それらの原因を突きとめ、そのような状況をどう変えていけるか、私たちの生き方、暮らし方を問うことに及んでいる。

克明なデータも盛り込んであるので、専門的な知識を望む方々にも読みごたえがあるだろう。一方でまずコラム欄から、あるいは関心のある頁を繰り、問題意識を持たれた読者もおられるだろう。

このように欲張った意図を持った本書を上梓することができたのは、執筆もしてくださっている天笠啓祐さんの力に負うところが大きい。編集は、村上茂樹さんに手伝っていただいた。本書の出版は、多くの方々のご協力の賜物である。ご協力いただいた方々に対し、厚く御礼を申し上げます。

（富山洋子）

[索引]

◎水原博子（みずはら　ひろこ）
1934年、福岡県生まれ。60年代後半から愛知県で地域運動に参加する。合成洗剤追放、食の安全、産直共同購入、障害者の権利等々に関わる。1983年「IOCU（国際消費者機構）日本国際消費者セミナー」開催の事務局メンバー。89年日消連主催「アジア太平洋消費者会議」事務局長を経て、90年より日本消費者連盟事務局長。著書に『新あぶない化粧品』『新々あぶない化粧品』（以上三一書房）、『最新あぶない化粧品』（現代書館）ほか。

◎宮嶋信夫（みやじま　のぶお）
本名白石忠夫。1928年熊本県生まれ。東京大学経済学部卒業。外資系石油企業定年退職後、神奈川大学経済学部特任教授を経てノーニュークス・アジアフォーラム世話人としてアジア民衆との連帯、日本の原発輸出の停止を目指して活動中。著書に『「石油戦争」と日本経済』『「石油戦争」と世界』（以上三一書房）、『メジャー――現代の石油帝国』（日本評論社）、『エネルギー浪費構造（編著）』（亜紀書房）、『石油資源の支配と抗争』（緑風出版）、『増補版大量浪費社会』（技術と人間）、『原発大国へ向かうアジア（編著）』（平原社）ほか。

◎村田徳治（むらた　とくじ）
1934年鎌倉市生まれ。横浜国大工学部卒。1971年技術士村田徳治事務所を設立し公害問題に取り組む。1975年循環資源研究所設立。2000年淑徳短期大学兼任講師。厚生省・環境庁・東京都・神奈川県等地方自治体の廃棄物・環境・化学物質関連の委員を歴任。著書に『正しい水の話』（はまの出版）、『最新リサイクル技術の実際』（オーム社）、『廃棄物のやさしい化学全3巻』（日報）、『新しい化学教室』（公害対策技術同友会）、『産業廃棄物有害物質ハンドブック』（東洋経済新報社）。分担執筆著書に『廃棄物処分・環境安全用語辞典』（丸善）、『だれでもできるデポジット』（合同出版）、『奪われし未来をとりもどせ』（リム出版新社）、『新安全工学便覧』（コロナ社）、『廃棄物ハンドブック』（オーム社）、『持続可能リサイクル設計入門』（化学工業日報社）。

◎安田節子（やすだ　せつこ）
1990年から2000年3月まで日本消費者連盟事務局員。食の安全と食料問題担当。1997年から2000年3月まで市民団体「遺伝子組み換え食品いらない！キャンペーン」の事務局長。著書に『遺伝子組み換え食品Q&A』（岩波ブックレット）『食べてはいけない遺伝子組み換え食品』（徳間書店）。共著に『飽食日本とアジア』（家の光協会）、『世界コメ連鎖』（創森社）、『遺伝子組み換え食品の危険性』（緑風出版）、『おしよせる遺伝子組み換え食品』（かもがわ出版）ほか。

◎湯浅一郎（ゆあさ　いちろう）
1949年東京都生まれ。東北大学理学部卒。1975年、通産省中国工業技術試験所入所。現在、産業技術総合研究所中国センター。広島県呉市在住。科学技術のあり方を問う契機として女川原発、芸南火電・松枯れ問題、瀬戸内海汚染など反公害運動に関わるとともに、反戦平和運動にも関わる。『平和都市ヒロシマを問う』『地球環境をこわす石炭火電（共著）』『松からの警告（共著）』（以上技術と人間）など。ピースリンク広島・呉・岩国世話人、環瀬戸内海会議顧問。ピースデポ理事。

◎渡辺文学（わたなべ　ぶんがく）
1937年7月旧満州ハルビン生まれ。1960年早稲田大学文学部卒。70年以降、公害問題研究会に参画。月刊誌『環境破壊』を主宰。幅広く反公害の市民運動、自然保護運動などに関わる。78年に誕生した「嫌煙権確立をめざす人びとの会」に参加。80年以降代表世話人を務める。85年「たばこ問題情報センター」を設立、事務局長に。91年以降平山雄博士に代わり代表となり、現在月刊『禁煙ジャーナル』編集長。主著に『嫌煙の時代』『タバコ病Q&A』『これを知ったらもうタバコは吸えない』『タバコの害とたたかって』など。

◎渡辺雄二（わたなべ　ゆうじ）
1954年生まれ。科学評論家。千葉大学工学部合成化学科卒業後、専門紙の記者となり、82年に独立し、執筆活動に入る。食品・環境・医療・バイオテクノロジーの諸問題を週刊誌や月刊誌などに執筆・提起し、現在にいたる。主著に『食品添加物――安全神話の崩壊』（丸善）、『超毒物ダイオキシン』『脳をむしばむ環境ホルモン』（以上双葉社）、『禁断の革命――遺伝子組み換え食品は食べてはいけない』（デジタルハリウッド出版局）など。

（三省堂）、『がんは切ればなおるのか』（新潮社）、『それでもがん検診うけますか』（ネスコ/文藝春秋）、『本音で語る！　よくない治療ダメな医者』（三天書房）など。「患者の権利法をつくる会」「医療事故調査会」の世話人。

◍坂下栄（さかした　さかえ）
奈良女子大学理学部生物学科卒業。三重県立大学（現国立三重大学）医学部解剖学教室に就職。医学博士。公害防止管理者資格（水質）。ネバダ・中国での核実験の頃から、放射能の生体への実験を始める。PCBが問題になった頃、三重県下の女性たちと、牛乳、粉ミルク中のPCB・農薬の検査活動に関わる。1970年頃から合成洗剤の危険性に気づき、消費者の立場から、また消費者の分かりやすい方法として、ネズミの背部に洗剤を塗布する実験にかかる。その後、内臓（肝臓、腎臓など）への影響、歯みがき剤の舌への影響などの電子顕微鏡による研究、プラスチック抽出液の毒性実験などを手がけ、また食品公害などにも関わる。1989年退職、フリーで講演や執筆を続けていたが、1991年4月より、生活クラブ検査室室長として就職。その後顧問として在籍、2000年3月末退職、フリーとなる。

◍里見宏（さとみ　ひろし）
1947年生まれ。健康情報研究センター代表。国立予防衛生研究所で照射食品の検知法の開発にたずさわり、その危険性を知る。食品照射ネットワーク世話人。現在和光大学人間関係学部などで「社会医学」を講義している。国立公衆衛生院疫学部客員研究員、公衆衛生学博士（公衆衛生、疫学）。著書は参考文献以外に『暮らしにひそむ微量毒物がわかる本』（学陽書房）、『身近にひそむ環境ホルモン・ダイオキシン』（金の星社）などがある。

◍富山洋子（とみやま　ようこ）
1933年岡山県生まれ。1960年代の後半より地域（東京・世田谷区）の消費者団体に入り、「食」の安全を求める、合成洗剤追放、反核・反原発の運動などに取り組む。88年、日本消費者連盟常任運営委員、90年に運営委員長となり現在に至る。著書に『こどもたちになにを食べさせたらいいの？』（ジャパンマシニスト社）、共著に『反原発事典・文明編』（現代書館）、『原発現地への想いから』（創史社）、『住民自治で未来をひらく』（緑風出版）など。

◍永倉冬史（ながくら　ふゆし）
1954年栃木県生まれ。1991年よりアスベスト根絶ネットワーク（アスネット）に参加し、職場である築地市場内のアスベスト問題に取り組む。現在、アスネット代表。共著に『ノーモアアスベスト　これからの有害廃棄物対策』（くろうじん出版事務所）、『魚河岸は生きている――築地市場労働者の生活社会史――』（そしえて）、『市と糶』（中央印刷出版部）。

◍西尾漠（にしお　ばく）
1947年東京都生まれ。『はんげんぱつ新聞』編集者。原子力資料情報室共同代表。著書に『原発を考える50話』（岩波ジュニア新書）、『原発なんかいらない』（七つ森書館）ほかがある。

◍藤井俊介（ふじい　しゅんすけ）
1927年生まれ。九州大学農芸化学科卒。62年長女が二混ワクチンにより重度障害者になって以後、予防接種批判と被害者支援の運動を組織・展開している。79年、全国予防接種被害者の会事務局長。85年、予防接種情報センター代表。90年、子どものためのワクチントーク大阪事務局。92年、MMR被害児を救援する会運営委員。訳著書『予防接種これだけは知っておこう』（自費出版）、『アメリカ合衆国における予防接種に伴う副反応サーベランス』（毛利子来監修、自費出版）、『危ないぞ予防接種』（レオン・チャトー著、毛利子来監修、農文協）。

◍別府宏圀（べっぷ　ひろくに）
1938年京城生まれ。東大医学部卒。専門：神経内科、臨床薬理、薬剤疫学。整腸剤キノホルムが原因で多発した医原病スモンの患者との関わりの中から反薬害運動との取り組みを開始。1986年医薬品情報誌The Informed Prescriber『正しい治療と薬の情報』を創刊、同誌の編集長となる。都立府中療育センター副院長。

◍三島佳子（みしま　けいこ）
1964年生まれ。農薬問題にとりくむ市民団体、衆議院議員の環境問題政策スタッフを経て、1999年より日本消費者連盟事務局員として「環境ホルモン全国市民団体テーブル　ダイオキシン・ゼロ宣言　NO!塩ビキャンペーン」事務局を担当。他に「止めよう！ダイオキシン汚染・関東ネットワーク」「ごみ環境ビジョン21」の運営委員として参加。廃棄物・有害化学物質問題を中心に活動。

【執筆者紹介】

◍足立和郎（あだち　かずろう）
1958年東京都生まれ。建築家。木造日本家屋の建築職人、建設会社を経て、80年に独立。当初から「地球環境にも人にも安全である家を造る」ことを基本に置きつつ設計、施行を行なう。現在は"自然住宅建築工房パハロ・カンパーナ"を経営。自然住宅の設計を主とする他、地方に埋もれている良い素材探しや、素材の開発を手がける。編著に『ナチュラルハウスをつくろう』（白馬社）、共著に『健康な住まいを手に入れる本』（コモンズ）など。

◍天笠啓祐（あまがさ　けいすけ）
1947年東京都生まれ。早大理工学部卒。フリー・ジャーナリスト。『原発はなぜこわいか』（高文研）、『脳死は密室殺人である』（ネスコ）、『危険な暮らし』（晩聲社）、『電磁波はなぜ恐いか』『ハイテク食品は危ない』（緑風出版）、『くすりの常識・非常識』（日本評論社）、『優生操作の悪夢』（社会評論社）、『遺伝子組み換え動物』（現代書館）、『環境ホルモンの避け方』（コモンズ）ほか。

◍有田一彦（ありた　かずひこ）
1956年生まれ。水問題研究者。著書に『あぶない水道水』『あぶないプール』（以上三一書房）。

◍石黒昌孝（いしぐろ　まさたか）
1931年東京都生まれ。旧制千葉農専卒。横浜税関、東京税関で40年間、輸入食品の検査や分析を担当。全税関労組委員長を歴任。現在は農民運動全国連合会食品分析センター所長、事務局次長、税関行政研究会会長。共著に『飽食日本とアジア』（家の光協会）、『これで判る農薬キーワード事典』『よくわかる輸入食品のすべて』（以上合同出版）、『子どもの生きる力をはぐくむ第12巻　増えている輸入食品』（食べ物通信社）など。

◍植村振作（うえむら　しんさく）
1936年熊本県生まれ。1959年九州大学理学部卒。宮崎県立大宮高校教諭、九州大学工学部助手、大阪大学理学部助手を経て、1999年大阪大学大学院理学研究科助教授。2000年退職。1970年代より農薬問題、プラスチック問題等の運動に関わる。共著『こんなに使っていいかしら――家庭にひそむ農薬』『農薬の毒性事典』『残留農薬データブック』『床下の毒物――シロアリ防除剤』（以上三省堂）など。

◍大橋光雄（おおはし　みつお）
1933年滋賀県生まれ。1959年大橋建築事務所開設（一級建築士）。1993年より廃棄物処分場問題全国ネットワーク事務局長。

◍荻野晃也（おぎの　こうや）
1940年富山県生まれ。1962年京都大学理学部卒業。理学博士。現在、京都大学工学研究科講師。原子核物理学・放射線計測学・原子核工学を専門とする一方で、原子力・核問題、人権・環境問題などに関わっており、現在電磁波問題に取り組んでいる。主な共著書に『狭山事件と科学』（社会思想社）、『原子力と安全性論争』（技術と人間）、『原発の安全上欠陥』（第三書館）、『ガンと電磁波』（技術と人間）、『携帯電話は安全か』（日本消費者連盟）、『ケータイ天国・電磁波地獄』（週刊金曜日）、『死の電流』（監訳・緑風出版）ほか。

◍梶山正三（かじやま　しょうぞう）
1944年東京都生まれ。72年東京工業大学大学院博士課程終了（理学博士）、72～84年東京都公害研究所に勤務。87年弁護士登録、93～96年埼玉大学経済学部非常勤講師（環境政策論）。著書『リサイクル時代のゴミ行政』（自治体研究社、共著）、『やさしい地下水の話』（北斗出版、共著）、『墓からの自由』（社会評論社、共著）、『ごみ問題紛争事典』（リサイクル文化社・監修・編著）、『廃棄物紛争の上手な対処法』（民事法研究会）など。

◍上岡直見（かみおか　なおみ）
1953年東京都生まれ。早大理工学部大学院終了。技術士（化学部門）。クルマ問題フォーラムに参加。著書に『鉄道は地球を救う』（日本経済評論社）、『交通のエコロジー』（学陽書房）、『乗客の書いた交通論』『クルマの不経済学』『脱クルマ入門』（以上北斗出版）。共著に『現代の交通』（税務経理協会）、『交通権憲章』（日本経済評論社）、『地球環境　よくなった？』（コモンズ）など。

◍近藤誠（こんどう　まこと）
1948年東京都生まれ。慶應義塾大学医学部卒。同放射線科講師。専門は放射線によるがん治療一般。乳がんに対する乳房温存療法のパイオニア。著作を通じ患者・市民の啓蒙につとめている。著書に『乳ガン治療・あなたの選択、乳房温存療法のすべて』

編者紹介

日本消費者連盟（にほんしょうひしゃれんめい）

日本消費者連盟は、1969年に創立し、「すこやかないのちを未来へつないでいく」ことを運動のもっとも大切な理念としている消費者団体です。日本消費者連盟は全国の個人会員で構成されています。日本消費者連盟の活動の趣旨に賛同する方は、どなたでも会員になれます。会員は個人でまたはグループを作って、各地域に根ざした草の根の活動を展開しています。

会員には月3回、機関誌である『消費者リポート』をお送りしています。個人会員制のために、団体・企業には会員になっていただけませんが、『消費者リポート』のご購読は可能です。

〈会員〉

・普通会員　　会費年間7000円（『消費者リポート』の配布を含む）

・維持会員　　会費年間14000円（『消費者リポート』及び新刊ブックレットの配布を含む）

・団体・企業　購読料年間12000円

安全《あんぜん》な暮《く》らし方事典《かたじてん》

2000年7月 5日　初版第1刷発行　　　　定価2600円＋税

2002年2月10日　第2版第1刷発行

編　者　日本消費者連盟Ⓒ

発行者　高須次郎

発行所　株式会社 緑風出版

〒113-0033 東京都文京区本郷2-17-5ツイン壱岐坂102

☎03-3812-9420　FAX 03-3812-7262　振替00100-9-30776

E-mail:RXV11533@nifty.ne.jp

http://www.netlaputa.ne.jp/~ryokufu/

装　幀　堀内朝彦

組　版　M企画

印　刷　モリモト印刷

編集協力　天笠啓祐　村上茂樹

製　本　トキワ製本所

用　紙　木邨紙業　　　　E750（TE3750）

Printed in Japan　　ISBN4-8461-0009-X　　C0036